CLINICAL CASES COLLECTION OF GYNECOLOGICAL
LAPAROENDOSCOPIC SINGLE-SITE SURGERY

妇科单孔腹腔镜手术
临床案例荟萃

主　编　陈继明　胥红斌
主　审　孙大为　程文俊

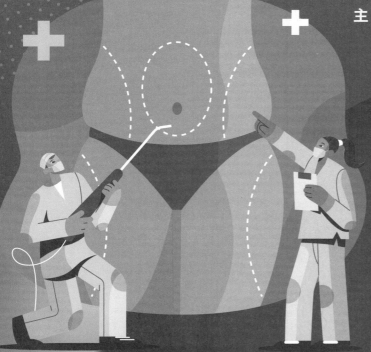

中国出版集团有限公司

世界图书出版公司
上海　西安　北京　广州

图书在版编目（CIP）数据

妇科单孔腹腔镜手术临床案例荟萃 / 陈继明，胥红斌主编. —上海：上海世界图书出版公司，2024.4

ISBN 978-7-5232-1089-5

Ⅰ.①妇⋯ Ⅱ.①陈⋯ ②胥⋯ Ⅲ.①腹腔镜检－妇科外科手术－病案－汇编 Ⅳ.①R713

中国国家版本馆CIP数据核字（2024）第042902号

书　　名	妇科单孔腹腔镜手术临床案例荟萃
	Fuke Dankong Fuqiangjing Shoushu Linchuang Anli Huicui
主　　编	陈继明　胥红斌
主　　审	孙大为　程文俊
责任编辑	沈蔚颖　马　坤
装帧设计	兰亭数码图文制作有限公司
出版发行	上海世界图书出版公司
地　　址	上海市广中路88号9-10楼
邮　　编	200083
网　　址	http://www.wpcsh.com
经　　销	新华书店
印　　刷	江苏图美云印刷科技有限公司
开　　本	787mm×1092mm　1/16
印　　张	12
字　　数	300千字
版　　次	2024年4月第1版　2024年4月第1次印刷
书　　号	ISBN 978-7-5232-1089-5/R·727
定　　价	180.00元

编 | 委 | 名 | 单

主 | 编 | 简 | 介

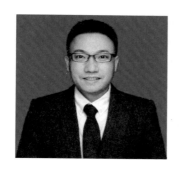

陈继明，医学博士（博士后），主任医师，教授，博士研究生导师，博士后合作导师。

南京医科大学常州临床医学院妇产科学教研室主任，南京医科大学附属常州第二人民医院妇科副主任兼病区主任，河南大学附属商丘市立医院妇产科特聘专家，西宁市第三人民医院柔性引进人才兼妇科业务主任。国际微无创医学会青年委员会副主任委员，世界内镜医师协会妇科内镜协会江苏省专家委员会副会长，中国老年学和老年医学学会妇科分会青年委员会副主任委员，中国老年保健协会更年期与妇科内分泌分会青年委员会副主任委员，中国医疗保健国际交流促进会妇产医学分会常务委员，中国成人教育协会继续医学教育委员会腔镜国际培训中心常务委员，中国医药教育协会生殖内分泌科普培训中心常务委员，中国老年保健协会更年期与妇科内分泌分会常务委员，中国人口文化促进会肿瘤患者关爱工作委员会常务委员，中华预防医学会生育力保存分会生殖内分泌学组委员，江苏省医学会妇产科分会肿瘤学组副组长，江苏省医师协会妇产科分会妇科肿瘤学组副组长，江苏省抗癌协会妇科肿瘤分会青年委员会副主任委员，江苏省医学会妇科肿瘤分会委员，江苏省医师协会妇产科医师分会委员，江苏省老年医学学会妇科分会常务委员，江苏省研究型医院学会妇科肿瘤分会常务委员，江苏省妇幼保健协会妇科内分泌与绝经分会委员，江苏省流产后关爱专家指导委员会委员；《European Journal of Gynaecological Oncology》及《Clinical and Experimental Obstetrics & Gynecology》专刊客座主编，《Frontiers in Endocrinology》副编辑，《中国计划生育与妇产科杂志》常务编委，《中国感染控制杂志》《Journal of Gynecology and Obstetrics》《Traditional Medicine Research》《Cancer in Females》《国际妇产科前沿》《现代药物与临床》等杂志编委，《手术电子杂志》优秀编委，《中国药科大学学报》《药物评价研究》《实用妇科内分泌》《Cancer Advances》《Medicine Advances》等杂志中青年编委，《中华肿瘤防治杂志》《中国肿瘤外科》《中国临床新医学》《重庆医学》《安徽医药》等杂志特邀审稿专家。

荣获"江苏省临床重点专科学科带头人""江苏省妇幼健康重点人才""青海省千人计划昆仑英才""江苏省333工程高层次人才""江苏省卫生拔尖人才""常州市十四五卫生健康高层次人才""常州市青年医学创新人才工程培养对象""中国影响力医

生"中国红十字基金会公益先锋人物""中国老年保健协会先进个人""常州市医学会先进个人"《健康报》社首批青年医生全明星成长计划入选者""院十佳青年医务工作者""院十佳党员创新人才""院十佳患者信赖的医务工作者""院临床科研型人才（A类）""杏霖妇科内分泌研究院优秀科普讲者"等称号。荣获省市等各级医学新技术奖一等奖和二等奖共7项，获国家发明专利2项，实用新型专利2项。主持科研项目10余项，执笔或参与制订指南和共识10余项。主编、副主编或参编学术著作10余部，以第一作者或通讯作者身份发表论文180余篇，其中SCI收载论文近40篇。在全国各类手术演讲比赛中荣获冠、亚、季军等奖项50余项（次）。曾获第九届中国妇产科网手术视频比赛全国总决赛冠军（2021）；第八届中国妇产科网手术视频比赛全国总决赛亚军（2020）；第十一届子宫内膜异位症规范化手术全国总决赛季军（2019）；中国医师协会妇产科医师分会（COGA）全国优秀壁报一等奖（2020）；第二届全国妇科内分泌骨干力量科普辩论赛"最佳团队奖"（2018）；江苏省妇产科学学术辩论赛"最佳风采奖"（2019）；江苏省妇产科学科普登台秀"一等奖"（2018）；"她健康——中国好医声"科普演讲比赛"一等奖"（2016）；"她健康——中国好医声"科普演讲比赛"最佳团队奖"（2016）等。

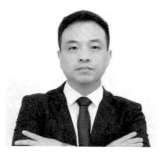

胥红斌，医学博士，主任医师。南京医科大学副教授，南京医科大学硕士生导师，大连医科大学硕士生导师，常州大学药校外专业学位硕士生导师。南京医科大学附属常州市第二人民医院产科科副主任，妇产科教研室副主任，规范化培训产科基地主任。中国医药教育学会母婴健康管理专业委员会常委、江苏省妇幼保健协会理士、常州市围产医学分会副主任委员。

获国家发明专利1项，实用新型专利2项。主持省、市级科研4项，在国内外期刊上发表论文20余篇，以第一作者或第一通讯作者发表SCI论文10余篇。论文大多聚焦于产后出血、妊娠期高血压疾病、妊娠期糖尿病的临床与基础研究。2017年参加西班牙马德里第三届产科论坛学术交流；2019年参加中华医学会第十四次全国妇产科学学术会议壁报交流；2021年度被评为南京医科大学"优秀理论授课教师"。

擅长产科疑难、危重疾病的诊断、治疗、手术等；擅长从多学科、团队建设方面推进产科业务的进一步发展。专注于"即刻剖宫产""双胎""复杂剖宫产"的手术研究，对凶险性前置胎盘的剖宫产手术（"裸"手术）有较深的临床研究（《腹主动脉球囊预置术联合子宫动脉上行支结扎术在凶险性前置胎盘中的应用》获院新技术引进三等奖），在产后出血的血液、体液管理及介入治疗方面积累了丰富的临床经验。2017年率先在常州地区开展了腹主动脉球囊预置术下凶险性前置胎盘剖宫产术。2018年率先在常州地区开展 KIWI 胎吸助产技术。

前　言

　　十年一觉单孔梦，几度风雨几度秋。时光荏苒，日月如梭。2012年我们团队开展第一例妇科单孔腹腔镜手术，2015年开展第一例单孔全子宫切除术，2016年开展第一例单孔妇科恶性肿瘤手术，2017年开始逐步将单孔腹腔镜技术应用到相对复杂的深部子宫内膜异位症及盆底障碍性疾病的治疗。在十余年的探索过程中，我们对妇科单孔手术进行了诸多思考和改进，还有很多理念的创新。一路走来，泥泞坎坷，感慨颇多。从治疗简单的妇科疾病逐步过渡到复杂的疾病，循序渐进，有过成功的喜悦，却也不免有失败的心酸。

　　辛苦之余，我们取得了不少成绩。自2014年团队在《中华腔镜外科杂志》发表第一篇妇科单孔腹腔镜手术论文以来，十余年来笔耕不辍。迄今已发表妇科单孔手术论文60余篇，其中SCI收录论文10余篇，主编、副主编、参编妇科单孔腹腔镜手术学术著作4部，获省、市等各类医学新技术奖7项，获批国家发明专利2项，实用新型专利2项。在全国各类手术演讲比赛中荣获冠、亚、季军等奖项50余次。如第九届中国妇产科网手术视频比赛全国总决赛冠军（2021），第八届中国妇产科网手术视频比赛全国总决赛亚军（2020），第十一届子宫内膜异位症规范化手术全国总决赛季军（2019），中国医师协会妇产科医师分会（COGA）全国优秀壁报一等奖（2020），第一届"健民杯"妇产科学病例分享大赛半决赛一赛区一等奖、全国总决赛第三名（2022）……点滴成绩的取得，是团队孜孜不倦、执着追求的结果，更离不开无数兄弟姐妹的支持和帮助。

　　总结过去，展望未来。为进一步推广妇科单孔腹腔镜手术的临床应用，我们将点滴经验汇编成册，以飨广大读者。本书不同于经典的理论教材，不只是理论的宣教和展示。我们力求以案例报道为基础，以论文格式为蓝图，充分展示单孔腹腔镜手术在妇科临床案例中的应用。书中不仅有手术步骤的详细描述，更有着术者自己的思考和感悟。通过阅读与学习，相信读者可以更好地了解妇科单孔腹腔镜手术的精髓和内涵，更能从中读出术者艰辛探索的心路历程和经验总结。本书提供了许多教材以外的基础信息和实用经验，适用于对妇科单孔腹腔镜手术感兴趣的临床医生、研究生及本科生阅读学习，尤其适用于准备开展单孔腹腔镜手术的广大基层妇科医生参考借鉴。

　　参与本书编写的不仅有来自全国三级甲等教学医院的专家学者，更有来自基层医院对妇科单孔手术痴迷热爱的资深主任。他们不仅有着丰富的妇科单孔腹腔镜手术的临床经验和研究经历，更重要的是他们始终保持着非常高的工作热情和严谨的工作态度。时值本书编写之际，我们团队主编的《妇科单孔腹腔镜手术视频集锦》已正式出版发行，与本书结合阅读，必定相得益彰、事半功倍。同时，团队执笔的《妇科单孔腹腔镜手术镜下与体外联合操作模式临床应用专家共识》即将发表面世，相信这些成果和资料的汇总对于促进妇科单孔腹腔镜手术的快速健康发展有着积极的作用和意义。"千淘万漉虽辛苦，吹尽狂沙始到金。"本书出版之际，我们要由衷感谢所有编写人员的不辞辛苦、不畏艰难和默默奉献！尤其要感谢两位主审——中国医学科学院北京协和医院妇产科孙大为教授和南京医科大学附属第一医院程文俊教授对本书的大力支持和无私帮助。

由于时间仓促，且编者水平有限，虽几经审阅，仍难免出错。期待本书付梓面世之时，广大妇产科同道及读者能就书中错误与不足之处慷慨指教，以便再版时修正完善。

陈继明

2023 年 8 月

目　　录

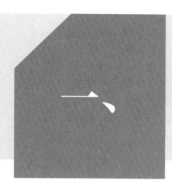

一、妇科单孔腹腔镜手术常用设备及器械

随着对微创与美感的不断追求，单孔腹腔镜手术（LESS）在不断地完善与发展。目前，经脐单孔腹腔镜手术已较为普及。与传统腹腔镜手术相比，单孔腹腔镜手术可能更为微创美观，可有效减轻患者术后疼痛，促进术后患者康复。因脐孔是人体的一个天然皱褶，从脐孔入路建立通道，可以在安全操作的前提下保证更小的创伤，术后住院时间缩短，由于瘢痕皱缩会隐藏于脐孔的天然皱缩中，伤口愈合可达到"无痕"。单孔腹腔镜手术在其他国家已经有50年的历史，在输卵管切除等良性疾病中广泛应用，甚至近几年在恶性肿瘤的治疗中也取得了巨大的成功。在我国，单孔腹腔镜手术的发展从1981年开始，自2016年走向规范化，近几年得到了飞速的发展。目前，单孔腹腔镜手术在我国广泛应用于妇科疾病中的良性疾病，在恶性疾病中的应用也在近几年逐步报道。单孔腹腔镜手术经脐建立手术通路进行手术，腔镜镜头及腹腔镜器械均从这一通道进出，导致单孔腹腔镜手术有以下局限和难点：腹腔镜操作器械与腹腔镜镜头之间因操作空间狭小，相互影响干扰，形成"筷子效应"，操作难度系数较大，从而导致单孔腹腔镜手术的操作时间可能比传统腹腔镜及经腹手术的时间要长，手术难度系数也相应增加，对手术所需的设备与器械的要求及依赖性也相应增加，同时也需要术者拥有更高的手术技能。"工欲善其事，必先利其器"，合适的设备与手术器械是手术医生进行单孔腹腔镜手术的必要条件，也是保证单孔手术成功的第一要素。以下主要介绍单孔腹腔镜手术中所需的设备与器械相关知识，以期对准备开展单孔腹腔镜手术的单位有所借鉴。

（一）妇科单孔腹腔镜手术中的常用设备

妇科单孔腹腔镜手术常用设备主要包括影像设备、气腹设备、能量设备等。影像设备作为术者双眼的延伸，可对体内组织结构进行照明、信号采集与处理、图像显示；气腹设备可为腹腔镜手术创造操作空间，制造手术"战场"，而能量设备就像战争时所用的武器，在腹腔镜手术中的应用十分广泛。

1.单孔腹腔镜手术的影像设备

影像设备可帮助术者观察腹腔环境并完成相应的手术操作。影像设备主要包括冷光源、导光束、腹腔镜（摄像头）、摄像主机、监视器、刻录机等。

（1）冷光源：冷光源的作用是给腹腔镜提供照明。为了避免光照所产生的热量灼伤组织，腹腔镜使用的是冷光源，它滤去了可产生热量但对照明没有作用的红外光，将能量集中转换为可见光，更适用于长时间的手术。常见的冷光源主要有氙灯与LED灯。

氙灯冷光源的亮度优于LED灯，但是LED灯泡寿命长于氙灯。

1）氙灯冷光源：如具有控制功能的氙灯冷光源，开启设备集总控制功能时，可实现在主机或腹腔镜（摄像头）上直接控制冷光源的亮度，并可提供手动光源控制与自动光源控制两种功能选项。手动光源控制即人工调节冷光源亮度。自动光源控制指在一定亮度范围内，设备通过判断内镜镜头端到组织间的距离，自动调节冷光源的亮度，即当内镜镜头端靠近组织，冷光源亮度自动调小，以降低光照对组织的损伤与术野的反光；相反，当内镜镜头远离组织时，冷光源亮度自动调大，保证术野光照充足。自动光源控制功能给手术的安全提供了保障，大大提高了手术效率与术者体验。

2）LED冷光源：具有控制功能的LED灯冷光源，LED光照亮度可媲美氙灯冷光源，且灯泡寿命长达30 000小时。当它与摄像系统搭配，开启设备集总控制功能时，也可实现在主机或腹腔镜（摄像头）上直接控制冷光源的亮度（图1-1）。

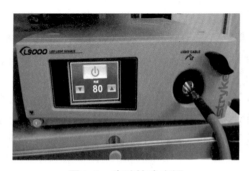

图1-1　腹腔镜冷光源

（2）腹腔镜（摄像头）

1）2D腹腔镜：在单孔腹腔镜手术中，主刀及扶镜手的操作都是通过同一个入路进入腹腔中，主刀及扶镜手的位置很近，容易互相干扰，即所谓"筷子效应"。若要降低主刀与扶镜手之间的干扰，除了手术技巧之外，一定程度上还需借用合适的操作器械，包括光学镜、导光束及手术器械。此外，光学腹腔镜使用时还需搭配摄像头，高清或全高清的摄像头可以清晰地显示解剖细节，为良好的手术操作创造条件。根据形状，摄像头可以分为标准型、直型、钟摆型等。腹腔镜手术中较常用的是标准型摄像头。标准型摄像头前端有三个环，分别为卡镜环、对焦环和光学变焦环。其中卡镜环可以将腹腔镜与摄像头固定在一起；金色的对焦环，可实现在不同距离观察组织的精准对焦；蓝色的光学变焦环，可以调节镜头的远近，实现观察组织时拉近或放远。

2）3D腹腔镜：3D腹腔镜基于"双眼视差"原理，即人的左、右眼分别观看到物体的左、右两个方向的画面，再通过大脑合成形成立体视觉。3D腹腔镜与2D腹腔镜最大的不同就在于3D腹腔镜镜子前端安装有两个图像传感器，模拟人的双眼，对左、右眼画面分别进行采集，再通过主机处理和3D监视器呈现，带给术者3D视野。3D电子腹腔镜为一体化设计，修长、轻巧、灵便，重量轻，同时可一键式快速进行2D、3D图像切换，方便快速掌握。尤其导光束与数据线并列于内镜末端，直型设计可为术者提供最大的操作空间与最佳的操作灵活性，对于单孔腹腔镜操作的帮助尤为明显。此外，高品质钛金属外壳可支持高温高压灭菌。

（3）摄像主机：摄像主机是腹腔镜影像设备的核心，是决定图像质量的最重要设备。腹腔镜采集到的图像信号处理是通过摄像主机来实现的，根据处理信号的不同分为2D摄像主机和3D摄像主机。

1）2D摄像主机：摄像主机的控制核心是CCU（camera control unit），可实现图像信号的处理与控制。最新影像平台全高清影像主机，采用创新的模块化设计，具备五大影像增强功能、双路影像、1080P刻录等技术优势。

2）3D摄像主机：单孔腹腔镜手术所用的摄像主机除了常规2D摄像主机外，也可利用3D摄像主机。3D摄像主机与3D电子腹腔镜结合，可以呈现3D图像。三维立体信息较原有二维图像更能增加深度信息，还原真实的体内环境，帮助术者准确判断解剖位置，减少误操作，尤其是减少对血管、神经的误损伤。同时，3D摄像主机可以通过立体成像以方便术者进行精细组织分离及精准地缝合打结，有效缩短手术时间，使手术更加高效。此外，3D腹腔镜可帮助术者更加容易的辨认组织结构，可降低复杂手术的难度。设备易于掌握，可有效地缩短适应曲线。

3）4K超高清影像系统：全高清的4倍清晰度，更纯净的画质，更少的噪点，更接近人眼视觉的丰富色彩，大画面、大视野（图1-2）。

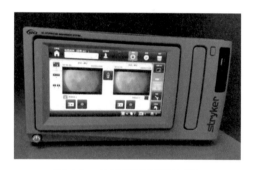

图1-2　4K超高清影像系统

（4）监视器：监视器连接摄像主机实现图像信号的显示，根据显示图像维度不同分为2D医用监视器和3D医用监视器。前者仅能实现2D图像的显示，后者可兼容3D、2D图像显示（图1-3）。

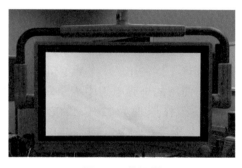

图1-3　监视器

2.单孔腹腔镜手术的气腹设备

与传统的腹腔镜手术一样，足够稳定的盆腹腔手术操作空间是保证手术顺利进行的有利条件，这一点在单孔腹腔镜手术中尤为重要。气腹设备利用气体冲入盆腹腔，"拓宽"手术空间，使手术视野更加清楚。目前医院常用的气腹系统主要由气腹机、二氧化碳存储源、气体输出连接管道组成。现阶段的气腹机主要采用CO_2气体构建气腹，这是基于CO_2气体的特性决定。由于腹腔镜手术，尤其是单孔腹腔镜手术的时间一般较长，CO_2气体为脂溶性气体，在血液及组织中的溶解度为氧气的10倍，而且CO_2是机体正常新陈代谢的产物，容易经肺泡排出，形成气栓的概率极小，安全性高。另一方面，CO_2气体价格便宜，容易获得。因此，CO_2气体是临床使用最为广泛、安全系数最高的气腹气体。气腹机上设有压力控制器、气体流量、进气量等显示窗与按钮，可根据手术需要来设定腹腔内压力和进气量。良好的气腹建立和维持要求气腹机具有快速充气、迅速补气及安全监视的功能，同时具有自动加温装置，使CO_2气体进入腹腔前加温至37℃。行腹腔镜手术时可以根据需要将最高气腹压力设定为12～15mmHg，流速可设定于0至最大值之间。将气腹压力设置合理时，高流速一般不会产生任何不良反应（图1-4）。

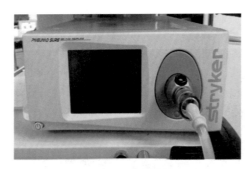

图1-4　气腹机

3.单孔腹腔镜手术的能量设备

单孔腹腔镜使用的能量设备主要有高频电刀、超声刀、结扎束血管闭合系统（ligasure）等，用于手术中切割和止血。单孔腹腔镜手术中有效使用智能的能量器械，采用电凝与电切功能相结合的手术器械，将收到事半功倍的效果。成熟的腔镜外科医师熟练运用能量器械更便捷、更安全，可有效提高手术效率。

（1）高频电刀：高频电刀是单孔腹腔镜手术中用于切开、凝固止血的常用设备，以高频电流形式产生能量，电流频率在500～750kHz，产生的热量使细胞水分蒸发，引起组织蛋白变性、干燥后产生凝固效应，温度进一步升高，从而产生炭化、凝固和切开效果。可以根据手术的需要选择不同的电刀、电凝或混合电刀。高频电刀有单极、双极、单双极混合一体三种，目前使用的高频电刀多为单双极混合一体型（图1-5）。

1）单极电凝：单极电凝的工作原理为220V、50Hz低压低频电流通过高频电流发生器转变为高压高频电流（电压高于1kV，频率在0.3～5MHz）。电流分为电切电流和电凝电流。电切电流为高电流低电压的连续正弦波，组织温度瞬间升高，可达到100～200℃。电凝电流为高电压低电流的间断正弦波，使组织的温度升高控制在100℃

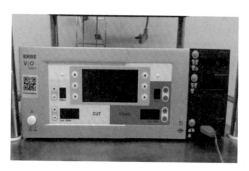

图1-5 高频电刀主机

以内，使细胞内的水分蒸发、组织变干变硬，以达到止血的目的。单极电凝的烟雾较大，在单孔腹腔镜手术中应及时排出烟雾，避免手术视野模糊不清。

2）双极电凝：双极电凝的工作原理为高频电流通过钳口内组织一端流至另一端，无须负极板。双极电凝损伤率小于单极，但是热辐射（5～10mm）仍可能导致并发症。双极电凝钳应与周围组织（膀胱、输尿管和肠管）保持适当间隙（最好＞5mm），避免热损伤。双极电凝输出功率应控制在30～50W，选择适宜的电极接触面积和通电时间。双极电凝止血效果好，可以闭合5mm以上血管，在单孔腹腔镜手术中应用广泛，但双极电凝缺乏切割功能。

（2）超声刀：超声刀的工作原理为电能转换为机械能，主要工作原理是通过刀头的振荡摩擦产生热能作用于组织（80～100℃）。超声刀具有凝血和切割同时完成、刀头温度低侧向热传导小、无电流刺激等特点，产生水汽少，产生烟雾较少，在单孔腹腔镜手术中具有一定的优势。超声刀可封闭5mm血管，对邻近组织热损伤小（＜2mm）。超声刀应与周围组织保持适当间隙，最好＞2mm，以避免热损伤。新型超声刀具有新一代智能组织感应技术，增强了凝血功能，按压绿键可以有效实现凝切一体化完成，新型超声刀在宫颈癌手术中可以有效处理宫旁血管，在单孔恶性肿瘤的手术中优势明显。新型超声刀配合加长的更精细的锥形刀头、防粘的涂层和提高的钳口压榨力，使得精细手术操作更加流畅（图1-6和图1-7）。

（3）结扎束血管闭合系统（ligasure）：Ligasure的工作原理为结合实时反馈技术和智能技术，使血管壁胶原蛋白和纤维蛋白溶解变性，血管壁熔合形成透明带，产生永久性管腔闭合。Ligasure的特点：脉冲调制技术调整输出电流、电压，实现能量输出的可

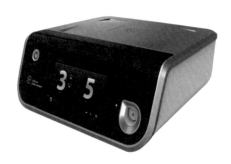

图1-6 超声刀主机

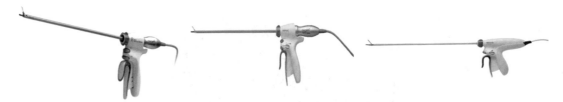

图 1-7 三款超声刀

控性，侧向热传导距离仅 1 ～ 2mm。可完全闭合 7mm 以内的动静脉血管，达到缝扎强度。可完全闭合组织束，用于韧带处理。刀头抓持和分离组织能力较弱，故不适合于精细组织的分离（图 1-8）。在单孔腹腔镜手术中，合理利用 ligasure 凝切一体、效果可靠的特点，可以有效减少器械更换，提高手术效率。

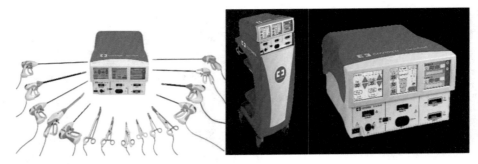

图 1-8 Ligasure 主机

单孔腹腔镜手术能量器械选择搭配：可以根据 LESS 手术情况进行合理的选择。妇科良性疾病 LESS：①输卵管/附件切除：ligasure，双极/超声刀，双极＋剪刀。②卵巢囊肿剥除：双极。③子宫肌瘤剥除：（单极）＋双极＋超声刀。④子宫切除：单极＋双极＋超声刀（ligasure）。妇科恶性疾病 LESS：单极＋双极＋超声刀（ligasure）。mini 切口 LESS/V-NOTES：超声刀（ligasure）/双极。

单孔腹腔镜手术中应用能量器械的注意事项：①充分了解能量器械基本原理：LESS 手术时，能量器械的选择很重要。比如处理血管用 ligasure，双极＋超声刀；分离间隙用超声刀。在一些可能引起严重并发症的操作时，比如宫颈癌打输尿管隧道时，超声刀的安全性高于单极电刀；安全区域为切开肌瘤/阴道残端：单极便捷，超声刀便捷同时无烟雾。②LESS 手术视野相对欠佳：在使用能量器械时更容易造成误伤，故手术时镜头务必看清器械操作野（减少烟雾很关键，因此超声刀优势明显）。③LESS 手术缺乏助手帮忙：出血时往往止血相对困难，超声刀可清组织层次，找准组织间隙，进行精准手术，减少出血，预防出血在前。大部分能量器械对直径＜3mm 的血管可以直接闭合止血，对较大的血管（直径 5 ～ 7mm），ligasure 闭合止血更稳妥。④及时清理焦痂，保证器械工作效率：为了预防焦痂黏附使能量器械效率下降，要及时清理超声刀头或电凝钳叶。单/双极电凝钳长时间使用后余热较高，在碰触重要组织前应注意进行冷却处理。⑤LESS 止血不便：能量器械在切割血供丰富的脏器时速度不宜过快，最好使用中低档能量慢慢进行。过快的切割可能会止血不彻底，而致出血。⑥LESS 排烟不畅：相对于单双极，超声刀/ligasure减少烟雾更有优势。⑦LESS器械更换不便：凝切一体更便捷，如超声刀/ligasure（mini，V-NOTES）。⑧优化能量器械的组合：进一步优化分离、切割、止血作用的发挥。超声刀＋双极；超声刀＋ligasure（双极＋剪刀）。

（二）妇科单孔腹腔镜手术中的常用器械

在妇科单孔腹腔镜手术操作中，为了有效降低术者与助手之间、器械与器械之间的干扰，应选择合适的手术器械，包括光学镜、导光束、导光束转换头、手术操作器械等。

1. 光学镜

（1）普通光学镜：普通腹腔镜手术中使用的是工作长度为31cm的光学镜。对于一般的单孔腹腔镜手术，普通光学镜就可以胜任；对于盆腔较深的患者，采用加长光学镜及加长器械，手术时会更加得心应手。

（2）加长光学镜：加长的光学镜为42cm/50cm。加长的光学镜有助于错开摄像头、导光束及主刀器械之间的距离，降低主刀与扶镜手之间的相互干扰。有时在单孔腹腔镜手术时采用长短器械并用的方式，可以有效降低"筷子效应"。

（3）变色龙腹腔镜：变色龙腹腔镜通过模拟变色龙眼睛转动灵活、视野广阔的特点，达到视角可变。它通过灵活调节旋转手柄，达到调整视角的目的，使手术术野无死角，同时可以保证腹腔镜视野下的高亮度、大视野及质量佳的图像。变色龙腹腔镜与超高清摄像系统配合使用，可以呈现优异的图片品质。

（4）微型光学镜：普通腹腔镜手术使用的大多是直径10mm的镜头，当10mm镜头用于单孔腹腔镜手术时，镜体占据单孔通道的截面面积是直径5mm镜头的5倍，因而加长的5mm镜头应运而生，也更有优势。此改进不仅大大减小了镜体占据的单孔通道空间，同时也大大减少了光纤和扶镜手对操作者手柄的阻挡。

2. 导光束/导光束转换头

一般在腹腔镜手术中，导光束与光学镜成90°角，导光束会占用一部分摄像头上方的空间。单孔腹腔镜手术通过使用带转弯接头的导光束或者导光束转接头，可以将导光束转换为与光学镜平行的角度，达到节省空间、减低干扰、降低"筷子效应"的目的。

3. 直型接口导光束

导光束连接腹腔镜的接口为直型设计。单孔腹腔镜手术通过直型接口导光束与直型设计的3D腹腔镜配合使用，可实现导光束与腹腔镜呈平行角度，达到节省空间、减低干扰的目的。

4. 手术器械

单孔腹腔镜手术可用的手术器械总体分为两类：直器械和带弯器械。另外，在传统经脐单孔腹腔镜的基础上，采用大小0.5～1cm的迷你微切口，使手术切口完全局限于脐轮范围以内，并在腹腔内手术操作结束后行脐整形术，使脐孔结构恢复为自然凹陷状态，其美容效果更好，但微切口单孔腹腔镜手术需要更为精细的微型器械。

（1）带弯器械：带弯器械虽然可以在一定程度上降低器械在腹腔内的干扰，但是会增加操作难度，需要更长的学习曲线，所以并无明显优势，故目前大多数医生不太习惯也不愿使用带弯器械进行单孔腹腔镜手术（图1-9）。

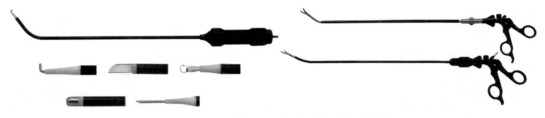

图1-9　可弯电钩（左）、可弯分离钳（右）

（2）直器械：直器械无须重新适应，学习更加快速，对于绝大多数单孔腹腔镜手术均能很好地完成（图1-10至图1-14）。

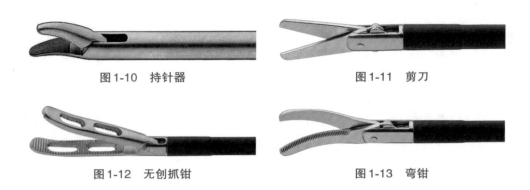

图1-10　持针器　　　　　　　　　　　图1-11　剪刀

图1-12　无创抓钳　　　　　　　　　　图1-13　弯钳

（3）加长器械：单孔腹腔镜手术的手术器械有常规器械与加长器械，常规器械一般长36cm，而加长器械为43cm。一般的单孔腹腔镜手术采用常规器械即可完成，而采用常规器械与加长器械"一长一短"两把器械交叉使用，可以有效减少或避免两手之间的相互干扰，从而降低"筷子效应"（图1-15至图1-17）。

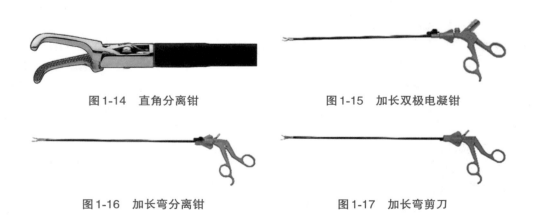

图1-14　直角分离钳　　　　　　　　　图1-15　加长双极电凝钳

图1-16　加长弯分离钳　　　　　　　　图1-17　加长弯剪刀

（4）微型器械：微切口单孔腹腔镜手术由于相较于传统单孔腹腔镜手术入路更加狭小，因此只能选用微型腹腔镜手术器械（图1-18）。但是目前市场上可供使用的3mm微型腔镜器械抓持力明显不足，不利于精细手术操作。微型手术器械的局限可能导致微切口单孔妇科手术难度更大，手术操作更难达到精准。针对微切口单孔腹腔镜手术器械存在的局限性，笔者认为，应尽快设计开发性能更加稳定、抓持力更强的微型腹腔镜操作器械，以满足微切口LESS的器械需求，使微切口单孔腹腔镜技术得到更快更好的发展。

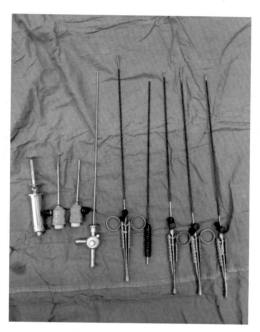

图1-18　微型器械图

5.妇科单孔腹腔镜手术的缝合材料

理论上，在单孔腹腔镜技术熟练的情况下，一般的缝合线能满足绝大多数单孔腹腔镜手术中的缝合需要。但是，由于单孔腹腔镜主要依赖单人操作，无助手协助，采用倒刺线可以有效降低缝合难度，故在临床上应用较多。相应的倒刺线有鱼骨线，鱼骨线粗且张力大，在单孔腹腔镜手术中主要应用于子宫肌瘤创面的缝合与子宫成形。螺旋倒刺线相对柔软纤细，一般应用于子宫切除后阴道残端的缝合及卵巢囊肿剥除之后卵巢成形的缝合。单孔腹腔镜手术中脐孔入路成形或阴道入路成形十分关键，5/8弧鱼钩针应用于深部组织缝合时，进出针更加方便，因此在术中应用广泛（图1-19）。

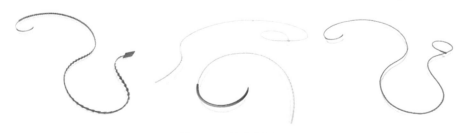

图1-19　缝合材料图

6.其他妇科单孔腹腔镜手术器械

（1）"如意钩"：在单孔腹腔镜手术中，需要将单孔入路平台PORT保护套送入腹腔建立手术操作平台，徒手放置不甚方便；尤其是经阴道单孔腹腔镜手术时，自阴道放置PORT保护套更为困难。采用切口保护套推送器——"如意钩"，可以起到事半功倍的效果（图1-20）。

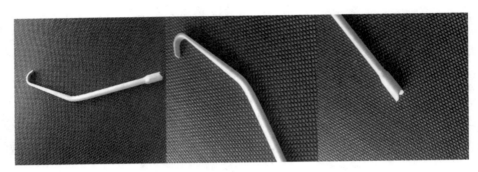

图1-20　如意钩

（2）一次性使用无菌举宫固定器：在单孔腹腔镜手术中，由于缺少助手的帮助，举宫器的使用可以有效促进单孔手术的顺利开展。但是在单孔腹腔镜恶性肿瘤的手术中，尤其是宫颈癌手术时，传统的举宫器可能挤压肿瘤，导致不良的临床结局。减少或避免对肿瘤组织的挤压，是新式举宫器研发的方向。一次性使用无菌举宫固定器是一款具有多功能的妇科腹腔镜专用器械，独特的一体化设计，可有效减少对子宫组织的挤压，同时能多角度调节子宫方位，具有举宫、摆宫、固定、输卵管给药、通液及阴道封堵避气等功能，该产品为妇科腹腔镜手术提供了最佳的手术视野，操作省力、安全便捷（图1-21）。

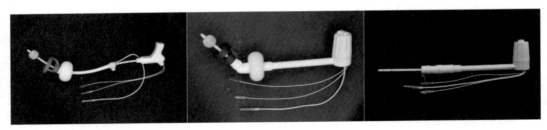

图1-21　一次性使用无菌举宫固定器

（3）一次性使用内镜标本取物袋：该产品由纳物袋、张开装置、外套管、外套管手柄、内套杆、内套杆手柄、结扎绳和拉环组成。一次性使用内镜标本取物袋选材精良、设计精巧，收集袋薄膜采用医用高分子材料，柔软透明，不易破损，便于术中操作。柔软的记忆合金钢丝张开装置可将收集袋袋口张开，手术切除物置入收集袋中可一次性或分次取出，一次性使用内镜标本取物袋是手套、塑料袋等自制取物袋的优良替代品，有利于内镜手术中各类切除物（恶性肿瘤、囊肿、病变组织、脓性切除物及子宫内膜等组织）的取出，避免病理残留。环氧乙烷无菌，可一次性使用（图1-22）。

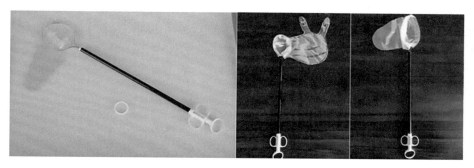

图1-22 一次性使用内镜标本取物袋

（李 阳 罗 春 陈继明）

参考文献

［1］孙大为. 妇科单孔腹腔镜手术学［M］. 北京：北京大学医学出版社，2015.

［2］孙大为. 经阴道腹腔镜手术的探索与实践［M］. 北京：清华大学出版社，2019.

［3］梁志清. 妇科肿瘤腹腔镜手术学［M］. 北京：人民军医出版社，2012.

［4］刘开江. 妇科腹腔镜手术图解［M］. 北京：人民卫生出版社，2018.

［5］刘开江. 妇科肿瘤腹腔镜手术中超声刀应用技巧及副损伤防治［J］. 中国实用妇科与产科杂志，2016，32（7）：608-613.

［6］冷金花，戴毅. 合理利用能量器械，提高手术效果和安全性［J］. 中国实用妇科与产科杂志，2016，32（7）：601-603.

［7］康山. 妇科肿瘤腹腔镜手术中单极电刀应用技巧及副损伤防治［J］. 中国实用妇科与产科杂志，2016，32（7）：613-616.

［8］梁志清，邓黎. 能量器械在妇科的应用及副损伤——妇科腔镜手术中能量设备的进化与应用［J］. 中国实用妇科与产科杂志，2016，32（7）：608-613.

［9］熊光武. 妇科单孔腹腔镜手术器械选择［J］. 中国实用妇科与产科杂志，2019，35（12）：1324-1326.

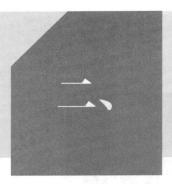

二、单孔腹腔镜妇科手术不同入路的构建与重建

【摘要】 单孔腹腔镜手术在妇科越来越普及，但对于大多数医生而言，如何构建手术入路和重建入路是最基本也是最重要的问题，下文结合自身临床经验及相关资料总结概括各种单孔腹腔镜手术的入路与重建。

【关键词】 单孔腹腔镜手术；手术入路；妇科手术

随着腹腔镜妇科微创手术的不断发展，越来越多的患者要求更为微创化的治疗，同时对手术质量也提出了更高的要求。相较于传统开腹手术与经典的腹腔镜手术，经自然腔道内镜手术（natural orifice transluminal endoscopic surgery，NOTES）被称为"第三代外科手术"。NOTES是采用内镜设备经自然体腔如口腔、食管、胃、结（直）肠、阴道、膀胱等通道进入盆腹腔、胸腔进行手术操作。其中，经脐单孔腹腔镜手术（laparoendoscopic single-site surgery，LESS）已成为微创外科研究的新热点，因其能基本达到腹部无瘢痕、美容效果好，故而受到患者尤其是年轻女性患者的青睐[1-2]。国内外大量文献已报道[3-4]经脐单孔腹腔镜输卵管切除术。相对于其他体腔，经阴道进行内镜下操作对正常内脏器官损伤的可能性更小。而妇产科医生对阴道及女性盆腔的解剖更加熟悉，因而经阴道内镜手术在妇产科乃至外科的应用具有更为广阔的前景。经阴道单孔腹腔镜手术（vagina-natural orifice transluminal endoscopic surgery，V-NOTES）是经阴道这一自然腔道的微创手术。作为一种全新的微创治疗方式，V-NOTES除了具有传统阴道手术的微创优势外，还有效克服了阴道手术暴露及操作困难的缺点，具有手术视野清晰、操作方便的优点。与传统开腹手术或多孔腹腔镜手术相比，V-NOTES的最大优点是术后腹壁无瘢痕、疼痛轻、恢复快，美容效果好。目前单孔腹腔镜手术已在部分三甲医院开展，若能在广大基层医院应用推广，则能更好地得以发展。但对于基层医院来说，手术入路平台如何建立是一个重要问题。基于此，许多学者探索了多种入路方式模拟专用平台进行单切口腹腔镜手术操作，主要包括单切口的经筋膜入路、外科切口保护圈连接自制手套等方法。作者团队自2012年开始逐步开展单孔腹腔镜手术，从异位妊娠手术开始，在缺少专用单孔入路平台设备及专用单孔手术器械的情况下，自行设计了一种单孔三通道穿刺法，模拟专用入路平台的工作通道，并采用常规腹腔镜手术器械，顺利以单孔腹腔镜下输卵管切除术治疗输卵管异位妊娠患者，取得了良好的临床效果，并逐步过渡到更为复杂的手术。随后几年尝试了多种单孔腹腔镜手术入路方式，现已初步取得了一些成绩[5-8]。下文对经脐入路、经阴道入路及经腹壁瘢痕入路予以介绍。

（一）单孔腹腔镜妇科手术经脐入路

1. 筋膜入路单孔三通道穿刺法

在脐轮上方取长15～20mm的弧形切口（图2-1）或沿脐孔正中取纵向切口（图2-2），切开皮肤及部分皮下组织，但不切透至腹膜以免放置的Trocar之间存在间隙而漏气。置入3个Trocar，分别于切口中间或上方位置放置10mm的Trocar，旁边再依次放置2个5mm的Trocar，整体呈倒三角形排列以减少"筷子效应"的干扰而利于操作。其中，中间10mm的Trocar用于放置腹腔镜，并连接气腹管充入CO_2气体形成气腹；旁边2个5mm的Trocar用于放置操作钳进行操作。术中取标本时，作者设计制作了一种带线的手套标本袋（图2-3），在其上预先留置较长的手术缝线，待手术标本套装成功后，手术缝线可较好地发挥牵引与指示作用，方便将标本套袋边缘牵拉出腹腔外（图2-4），无须增加或扩大标本取出通路。标本取出后，用3-0或4-0可吸收线逐层缝合脐孔组织进行脐孔再造成形，注意不留腔隙，成形后脐孔与原脐孔基本无异（图2-5），并可利用一侧5mm穿刺孔放置腹腔引流（图2-6）。

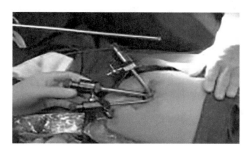

图2-1　脐轮上方弧形切口

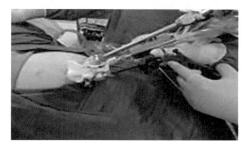

图2-2　脐正中切口构建通道

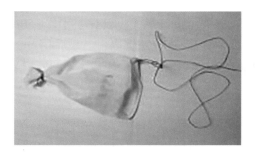

图2-3　自制标本袋

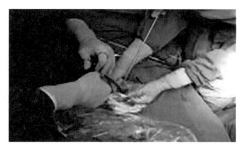

图2-4　取出标本

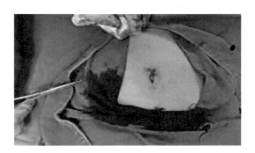

图2-5　脐孔再造成形后

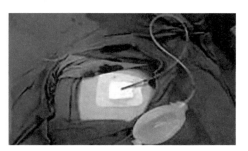

图2-6　放置腹腔硅球引流管

2.外科切口保护圈连接自制手套入路

取脐部单切口，垂直逐层切开皮肤、皮下筋膜及腹膜进入腹腔，置入4～5cm规格切口保护圈（图2-7），外接外科无菌手套，手套袖口套扎于保护圈外侧，丝线固定。剪开手套3个指尖，置入2个5mm的Trocar及1个10mm的Trocar，丝线结扎固定，连接气腹管建立人工气腹（图2-8和图2-9）。置入10mm的30°腹腔镜镜头及传统腹腔镜器械进行操作。具体手术方式与传统腹腔镜基本相同。切除的标本经入路一次性完整取出。最后，用3-0或4-0可吸收缝合线逐层缝合脐部切口。

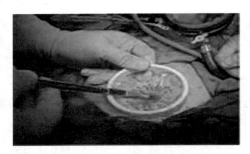

图2-7　连接切口保护圈

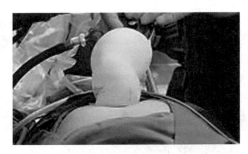

图2-8　微切口单孔腹腔镜

3.单切口单通道入路

术者及助手各持组织钳从两侧提起脐孔（图2-10），增加腹壁至肠管的距离，防止误伤肠管。手术刀纵行垂直切开脐孔及上下缘，切口长1.5～2.0cm，逐层切开皮肤皮下各层直至腹腔（图2-11）。以示指、中指或弯钳钝性扩张切口深部组织（图2-12），于腹膜前间隙放置切口保护圈（图2-13和图2-14），在保护圈上连接单孔专用Port（图2-15），连接气腹平台充入CO_2气体至压力达12～15mmHg（1mmHg＝0.133kPa）。从操作孔置入10mm的30°腹腔镜镜头及传统腹腔镜器械进行操作。具体手术步骤与传统腹腔镜手术基本相同。切除后的手术标本经切口保护圈直接完整取出。最后用2-0可吸收线连续缝合皮下筋膜组织（图2-16），再用4-0可吸收线间断缝合脐孔（图2-17），重塑脐孔结构及形状（图2-18）。

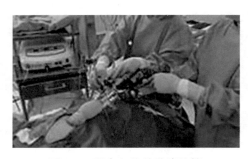

图2-9　手套入路单孔腹腔镜

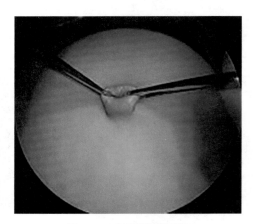

图2-10　提拉脐孔两侧

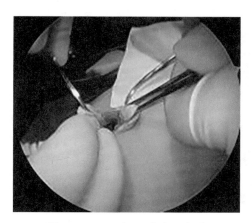

图2-11　逐层切开脐孔至腹腔

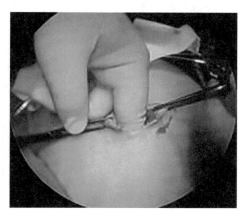

图2-12　钝性扩张切口下组织

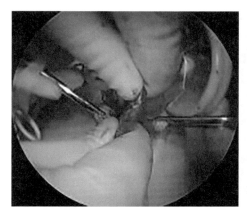

图2-13　置入切口保护圈

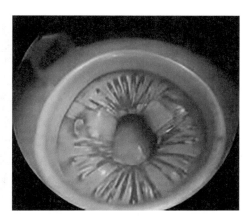

图2-14　安装好切口保护圈

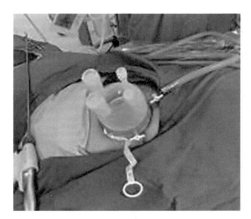

图2-15　安装Port

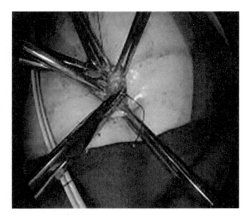

图2-16　缝合皮下筋膜组织

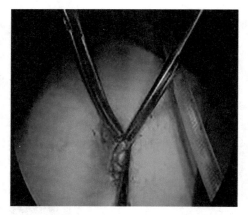 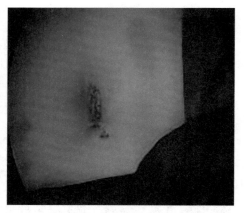

图2-17　缝合脐孔　　　　　　　　　　　图2-18　重建后脐孔形态

4.迷你切口单孔腹腔镜手术入路

使用组织钳提起脐孔两侧（图2-19），在脐部正中脐轮内部取长为5～10mm的纵切口，确保切口不超出脐孔的上下边缘，以保证美容效果。切开皮肤、皮下组织至腹膜，采用小弯血管钳将一次性切口保护圈放置于切口内以撑开切口（图2-20和图2-21）。将一次性手套腕部套在切口保护圈上并以丝线固定密封（图2-22），手套各指端剪开小口，置入专用5mm的Trocar并用丝线固定（图2-23），其中拇指位置Trocar用于放置微型腹腔镜镜头，并连接气腹机充入CO_2气体形成气腹，旁边2个Trocar放置微型操作钳进行手术操作。采用迷你切口进行单孔腹腔镜手术时，手术操作空间更加局限，其"筷子效应"必然更加明显。迷你切口单孔腹腔镜手术结束后，小切口保护圈需要通过腹腔镜镜头指引，采用小弯血管钳夹取保护圈内侧缘（图2-24）。取出保护圈，以2-0可吸收缝合线"8"字缝合皮下筋膜组织（图2-25），用4-0可吸收缝合线间断缝合脐孔2～3针进行整形，重塑脐孔形状（图2-26）。迷你单孔腹腔镜专用器械见图2-27。

5.悬吊式无气腹单孔腹腔镜手术入路

麻醉满意后，于脐部纵行切开脐孔及脐轮上下缘，长约1.5cm，逐层切开皮下组织进入腹腔，用手指或血管钳钝性分离切口内粘连组织等以扩大操作空间，可手持或弯钳

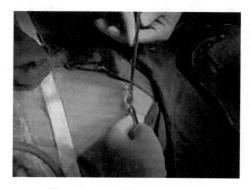 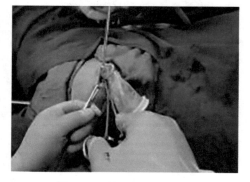

图2-19　组织钳提拉脐孔两侧　　　　　　图2-20　置入切口保护圈

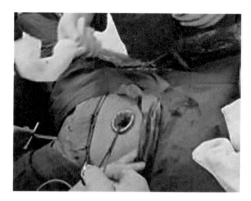

图2-21　安装好切口保护圈

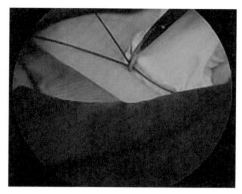

图2-22　丝线固定手套

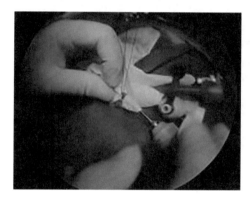

图2-23　固定迷你单孔Trocar

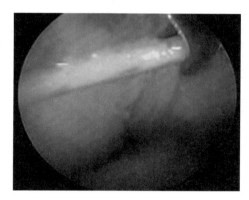

图2-24　取切口保护圈

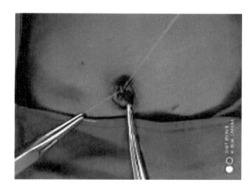

图2-25　缝合重塑脐孔

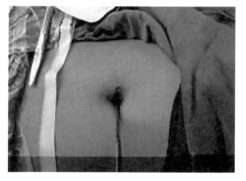

图2-26　缝合后脐孔形态

协助置入一次性切口保护圈，形成操作孔洞。置入30°腹腔镜镜头，判断手术所需牵引腹壁器械，显露要求较高时可使用免气腹手术牵开器协助显露视野（图2-28和图2-29），显露要求简单时利用甲状腺拉钩提拉腹壁即可（图2-30）。本术式入路及关腹步骤大致同单切口单通道单孔腹腔镜手术。

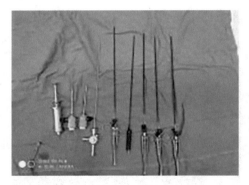

图2-27 迷你单孔腹腔镜器械

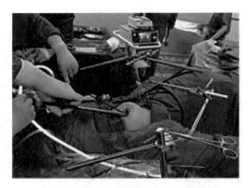

图2-28 免气腹手术牵开器

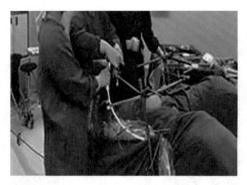

图2-29 免气腹手术牵开器

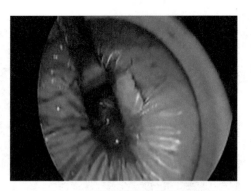

图2-30 甲状腺拉钩提拉腹壁

（二）单孔腹腔镜妇科手术经阴道入路

1.经阴道前入路的构建与重建方法

常规消毒铺巾后，用组织钳钳夹宫颈前后唇（图2-31），采用生理盐水在宫颈上约1cm注射形成水垫（图2-32），在膀胱宫颈附着处稍下方切开，找准膀胱宫颈间隙，上推膀胱组织直至找到反折腹膜。剪开腹膜，并用4号丝线缝合标记。进入腹腔，以卵圆钳推送经阴道单孔手术专用Port，建立手术通道（图2-33和图2-34），充入CO_2气体形成气腹（压力维持在12～15mmHg）。置入腹腔镜探查盆腹腔，通过Port通路放置手术操作器械进行手术。术中标本可直接从Port取出（图2-35）。术毕取出保护圈及Port，可吸收线逐层关闭腹膜及穹隆，最后关闭通道（图2-36）。

2.经阴道后入路的构建与重建方法

常规消毒铺巾后，宫颈钳或组织钳钳夹宫颈后唇，充分上提宫颈并显露阴道后穹隆，在宫颈下方1.5～2.0cm处做一小切口，气腹针水平穿刺进入腹腔，将阴道后穹隆处的切口向两侧延长至3～4cm，进入盆腹腔，置入经阴道专用Port建立通道。术毕取出保护圈及Port，用可吸收线逐层关闭腹膜及穹隆，后关闭通道。

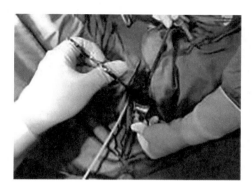

图 2-31　组织钳提拉宫颈

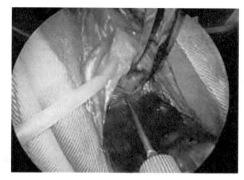

图 2-32　生理盐水注射水垫

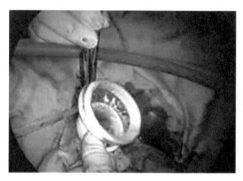

图 2-33　切口保护圈及阴道环

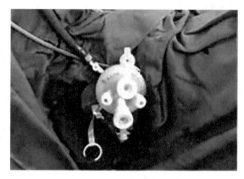

图 2-34　置入专用 Port

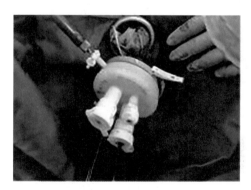

图 2-35　取出标本

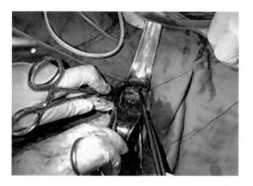

图 2-36　关闭入路

（三）单孔腹腔镜妇科手术经腹壁瘢痕入路

　　麻醉后患者取膀胱截石位。取原瘢痕与腹壁正中线交点下段，切开瘢痕皮肤约1.5cm（图2-37和图2-38），以电刀逐层小心切开皮下各层组织至腹腔（图2-39），手指或血管钳钝性扩张切口内部粘连，扩张手术操作空间，置入切口保护圈扩张切口空间（图2-40和图2-41），置入单孔腹腔镜专用Port（图2-42），连接气腹平台充入CO_2建立气腹（压力维持在12～15mmHg）。置入30°腹腔镜镜头及腹腔镜器械进行手术。具体手术步骤与单切口单通道方法基本相同。术毕取出切口保护圈后，用可吸收缝合线逐层缝合切口（图2-43和图2-44），缝合后切口隐藏于原瘢痕（图2-45）。

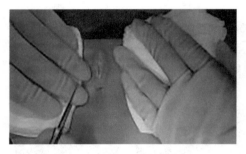

图2-37　切开原瘢痕下段

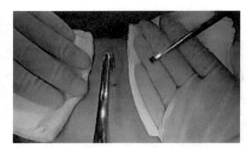

图2-38　切口长约1.5cm[9]

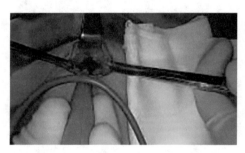

图2-39　逐层切开皮下各层组织

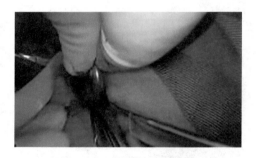

图2-40　放置切口保护圈

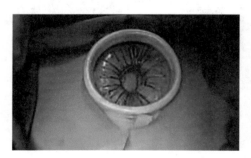

图2-41　安装切口保护圈[9]

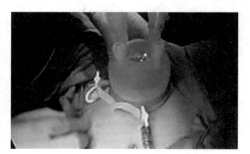

图2-42　安装专用单孔Port

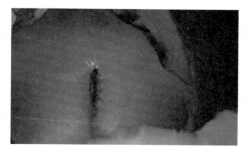

图2-43　取出保护圈后的切口

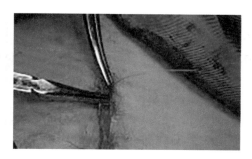

图2-44　逐层缝合切口

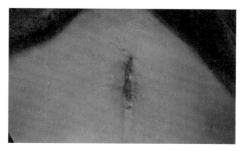

图2-45　缝合后切口[9]

（四）总结与分析

随着对微创化的不断追求，单孔腹腔镜技术在不断改进。不仅在妇科领域，其他专科领域单孔腹腔镜术式的精进也都未曾懈怠[10-15]。单孔腹腔镜手术具有术后瘢痕少、恢复快等优点，较传统腹腔镜手术创伤更小，但是总费用可能高于传统腹腔镜手术。随着多级诊疗机制及医疗联合体（医联体）政策的实施[16]，基层医院应该承担起更为重要的角色，顺应学科微创发展趋势，在提高医疗水平的同时使更多患者获益。影响单孔腹腔镜在基层医院开展的因素较多，其中手术操作难度及入路的构建是两个主要因素。操作困难主要是由于"筷子效应"及"同轴平行"的存在。"筷子效应"可通过长期的训练及操作时的小技巧来应对。"同轴平行"可通过使用30°腹腔镜镜头代替0°腹腔镜镜头及经验的积累来解决。对于单孔腹腔镜手术入路的构建，不同入路均有各自的特点与注意事项，简要分述如下。

1.筋膜入路单孔三通道穿刺法

该术式入路由于不完全切透至腹膜，术后减少了切口疝的发生率。标本取出困难的问题可采用常规手术手套制作成专用标本套袋（图2-3），采用这种自制的专用带线手套标本袋，手术标本均可成功从原手术穿刺孔取出。该方法简单实用并且经济实惠，可以有效提高手术标本取出的成功率。

2.外科切口保护圈连接自制手套入路

该术式入路可用于无专用单孔Port时，可使用手套剪开示指、中指及小指三个指尖，连接传统腹腔镜穿刺Trocar，用丝线固定手套于保护圈后注入CO_2气体。非专用

Port存在漏气风险，对于标本的频繁取出也较为不便，但成本较专用Port低。手术时手套较软或手套长度不合适均会影响手术操作。由于单孔腹腔镜手术切口小而少，术后瘢痕隐藏于脐孔，美容效果好，自制手套成本低廉，制作相对简单，可用于广大基层医院开展单孔腹腔镜技术，促进国内妇科及外科单孔腹腔镜手术的发展。

3. 单切口单通道入路

该术式作为目前单孔手术的主流入路之一，通过直视下进腹，可以避免传统腹腔镜穿刺时误伤肠管的可能。单孔腹腔镜手术对于患者的选择有着一定的要求，肥胖而腹壁过厚及盆腔重度粘连等患者均不适于行单孔腹腔镜手术，是因为术中只使用Port上的三个操作孔，对于视野的暴露依赖于举宫器的使用。专用Port的使用可减少构建入路的时间，术中对于标本的取出也更为方便快捷。标本袋套袋后取出时更易遵守"无瘤原则"，尤其是处理子宫肌瘤时可以避免旋切器的使用，减少了子宫肌瘤腹腔种植的可能[17-19]。

4. 迷你切口单孔腹腔镜手术入路

该术式设计的理念与背景为：普通单孔腹腔镜手术仍然需要在脐孔部位切开15～30mm的切口，可能会破坏脐孔的正常形态，或多或少在脐孔部位留下瘢痕；同时，脐孔正常结构的完全切开再缝合，有可能增加脐部切口疝的发生。如果在对脐部结构破坏性相对较大的传统单孔腹腔镜手术的基础上进一步缩小切口，保持脐孔形态结构不被破坏，一方面可以提高美容效果，另一方面可能进一步减少脐部切口疝的发生。基于此理念，作者在熟练开展传统经脐单孔腹腔镜手术的基础上，进一步缩小脐部切口，采用5～10mm的迷你切口行单孔腹腔镜手术，获得了更好的美容效果与患者满意度。目前虽然有相应的微型器械及Trocar，但仍缺乏配套的微型Port，对该技术的推广造成了一定的困难，因此应重视微型单孔Port及微型器械的研发，以进一步促进微型切口单孔手术的推广与发展。

5. 悬吊式无气腹单孔腹腔镜手术入路

该入路可以直视下进腹，从而避免穿刺Trocar时对肠管及大血管造成损伤，不仅操作灵活，条件允许时还可以将手术部位提拉出切口，在直视下利用外科器械操作。普通腔镜手术及其余单孔腹腔镜术式术中均需建立CO_2气腹腔，以扩大腹腔空间，创造手术操作空间。但长时间充入CO_2气体会增加如皮下气肿、气体栓塞、高碳酸血症、纵隔气肿等并发症的发生率，对于耐受性差的老年患者、心肺功能不全患者或者合并妊娠状态且要求继续妊娠的女性患者等，应重点关注气腹的不良影响。基于此类患者群体，悬吊式无气腹单孔腹腔镜手术的优势显而易见，不仅可以避免CO_2气体充入后引发的相关并发症，还拥有单孔腹腔镜创伤小、术后恢复快及美容效果好等优点，取得了良好的治疗效果与患者满意度。

6. 单孔腹腔镜妇科手术经阴道入路

基于V-NOTES的诸多优点，目前其临床应用越来越普遍。V-NOTES具有得天独厚的美容效果，受到众多临床医生与患者的欢迎，并且已在许多医院开展。但是，V-NOTES是近几年发展起来的先进术式，相较于传统开腹及腹腔镜手术，难度更大。由于手术器械与手术技术的限制，V-NOTES的应用目前尚处于探索阶段。该术式对主刀医生的技术有较高的要求，术者必须具有非常熟练的阴式手术及传统单孔腹腔镜手术的基础。

7.单孔腹腔镜妇科手术经腹壁瘢痕入路

随着剖宫产术式的逐渐成熟，行剖宫产手术终止妊娠的女性较前增多，无论是横切口还是竖切口，伤口愈合后都会留下瘢痕。经腹外科手术同样会在腹部遗留瘢痕。而对于腹部已有瘢痕的患者，因其他病因需要再次行腹部手术时，若病例符合选择要求，可选择经腹壁瘢痕单孔腹腔镜入路，术后切口愈合形成的瘢痕与原瘢痕相重合，隐藏于原瘢痕中，从而达到相对"美容"的效果。但因有手术史，经腹壁瘢痕入路无法避免盆腔粘连。剖宫产瘢痕位于下腹部，较脐孔更接近子宫及附件，术中可配合举宫器将子宫及附件抬起或将囊肿提拉至切口外，以方便操作。建立入路后，不仅需要术者有耐心，也需要其具有丰富的腹腔镜手术技巧及经验。

目前与传统腹腔镜术式相比，已充分证实单孔腹腔镜术式具有安全性及可行性。但是单孔腹腔镜技术若需更好地推广，可能需要配套器械的改进。随着临床医生手术经验的不断积累，单孔腹腔镜手术可能会有更好的发展与应用前景。当前微创理念的发展奠定了单孔腹腔镜术式的趋势，相信未来单孔腹腔镜手术在微创外科领域必将占据重要的一席之地。

（孙益林　赵梦如　罗　春）

参考文献

［1］刘海元，孙大为，张俊吉，等.《妇科单孔腔镜手术技术专家共识》解读［J］. 中华腔镜外科杂志（电子版），2017，10（1）：1-6.

［2］孔佳，李斌. 单孔腹腔镜技术在妇科手术中的应用［J］. 中国内镜杂志，2014，20（12）：1337-1339.

［3］黄晓斌，谢庆煌，柳晓春，等. 经脐单孔腹腔镜与多孔腹腔镜输卵管切除术疗效比较［J］. 中国实用妇科与产科杂志，2015，31（8）：750-753.

［4］施晓君，金秀凤，陆松春. 常规器械经脐单孔腹腔镜输卵管切除术41例分析［J］. 中国实用妇科与产科杂志，2014，30（7）：561-564.

［5］陈继明，丁屹，杨璐，等. 单孔三通道法行单孔腹腔镜手术治疗妇科良性肿瘤［J］. 中华腔镜外科杂志（电子版），2014，7（5）：410-413.

［6］陈继明，胡丽娜，刘俊玲，等. 单孔腹腔镜手术在子宫内膜癌中的应用初探［J］. 中华腔镜外科杂志（电子版），2018，11（5）：318-320.

［7］陈继明，刘俊玲，陆冰颖，等. 5mm微切口单孔腹腔镜全子宫切除术初探［J］. 中华腔镜外科杂志（电子版），2019，12（2）：118-121.

［8］Jiming Chen, Hongyan Gao, Yi Ding, et al. Application of laparoendoscopic single-site surgery using conventional laparoscopic instruments in gynecological diseases［J］. Int J Clin Exp Med, 2016, 9（7）：13099-13104.

［9］秦真岳，鲍明月，陈继明，等. 经腹壁瘢痕入路单孔腹腔镜下输卵管再通术［J］. 中国现代手术学杂志，2021，25（1）：55-59.

［10］王晓樱，李妍. 改良经脐单孔腹腔镜子宫肌瘤剔除术［J］. 中国微创外科杂志，2019，19（10）：919-921.

［11］刘俊玲，曹颖，陈继明，等. 微切口单孔腹腔镜卵巢缝合术的方法初探［J］. 中华腔镜外科杂

志（电子版），2019，12（5）：298-300.

［12］宋玉成，沈霖云，刘伟，等. 增加辅助孔的单孔腹腔镜根治性远端胃大部切除16例报告［J］. 中国微创外科杂志，2019，19（10）：945-947.

［13］明葛东，朱鸿喜，陈晨，等. 一针双线单孔单隧道腹腔镜疝囊高位结扎术［J］. 中国微创外科杂志，2019，19（10）：929-932.

［14］范登信. 超微通道单孔腹腔镜输尿管再植术在治疗小儿输尿管末端梗阻中的应用（附光盘）［J］. 现代泌尿外科杂志，2019，24（9）：693-695.

［15］肖刚. 单孔腹腔镜手术中肝脏牵拉方法的应用进展［J］. 中国微创外科杂志，2019，19（1）：72-76.

［16］陈皓阳，闫如玉，高镜雅，等. 政策工具视角下我国医联体建设政策量化分析［J］. 中国卫生经济，2019，38（11）：20-23.

［17］Seidman MA，Oduyebo T，Muto MG，et al. Peritoneal dissemination complicating morcellation of uterine mesenchymal neo-plasms［J］. PLoS One，2012，7（11）：e50058.

［18］Park JY，Park SK，Kim DY，et al. The impact of tumor morcellation during surgery on the prognosis of patients with appar-ently early uterine leiomyosarcoma［J］. Gynecol Oncol，2011，122（2）：255-259.

［19］Miyake T，Enomoto T，Ueda Y，et al. A case of disseminated peritoneal leiomyomatosis developing after laparoscope-assisted myo-mectomy［J］. Gynecol Obstet Invest，2009，67（2）：96-102.

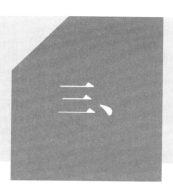

三、单孔三通道法行单孔腹腔镜手术治疗妇科良性肿瘤

【摘要】 本文报道了常州市金坛地区首例采用单孔三通道穿刺法进行单孔腹腔镜手术（LESS）治疗妇科良性肿瘤的病例，并初步探讨分析了LESS在妇科微创领域中应用的可行性。本例患者为50岁女性，因发现左侧附件包块9天入院，B超提示为左侧卵巢畸胎瘤。行LESS，取脐轮上方弧形切口约2.0cm，采用单孔三通道穿刺法建立手术通路。手术成功完成，手术总时间55分钟，行LESS时间40分钟，穿刺建立手术通路15分钟。术中未增加其他通道，无中转开腹。术中出血约5mL，无须放置腹腔引流管。患者术后1天即恢复肠蠕动，拔除尿管后即恢复排尿功能。脐部切口为Ⅱ/甲愈合，与脐轮完美融为一体。术后病理提示为左侧卵巢成熟性囊性畸胎瘤。患者恢复情况良好，对治疗效果十分满意。在严格把握手术适应证的前提下，如缺乏单孔多通道套管（Tri-port）设备，单孔三通道穿刺法LESS手术亦可有效处理卵巢良性肿瘤等妇科疾病。随着手术技巧的提高及手术设备的完善，更为微创化的LESS有望成为治疗妇科疾病的有效方法之一。

【关键词】 单孔三通道法；单孔腹腔镜手术；经脐；妇科良性肿瘤

随着腔镜技术的广泛发展，妇科手术的主流已逐渐从经腹过渡到腔镜模式。趋向于微创化甚至无创化和美观化的手术模式是临床外科医师不懈追求的目标。而且这一微创理念的接受程度往往比手术技术更为广泛，更深入人心。正是在这一理念的引领下，经脐单孔腹腔镜手术（laparoendoscopic single-site surgery，LESS）也已成为现阶段微创外科研究的新热点。与传统腹腔镜手术相比，经脐LESS最大的优势在于能基本达到腹部无瘢痕，美容效果明显。作为基层二级甲等医院，金坛市人民医院妇科在缺少专用单孔多通道套管（Tri-port）设备的情况下，采用单孔三通道穿刺法顺利完成了常州市金坛地区首例单孔腹腔镜妇科手术。2014年5月27日，笔者对1例左侧卵巢肿瘤的患者采用了单孔三通道法进行经脐单孔腹腔镜下患侧附件切除术，取得了良好效果。现予以报道如下。

（一）临床资料

患者女性，50岁，因"检查发现左侧附件包块9天"入院，B超发现左侧附件区混合性占位病变（65mm×56mm×48mm），考虑左侧卵巢畸胎瘤。肿瘤指标检查无明显异常。妇检可于左侧附件区触及一直径5～6cm包块，质地中等，边界清，活动度可，无明显压痛。术前明确无明显手术禁忌证，拟行腹腔镜下患侧卵巢肿瘤剥除术或患侧附件切除术。根据患者意愿，结合患者年龄，术前充分讨论，并与患者及其家属沟通后，决定采用单孔腹腔镜技术为该患者进行"单孔腹腔镜下患侧附件切除术"。术前准备按常规腹腔镜手术处理，术前2～3天开始流质饮食并行肠道准备。

（二）手术方法

1.手术器械

全套数字腹腔镜系统、常规穿刺Trocar 3只（10mm的Trocar 1只，5mm的Trocar 2只）、30°的常规腹腔镜镜头及常规腹腔镜剪刀1把，腹腔镜分离钳及双极电凝钳各1把，其他备用腹腔镜常规器械（吸引器、持针器等）。使用常规穿刺Trocar，采用单孔三通道穿刺法模拟Tri-port套管的器械工作通道，顺利完成手术。

2.麻醉、体位、手术通路的建立

采用气管内插管全身麻醉，取平卧位。常规消毒铺巾后，在脐轮上方取长约20mm的弧形切口，切开皮下组织，但不切透至腹膜，以避免放置的Trocar之间存在间隙而漏气。气腹针穿刺，进入腹腔，充入CO_2气体形成气腹，使腹腔内压力维持在12mmHg。模拟Tri-port套管的操作通道采用单孔三通道穿刺法置入3只Trocar（中间位置放置10mm的Trocar，旁边再放置2只5mm的Trocar，采用橡皮手套或纱布相对固定3只穿刺Trocar），其中中间10mm的Trocar用于放置腹腔镜，并连接气腹管；旁边2只5mm的Trocar用于放置操作钳进行操作。

3.术中探查与手术程序

术中探查盆腔可见子宫大小正常，与周围组织无明显粘连，左侧卵巢增大明显，见一肿瘤大小约7cm×6cm×5cm。左侧输卵管、右侧附件外观未见明显异常。操作钳挑起左侧宫角部，显露左侧附件，以双极电凝钳逐步充分电凝左侧卵巢骨盆漏斗韧带，剪刀逐步剪断。双极电凝钳沿着左侧输卵管系膜逐步电凝后，剪刀逐步剪断，直至左侧宫角部，离断左侧输卵管间质部及左侧卵巢固有韧带。切除左侧附件后，将标本以自制的标本袋套袋后从脐孔切口的10mm Trocar穿刺孔取出（标本采集方法：经10mm的Trocar送入采用手术手套自制的标本袋，将袋口缝合牵引线，牵引线留置于10mm的Trocar外口；将标本置入袋内，连同10mm的Trocar及腹腔镜一同拔出取出标本袋），标本送快速冰冻病理（术中病理回报：左侧卵巢成熟性囊性畸胎瘤）。以生理盐水500mL冲洗盆腹腔，吸引器吸净后，检查盆腹腔手术创面及穿刺孔无活动性出血，取出穿刺Trocar，逐层关闭脐部穿刺孔，手术结束（单孔三通道穿刺法放置Trocar见图3-1）。

4.术后观察与临床处理

术后患者安全返回病房，密切监测患者生命体征及腹部切口情况，低流量吸氧，术后4～6小时制动，给予预防感染、补液、止血、营养支持治疗，必要时给予镇痛药物。

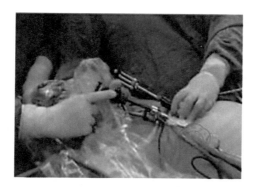

图 3-1　单孔三通道穿刺法放置 Trocar

（三）手术结果

该患者手术顺利完成，整个手术耗时 55 分钟，LESS 部分 40 分钟，穿刺建立手术通路部分 15 分钟。术中未额外增加手术通道或中转开腹手术。术中未损伤输尿管、膀胱、结直肠等邻近脏器及大血管、神经等。术中出血约 5mL，由于出血量极少，术后未放置腹腔引流。患者术后 1 天肠蠕动恢复，拔除尿管后膀胱即恢复排尿功能。术后无须使用镇痛药物。术后病理提示：左侧卵巢成熟性囊性畸胎瘤。术后腹部手术切口呈Ⅱ/甲愈合，正常轻度挛缩，藏匿于脐孔皱襞处，与脐孔完美融合，近乎无瘢痕。术后未发生脐部切口感染、切口疝、膀胱功能障碍、皮下气肿、静脉血栓等并发症。患者恢复情况良好，对治疗效果十分满意。目前患者仍在随访观察中（术后患者腹部伤口见图 3-2）。

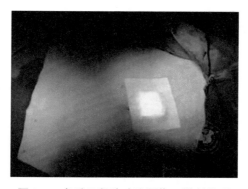

图 3-2　术后只留脐孔隐匿伤口微创美观

（四）讨论

随着腔镜设备的不断完善和腔镜技术的不断提高，腔镜手术的微创优势得到了进一步的体现。LESS 这种符合微创和审美的手术理念已逐渐被越来越多的微创外科医生及患者所接受[1]。近年来，一些妇科医生已经开始尝试更为复杂的单孔腹腔镜妇科手术，如单孔腹腔镜下全子宫切除术或盆腔淋巴结清扫术[2-5]，但手术中必然面临手术器械相互干扰的问题，以及必须克服3个套管通过同一切口的操作难度。有文献报道，利用软镜式的腹腔镜及可弯曲变形的手术器械进行LESS，可以相对扩大手术操作空间，并降低手术难度[6,7]。但是此类手术设备费用昂贵，且产品专利在国外。作为基层二级甲等医院，金坛市人民医院尚未引进此类专用器械。在缺乏专用的单孔腹腔镜设备的情况下，通过充分研究，我们自行设计了一种特殊的穿刺方法——单孔三通道穿刺法，采用传统的常规腹腔镜器械配合外科手术手套或纱布制成穿刺孔道进行单孔腹腔镜附件切除手术，3个Trocar由同一穿刺部位进入，手术顺利完成。这种手术途径的选择模拟了专用的Tri-port套管的操作通道，其手术理念及效果与Jeon等[8]的报道相类似。

研究结果表明，在缺少专用的单孔多通道套管（Tri-port）设备及单孔腹腔镜操作器械的情况下，采用单孔三通道穿刺法联合常规腹腔镜器械进行LESS附件切除术是安全有效且完全可行的。与传统腹腔镜手术相比，LESS具有明显的优势：术中损伤小、出血少，术后疼痛轻、并发症少、恢复快、住院时间短、脐部切口愈合基本无瘢痕[9-15]。但是LESS时间一般比常规腹腔镜手术要长，手术难度更大，且对手术设备及手术技巧的依赖性更大[16,17]。结合本例资料，我们认为：LESS虽具有创伤更小、康复更快、瘢痕隐匿的优点，但由于其存在手术视野较小、操作难度大、标本取出困难等导致手术时间延长的缺点，目前主要用于一些简单的手术。需要注意的是，对于早期开展LESS尤其是缺乏专用的器械设备的情况下，选择合适的病例是手术成功完成的关键。对于腹壁肥厚、穿刺困难的肥胖患者，以及既往有盆腹腔手术史、子宫内膜异位症等导致盆腔严重粘连的患者，LESS存在极大的局限性，目前不建议对这些患者行此类手术[18,19]。

总之，LESS的成功实施可以进一步满足广大患者追求微创、达到美容的要求。但限于操作技术与器械设备的因素，目前仅用于部分妇科疾病的处理。相信随着手术技巧的提高及手术设备的完善，LESS有望用于更多、更复杂的妇科临床疾病的诊断与治疗。

（贾秋成　陈梦月　罗　春）

参考文献

[1] Snissarenko Eugene P，Kim Grace H，Simental Alfred A，et al．Minimally invasive video-assisted thyroidectomy：a retrospective study over two years of experience［J］．Otolaryngol Head Neck Surg，2009，141：29-33．

[2] Kim YW．Single port transumbilical myomectomy and ovarian cystectomy［J］．J Minim Invasive Gynecol，2009，16（6）：74．

[3] Lim MC，Kim TJ，Kang S，et al．Embryonic natural orifice transumbilical endoscopic surgery（E-NOTES）for adnexal tumors［J］．Surg Endosc，2009，23（11）：2445-2449．

[4] Escobar Pedro F，Starks David C，Fader Amanda Nickles，et al．Single-port risk-reducing salpingo-oophorectomy with and without hysterectomy：surgical outcomes and learning curve analysis［J］．Gynecol Oncol，2010，119：43-47．

[5] 刘木彪，蔡慧华．全国首例单孔腹腔镜手术治疗妇科恶性肿瘤［J］．南方医科大学学报，2011，31（9）：1619-1621．

［6］Russell PA, Michael LN, Vrunda B. Applying single-incision laparoscopic surgery to gyn practice: What's involved [J]. OBG Management, 2011, 23 (4): 28-36.

［7］Elazary R, Khalaileh A, Zamir G, et al. Single-trocar cholecystectomy using a flexible endoscope and articulating laparoscopic instruments: abridge to NOTES or the final form? [J]. Surg Endosc, 2009, 23 (5): 969-972.

［8］Jeon Hwang Gyun, Jeong Wooju, Oh Cheol Kyu, et al. Initial experience with 50 laparoendoscopic single site surgeries using a homemade, single port device at a single center [J]. J Urol, 2010, 183: 1866-1871.

［9］Ng WT, Kong CK, Wong YT. One-wound laparoscopic cholecystectomy [J]. Br J Surg, 1997, 84 (11): 1627.

［10］王彩芳, 高树生, 刘艳香, 等. 经脐单孔腹腔镜卵巢囊肿剔除缝合修补术1例 [J]. 中国微创外科杂志, 2012, 12 (1): 93-94.

［11］国晓梅, 曹亚琼, 周丽, 等. 经脐单孔腹腔镜妇科手术32例 [J/CD]. 中华腔镜外科杂志: 电子版, 2012, 5 (2): 115-117.

［12］吴刚, 张尧, 叶锦, 等. 经脐单孔腹腔镜盆腔淋巴结清扫术初步报告 [J/CD]. 中华腔镜泌尿外科杂志: 电子版, 2010, 4 (6): 437-440.

［13］Froghi F, Sodergren MH, Darzi A, et al. Single-incision laparoscopic surgery (SILS) in general surgery: a review of current practice, surgical laparoscopy [J]. Surg Laparosc Endosc Percutan Tech, 2010, 20 (4): 191-204.

［14］Tacchino R, Greco F, Matera D. Single-incision laparoscopic cholecystectomy: surgery without a visible scar [J]. Surg Endosc, 2009, 23 (4): 896-899.

［15］Saber AA, El-Ghazaly TH. Early experience with SILS port laparoscopic sleeve gastrectomy [J]. Surg Laparosc Endosc Percutan Tech, 2009, 19 (6): 428-430.

［16］Buckley FP 3 rd, Vassaur H, Monsivais S, et al. Single-incision laparoscopic appendectomy versus traditional three-port laparoscopic appendectomy: an analysis of outcomes at a single institution [J]. Surg Endosc, 2014, 28: 626-630.

［17］Pontarelli EM, Emami C, Nguyen NX, et al. Single-incision laparoscopic resection of ovarian masses in children: a preliminary report [J]. Pediatr Surg Int, 2013, 29: 715-718.

［18］Buckley F Paul, Vassaur Hannah, Monsivais Sharon, et al. Comparison of outcomes for single-incision laparoscopic inguinal herniorrhaphy and traditional three-port laparoscopic herniorrhaphy at a single institution [J]. Surg Endosc, 2014, 28: 30-35.

［19］Chew Min-Hoe, Chang Mei-Huan, Tan Wah-Siew, et al. Conventional laparoscopic versus single-incision laparoscopic right hemicolectomy: a case cohort comparison of short-term outcomes in 144 consecutive cases [J]. Surg Endosc, 2013, 27: 471-477.

四、单孔三通道法行腹腔镜输卵管切除术初探

【摘要】 **目的** 初步探讨采用单孔三通道法行腹腔镜下输卵管切除术的可行性与安全性。**方法** 回顾性分析2015年8月至10月采用三通道法联合常规腹腔镜手术器械行单孔腹腔镜输卵管切除手术的2例异位妊娠患者的临床资料。其中1例患者行左侧输卵管切除术＋盆腔粘连松解术，1例行右侧输卵管切除术＋盆腔粘连松解术。经脐孔上缘行半环形切口长约2.0cm，采用单孔三通道法进行穿刺，置入腹腔镜和操作钳实施手术。**结果** 2例手术均获得成功，术中未增加其他通道，无中转开腹。2例患者手术时间20～30分钟，术中出血5～10mL，术后1天体温36.6～37.1℃，肛门排气时间1.0～1.5天。2例患者术后复查血绒毛膜促性腺激素下降满意，腹部无明显外观伤口，患者术后住院3～5天出院，术后无持续性异位妊娠、脐疝、出血、感染等并发症发生。**结论** 选择合适的病例，采用单孔三通道法联合常规腔镜器械行腹腔镜输卵管切除手术是安全可行、微创而美容的。

【关键词】 单孔三通道法；单孔腹腔镜手术；经脐；输卵管切除术；异位妊娠

随着腹腔镜妇科微创手术的不断发展，越来越多的患者要求行微创化的治疗，对手术质量也提出了更高的要求[1]。在微创化及无瘢痕理念的引领下，经脐单孔腹腔镜手术逐渐成为微创外科研究的新热点。由于经脐单孔腹腔镜手术能基本达到腹部无瘢痕，美容效果好，因而越来越受到患者的青睐，尤其是受到年轻女性的青睐[2]。经脐单孔腹腔镜输卵管切除术国内外已有文献报道[3]。笔者在缺少专用单孔多通道套管（Tri-port）设备及专用单孔手术器械的情况下，自行设计了一种穿刺法——单孔三通道穿刺法，模拟专用单孔多通道套管（Tri-port）设备的工作通道，采用常规的腹腔镜手术器械，顺利完成2例单孔腹腔镜下输卵管切除手术用于治疗输卵管异位妊娠患者，取得了良好的临床效果。

（一）一般资料

本组2例患者，年龄28～32岁，均已婚已育，其中1例9年前有剖宫产史，育有1子；另1例育有1子1女，均为阴道分娩，但3年前曾因左侧输卵管异位妊娠行经腹左侧输卵管部分切除术。2例均无人工流产术史，临床症状均表现为停经后阴道出血及下腹痛。B超检查提示为附件包块及盆腔积液，尿妊娠试验阳性，阴道后穹隆穿刺均抽出不凝血。其中1例左侧输卵管异位妊娠，另1例为右侧输卵管异位妊娠。2例均采用单孔

三通道穿刺法联合常规腔镜手术器械接受单孔腹腔镜下患侧输卵管切除手术，均顺利完成手术。

（二）方法

1. 术前准备

常规术前准备，留置导尿管，监测生命体征，排除腹腔镜手术禁忌证，术前脐部常规清洁处理。备好标准腹腔镜器械，术中患者取平卧头低足高位。

2. 手术器械

全套数字腹腔镜系统、常规穿刺套管3只（10mm穿刺套管1只，5mm穿刺套管2只）、30°的常规腹腔镜及常规腹腔镜剪刀1把，腹腔镜分离钳及双极电凝钳各1把，其他备用腹腔镜常规器械（吸引器、持针器等）。笔者使用常规穿刺套管，采用单孔三通道穿刺法模拟了专用单孔多通道套管（Tri-port）的器械工作通道，顺利完成腹腔镜下输卵管切除手术。

3. 麻醉、体位、手术通路的建立

采用气管内插管全身麻醉，取平卧位，头低足高成30°。臀部垫高。常规消毒铺巾后，在脐轮上方取长约20mm的弧形切口，切开皮肤及部分皮下组织，但不切透至腹膜，以避免放置的穿刺套管之间存在间隙而漏气。气腹针穿刺，进入腹腔，充入二氧化碳气体形成气腹，使腹腔内压力维持在12mmHg（1mmHg＝0.133kPa）。模拟专用单孔多通道套管（Tri-port）的操作通道，采用单孔三通道穿刺法置入3只穿刺套管：切口中间位置放置10mm穿刺套管，旁边再依次放置2只5mm穿刺套管，采用医用橡胶手套或纱布相对固定3只穿刺套管，其中中间的10mm穿刺套管用于放置腹腔镜，连接气腹管；旁边的2只5mm穿刺套管用于放置操作钳进行操作。

4. 术中探查与手术程序

先建立10mm穿刺套管置入腹腔镜后，再观察盆腔，初步评估进行腹腔镜手术的可行性及手术时间。如果盆腔广泛粘连、肠管与子宫粘连、附件与子宫或腹壁粘连严重而显露困难时，及时改行三孔或四孔腹腔镜手术。如果判断可用腹腔镜完成手术，则沿两侧5mm穿刺套管直接进入操作钳进行手术。本组2例异位妊娠患侧输卵管切除手术，探查均可见部分大网膜粘连于腹壁，患侧输卵管增粗膨大，形成紫蓝色包块，患侧输卵管伞端均可见血凝块堵塞，伴有活动性渗血，盆腹腔内见有积血及血凝块。手术过程中首先分离大网膜与腹壁之间的粘连，恢复解剖位置，显露手术野。清理盆腔内积血及血凝块，电凝患侧输卵管系膜后，切除病灶部分输卵管，将标本以自制的标本袋套袋后从脐孔切口的10mm穿刺套管穿刺孔取出。标本取出方法：经10mm穿刺套管送入采用手术手套自制的标本袋，将袋口预先缝合牵引线，注意留置较长的牵引线于10mm穿刺套管外作为指示与牵引，然后置入腹腔镜，在镜下套装手术标本后，以操作钳夹住标本袋送往置镜的10mm穿刺套管穿刺孔，将10mm穿刺套管连同腹腔镜镜头一同拔出，手术助手牵拉预先留置的牵引线，将标本袋边缘部分拉出穿刺孔外，以常规开腹手术血管钳将整个标本袋边缘拉出穿刺孔外，分解手术标本并逐步取出，最后完整取出标本袋。手术结束前再次电凝创面止血，生理盐水冲洗盆腹腔，采用吸引器清理盆腹腔积血，再次检查盆腔术野，确认无活动性出血后，放置腹腔硅球引流管自一侧5mm穿刺套管的穿刺孔引出，缝线固定于腹壁，常规关腹，缝合脐部伤口结束手术。

5.术后观察与临床处理

患者安全返回病房，密切监测患者生命体征及腹部切口情况，低流量给氧，术后4～6小时制动，给予预防感染补液、止血、营养支持治疗，必要时给予镇痛药物。术后注意定期监测患者血绒毛膜促性腺激素水平直至正常。

（三）结果

2例患者手术均获成功，术中未中转开腹手术，未增加手术通道。术中未损伤输尿管、膀胱、结直肠等邻近脏器及大血管、神经等。手术时间20～30分钟，术中出血5～10mL，术后1天体温36.6～37.1℃，肛门排气时间1.0～1.5天。术后无须常规使用镇痛药物。2例患者术后复查血绒毛膜促性腺激素下降满意，无持续性异位妊娠发生。术后腹部手术切口均呈Ⅱ/甲愈合，患者腹部切口正常轻度挛缩，藏匿于脐孔皱褶处，与脐孔完美融合，近乎无瘢痕，腹部无明显外观切口；患者术后3～5天出院，术后未发生持续性异位妊娠、出血、切口感染、切口疝、皮下气肿、静脉血栓等并发症。患者恢复良好，对治疗效果满意。目前患者均在随访观察中。

（四）讨论

异位妊娠作为妇科最常见的急腹症，往往需要急诊手术处理。近年来，随着腹腔镜技术的不断发展与广泛应用，腹腔镜手术已成为诊治异位妊娠的首选方法，异位妊娠是急诊腹腔镜手术的最佳适应证[4]。传统的腹腔镜异位妊娠患侧输卵管切除术一般采用3个穿刺孔，术后患者腹壁留下3处小瘢痕[1]。随着腹腔镜技术和器械的不断进步，妇科医师致力于减少切口数量及长度，力求达到腹壁无瘢痕手术的效果，因而经脐腹腔镜手术应运而生，这一新术式尤其受到年轻患者的欢迎[1]。

与传统腹腔镜手术相比，经脐单孔腹腔镜手术异位妊娠手术具有明显优势：①术中损伤小、出血少，术后疼痛轻、并发症少、恢复快，住院时间短、脐部切口愈合基本无瘢痕[5-9]。但是经脐单孔腹腔镜手术手术时间一般比常规腹腔镜手术要长，手术难度更大，对手术设备及手术技巧的依赖性更大[10-13]。开展单孔腹腔镜异位妊娠手术必然有着更高的要求。腹腔镜手术时，腹腔镜与手术器械几乎平行进入术野，缺乏传统3孔或4孔腹腔镜手术的操作角度，存在操作空间小、距离远、操作角度小、难度大等特点，因而对手术医师的经验和操作技巧有着更高的要求。②经脐单孔腹腔镜手术通常需要专用腹腔穿刺器与操作设备，但笔者在缺少这种专用手术设备的情况下采用专用单孔多通道套管（Tri-port）的操作通道，使用传统常规手术器械，在选择合适病例的情况下，亦顺利完成经脐单孔腹腔镜输卵管切除手术。本研究的单孔三通道穿刺法采用3个传统腹腔镜穿刺套管由同一穿刺部位进入，模拟专用单孔多通道套管（Tri-port）的操作通道完成腹腔镜手术，这种手术理念及效果与Jeon等[9]的报道相类似。

经脐单孔腹腔镜手术往往存在标本取出困难的问题[9,10]。对此，笔者自行设计制作了一种带线的手套标本袋解决了这个难题。本研究采用常规手术手套制作成专用的标本套袋，在标本袋上预先留置较长的手术缝线。待手术标本套装成功后，手术缝线可较好的发挥牵引与指示作用，方便将标本套袋边缘牵拉出腹腔外，无须增加或扩大标本取出通路。采用这种自制专用的带线手套标本袋，本研究中患者的手术标本均成功从原手术穿刺孔取出。此种专用标本取出方法简单实用且经济实惠，能有效提高经脐腹腔镜手术标本取出的成功率。本结果表明，在缺少专用单孔多通道套管（Tri-port）设备及专用的单孔腹腔镜操作器械的情况下，采用单孔三通道穿刺法联合常规腹腔镜器械进行经脐单孔腹腔镜输卵管切除术是完全可行且安全有效的；经脐单孔腹腔镜手术具有创伤更小、康复更快、瘢痕隐匿的优点；但是，由于其存在手术视野较小、操作难度大、标本取出困难等导致手术时间延长的缺点，目前适用于部分异位妊娠手术。需要注意的是，对于早期开展经脐单孔腹腔镜手术尤其是缺乏专用的器械设备的情况下，选择合适的病例是手术成功完成的关键。对于腹壁肥厚、穿刺困难的肥胖患者，以及既往有盆腹腔手术史导致盆腔严重粘连的患者，经脐单孔腹腔镜手术存在极大的局限性，目前不建议对这些患者行此类手术[14,15]。鉴于此，笔者认为，在初期开展经脐单孔腹腔镜异位妊娠手术尤其是缺乏专用的器械设备的情况下，应严格把握手术适应证，选择合适合理的病例，并注意根据术中的具体情况，适时增加手术操作孔转为传统腹腔镜式，或转为开腹手术，以确保患者安全，保障手术顺利完成。

（缪　妙　罗　春　秦真岳）

参考文献

［1］高树生，罗岳西，何元芬，等．经脐单孔腹腔镜异位妊娠输卵管切除术［J］．川北医学院学报，2008，23（4）：353-354.

［2］Amanda NF，Luis RE，Okechukwu I，et al．Laparoendoscopic single-site surgery（LESS）in gynecology：a multi-institutional evaluation［J］．American Journal of Obstetrics & Gynecology，2010，203（5）1710-1712.

［3］Ghezzi F，Cromi A，Fasola M，et al．One-trocar salpingectomy for the treatment of tubal pregnancy：a marionette-like' technique［J］．Bjog An International Journal of Obstetrics & Gynaecology，2005，112（10）：1417-1419.

［4］陈长瑛，陆振霞，刘春玲，等．经脐单孔腹腔镜手术诊治异位妊娠的体会［J］．腹腔镜外科杂志，2012，17（1）：34-35.

［5］Kim YW．Single Port Transumbilical Myomectomy and Ovarian Cystectomy［J］．Journal of Minimally Invasive Gynecology，2009，16（6）：74.

［6］Myong CL，Tae JK，Sokbom K，et al．Embryonic natural orifice transumbilical endoscopic surgery（E-NOTES）for adnexal tumors［J］．Surgical Endoscopy，2009，23（11）：2445-2449.

［7］Pedro FE，David CS，Amanda NF，et al．Single-port risk-reducing salpingo-oophorectomy with and without hysterectomy：surgical outcomes and learning curve analysis［J］．Gynecologic oncology，2010，119（1）：43-47.

［8］Russell PA，Michael LN，Vrunda B．Applying single-incision laparoscopic surgery to gyn practice：What's involved［J］．OBG Management，2011，23（4）：28-36.

［9］Jeon HG，Jeong WCK，Lorenzo El，et al．Initial experience with 50 laparoendoscopic single site surgeries using a homemade, single port device at a single center [J]. Journal of Urology, 2010, 183 (5): 1866-1872.

[10] Ⅲ FPB, Vassaur H, Monsivais S, et al. Single-incision laparoscopic appendectomy versus traditional three-port laparoscopic appendectomy: an analysis of outcomes at a single institution [J]. Surgical Endoscopy, 2014, 28 (2): 626-630.

[11] Pontarelli EM, Emami C, Nguyen NX, et al. Single-incision laparoscopic resection of ovarian masses in children: A preliminary report [J]. Pediatric Surgery International, 2013, 29 (7): 715-718.

[12] 陈继明, 丁屹, 杨璐, 等. 单孔三通道法行单孔腹腔镜手术治疗妇科良性肿瘤 [J/CD]. 中华腔镜外科杂志 (电子版), 2014, 7 (5): 410-413.

[13] 国晓梅, 曹亚琼, 周丽, 等. 经脐单孔腹腔镜妇科手术32例 [J/CD]. 中华腔镜外科杂志 (电子版), 2012, 5 (2): 115-117.

[14] JU FPB, Vassaur H, Monsivais S, et al. Comparison of outcomes for single-incision laparoscopic inguinal herniorrhaphy and traditional three-port laparoscopic herniorrhaphy at a single institution [J]. Surgical Endoscopy, 2014, 28 (1): 30-35.

[15] Chew MH, Chang MH, Tan WS, et al. Conventional laparoscopic versus single-incision laparoscopic right hemicolectomy: a case cohort comparison of short-term outcomes in 144 consecutive cases [J]. Surgical Endoscopy, 2013, 27 (2): 471-477.

五、单孔三通道法行单孔腹腔镜全子宫切除术初探

【摘要】 本文报道了西安市阎良区首例采用单孔三通道穿刺法进行单孔腹腔镜下全子宫＋双侧输卵管切除术的病例，并初步探讨分析单孔三通道法行单孔腹腔镜下全子宫切除术的可行性与安全性。本例患者为53岁女性，因"月经紊乱2年，阴道多量出血20余天"入院，考虑诊断异常子宫出血。行单孔腹腔镜下全子宫＋双侧输卵管切除手术，取脐轮上方弧形切口约2.5cm，采用单孔三通道穿刺法建立手术通路。手术成功完成，手术实际操作时间约120分钟，其中穿刺建立手术通路部分15分钟。术中未增加其他通道，无中转开腹。术中出血约100mL，术后自脐部穿刺孔放置腹腔硅球引流管。患者术后1天即恢复肠蠕动，拔除尿管后即恢复排尿功能。脐部切口为Ⅱ/甲愈合，与脐轮完美融为一体。患者恢复情况良好，对治疗效果十分满意。在严格把握手术适应证及腔镜技术娴熟的前提下，如缺乏单孔多通道套管（Tri-port）设备，单孔三通道穿刺法亦可有效进行单孔腹腔镜下全子宫切除术。

【关键词】 单孔三通道法；单孔腹腔镜手术；经脐；全子宫切除术

妇科腹腔镜技术是融合现代妇科手术与内镜诊治技术为一体的微创诊治技术，目前已成为妇科最常用的操作技术之一。随着腔镜器械及腔镜技术的不断进步与发展，单孔腹腔镜手术（laparoendoscopic single-site surgery，LESS）已被应用于许多妇科疾病，即由LESS取代传统的多孔（3、4、5孔）腹腔镜手术；LESS因其创伤更小、几乎无瘢痕、美容效果明显等优点，受到越来越多的患者青睐。笔者在缺乏特殊且昂贵的单孔多通道套管（Tri-port）器械条件下，模仿Tri-port操作通道方法，经单孔三通道穿刺，顺利施行了1例因"异常子宫出血"收治的单孔腹腔镜全子宫双侧输卵管切除手术，手术经过顺利，现报道如下。

（一）一般资料

患者，53岁，G4P4。因"月经紊乱2年，阴道多量出血20余天"入院，既往有高血压、糖尿病史，现血压、血糖控制尚可。超声提示子宫多发性平滑肌瘤，诊断性刮宫，术后病理提示子宫内膜单纯性增生伴内膜息肉形成。考虑异常子宫出血—子宫内膜息肉，子宫肌瘤；高血压；糖尿病。其他术前常规检查无明显异常。妇科检查：外阴已婚已产式；阴道通畅，中量暗红色血迹；宫颈肥大，光滑；子宫中位，增大如妊娠2个月余，外形欠规则，质软，活动度可，无明显压痛；双侧附件区未及明显包块及压痛。

术前检查排除明显手术禁忌后，结合患者年龄53岁、围绝经期、无生育要求，与患者及其家属充分沟通，同意施行经脐单孔腹腔镜全子宫双侧输卵管切除术。除常规腹腔镜术前准备外，强调肠道准备充分，术前2～3天进流食，术前1天清洁灌肠。

（二）方法

1. 手术器械

由于缺乏专用单孔三通道Tri-port套管及器械，本例采用常规腹腔镜器械，如Trocar（1个10mm的Trocar，2个5mm的Trocar）、30°腹腔镜镜头、吸引器、持针器、剪刀、分离钳及双极电凝钳等。

2. 麻醉、体位及手术通路的建立

对患者行全身麻醉，气管内插管，取膀胱截石位（头低足高成30°）。常规消毒铺巾后，宫腔内放置举宫器。脐轮上缘做一弧形切口，长约2.5cm，仅切开皮肤和部分皮下组织，不穿透至腹膜，避免Trocar间有间隙导致漏气。常规建立气腹，腹腔压力10～12mmHg（1mmHg＝0.133kPa）。模仿Tri-port操作通道方法，经脐单孔三通道穿刺，置入3个Trocar（其中1个10mm Trocar置于切口中间，2个5mm Trocar置其左、右；5mm Trocar与10mm Trocar前、后相对错开，加用纱布或橡皮手套相对固定）；10mm Trocar置入腹腔镜镜头，5mm Trocar为器械操作孔（脐部手术切口见图5-1，气腹的建立见图5-2，单孔三通道穿刺法放置Trocar见图5-3）。

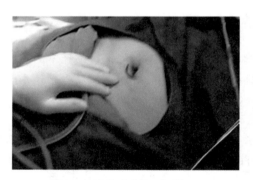

图5-1　脐轮上方取弧形切口

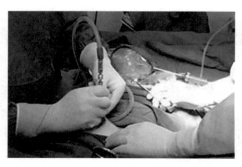

图5-2　穿刺建立气腹

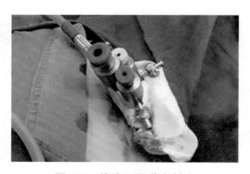

图5-3　单孔三通道穿刺法

3.术中探查与手术程序

腹腔镜术中探查见子宫增大，如妊娠2个月余，见不规则子宫肌瘤样突起，表面尚光滑，与周围器官组织未见粘连，双侧附件外观正常。通过举宫器操纵子宫，使用双极电凝钳电凝两侧子宫圆韧带，剪刀逐步离断；同法处理双侧卵巢固有韧带。双极电凝钳沿双侧输卵管系膜电凝后，剪刀离断至双侧子宫角。打开双侧阔韧带，凝切双侧宫旁组织至子宫膀胱腹膜反折处，剪刀剪开膀胱反折腹膜，下推膀胱。游离双侧子宫动脉，以双侧电凝钳电凝子宫动脉，剪刀离断。再以双极电凝钳电凝双侧主韧带及子宫骶骨韧带，剪刀逐步离断。电凝钩沿着举宫杯缘环形切开阴道穹窿，子宫离体。自阴道取出离体的子宫双侧输卵管。以碘附液冲洗阴道残端，再以生理盐水冲洗后，2-0可吸收线阴式缝合阴道残端。生理盐水冲洗盆、腹腔，检查手术创面及穿刺孔无活动性出血后，放置腹腔硅球引流管，自脐部切口引出。清点纱布及手术器械无误后，取出Trocar，逐层关闭脐部穿刺孔，手术结束（术中操作模式见图5-4，术后患者腹部切口见图5-5）。

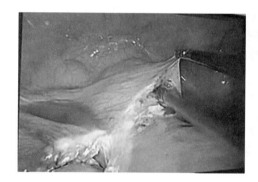

图5-4　下推膀胱

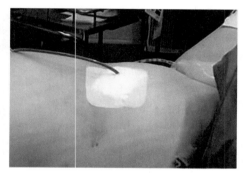

图5-5　术后切口

4.术后观察与临床处理

术后给予患者心电监护及低流量吸氧6小时，密切观察患者的生命体征变化，平卧4～6小时，观察腹部切口及腹腔引流情况，给予预防感染、补液等支持治疗，酌情使用镇痛药物。

（三）结果

手术实施顺利，实际操作时间约120分钟，其中15分钟用于穿刺形成腹腔镜手术通路，手术全程未增加辅助操作通道，未中转开放。术中、术后未出现损伤大血管、膀胱、直肠等手术并发症。术中出血约100mL，术后经脐上缘穿刺孔留置腹腔引流管。患者术后1天恢复肠蠕动，术后3天拔除尿管后正常排尿。术后未使用镇痛药物。术后病理：子宫肌壁间多发性平滑肌瘤（5个）；子宫腺肌瘤；子宫内膜简单型增生过长；慢性宫颈炎，局部腺上皮轻-中度不典型增生；双侧输卵管间质慢性炎伴积血。脐孔手术切口术后轻度挛缩，隐于脐孔周围皮肤皱襞处，完美融合于脐孔，Ⅱ/甲愈合，瘢痕不易发现，好似未做过手术一般。患者目前一般情况良好，仍在随访观察中。

（四）讨论

LESS已在外科广泛应用，而LESS在妇科手术中的应用远没有普通外科那么普遍[1-4]。近年来，腹腔镜手术器械不断改进，加上医师手术技能的提高，LESS得以在妇科微创领域渐渐开展，甚至用于治疗妇科恶性肿瘤的高难度手术，目前已有个案乃至小样本报道。2009—2010年，国外已陆续报道LESS在子宫内膜癌与卵巢癌中的应用[5,6]。2007年，我国首次报道LESS，且主要应用于妇科良性疾病，如良性卵巢肿瘤剥除术、输卵管切除术等。因此，该术式仍处于初级阶段，待后续发展和完善。2011年，刘木彪和蔡慧华[7]首次报道了LESS应用于子宫内膜癌盆腔淋巴清扫的个案。

目前，LESS在妇科领域主要应用于附件手术，用于子宫切除术或盆腔淋巴清扫术仅有少量个案报道[7-10]。近年来，随着腔镜技术精进，加上器械设备日益完善，腔镜微创手术理念得以实现并深入人心。通过减少穿刺孔的大小与数目从而减少整体腹壁创伤与发病率，已取得显著效果。与以往微创手术不同的是，单孔腹腔镜手术利用人体本身的"天然皱褶"——脐部做一小切口，置入腔镜器械即可完成多种腹腔镜手术。其最大的优势为美容效果，符合部分患者的美观需求，手术瘢痕不明显，术后疼痛更轻，创伤更小，患者功能恢复更快[8-14]。

在复杂的妇科手术上，LESS采用同一切口3个套管，存在更明显的手术器械相互干扰的问题，操作难度更大。近年来，有开始尝试的报道，如单孔腹腔镜全子宫切除术，甚至恶性肿瘤的盆腔淋巴清扫术[7-10]。由于手术操作难度大，手术时间常比普通腹腔镜手术久，对手术设备依赖性更大，术者手术技巧需要规范化培训提高[15]。因此，开展单孔腹腔镜手术有着更高的要求。首先，由于只有1个操作孔，单孔手术时，腹腔镜与手术器械几乎平行进入术野，不像传统的3孔或4孔腹腔镜手术可以形成理想的操作角度，自然存在操作空间小、距离远、操作角度小、难度大等特点，因而对手术医师的经验和操作技巧有着更高的要求。其次，该类手术的施行通常需要专用的腹腔穿刺器与操作设备，对手术器械的依赖十分明显。国外有专利单孔腹腔镜器械产品，如软镜式腹腔镜和可弯曲变形的操作器械，进行LESS手术，相对扩大了操作空间，手术难度也随之下降[12,13]。高难度恶性肿瘤手术顺利完成成为可能，缺点是此类手术器械设备花费比较昂贵，未被国内大部分医院普遍引进。在这种情况下，笔者使用常规的腹腔镜器械，采用单孔三通道穿刺法，加以使用外科手术手套或纱布，形成单孔腹腔镜操作通道，施行一些妇科附件手术，效果满意。这种采用1个穿刺部位进入3个常规Trocar，即模拟专用器械施行腹腔镜单孔手术，与Jeon等[14]报道的手术微创理念及手术效果相似。

在先前经验积累的基础上，本研究再次运用单孔三通道穿刺法，联合传统常规腹腔镜器械，亦顺利完成了单孔腹腔镜下全子宫切除术。但是，笔者在先前的基础上对Trocar的穿刺排列方法进行了部分改进：先前采用的单孔三通道穿刺法是在同一切口中的中间位置放置1个10mm Trocar、旁边再放置2个5mm Trocar，3个Trocar几乎处于同一直线位置，其主要弊端是腹腔镜镜头与操作钳干扰十分明显。本研究中，笔者在脐部上缘的弧形切口中将2个5mm Trocar与1个10mm Trocar前、后错开排列，可以相对隔开腹腔镜镜头与操作钳，为手术适当拓宽了镜下操作空间，有效避免了腹腔镜镜头对手术操作的干扰，这或许是本次单孔腹腔镜下全子宫切除术顺利完成的一个重要因素。

结合先前研究及本研究的结果，在缺少腹腔镜专用单孔设备及操作器械的前提下，笔者认为可以通过单孔三通道穿刺法，使用腹腔镜常规器械完成LESS输卵管切除术、卵巢囊肿/肿瘤剥除术等附件手术，在手术技能娴熟、临床病例选择合理的情况下采用此单孔三通道穿刺法进行单孔腹腔镜下全子宫切除术亦是可行的。然而，鉴于传统手术器械的局限性，自脐部较高部位的Trocar置入操作器械，对于有些病例可能不能有效到达远端手术野。比如在子宫增大明显或盆腔较深的患者，采用传统手术器械处理宫旁及膀胱时可能存在一定的不足。但是，如能设计适当延长的手术器械，或采用根据实际需要可自行调整长度的手术器械，应用单孔三通道穿刺法进行全子宫切除手术可能更为便利。此外，采用单孔三通道穿刺法联合传统的手术器械进行手术，由于通道之间距离很近，且传统手术器械缺乏柔韧性，手术器械长度不足和手术操作空间存在局限，必然导致镜下阴道缝合受到限制。但是，随着手术器械的不断改进，以及操作者手术技能的不断成熟，采用本研究单孔三通道的方法在镜下进行阴道缝合应是可行的。

通过笔者先前的研究及本研究资料，笔者认为LESS有许多优点，如创伤更小、康复更快及术后瘢痕小而不明显。但不可否认，该术式开展尚有某些缺点，如手术视野较小、操作难度大、手术时间延长等，存在一些限制，目前仅适用于部分妇科手术。所以手术成功完成的关键是对手术病例的合理选择。需要注意的是，既往有盆、腹腔手术史或易导致盆腔粘连严重的疾病要慎重考虑选择开展LESS；值得一提的是，对于肥胖等原因致腹壁肥厚患者，穿刺更加困难，手术操作难度相应提高，选择时也要慎重；LESS有一定局限性，这些患者手术难度高，术中、术后并发症风险大，暂不建议对该类患者行LESS。笔者认为，在初期开展LESS，尤其是缺乏专用的器械设备的情况下，应严格把握手术适应证，选择合适合理的病例，并注意根据术中的具体情况，评估LESS的可行性，适时合理地增加手术操作孔转为传统腹腔镜术式，或改变手术方案转为开腹手术，以保障患者的安全，保障手术的成功完成。

（陈婉莹　吴忆寒　郑亚峰）

参考文献

[1] Navarra G，Pozza E，Occhionorelli S，et al．One-wound laparoscopic cholecystectomy［J］．British Journal of Surgery，1997，84（11）：1626．

[2] Froghi F，Sodergren MH，Darzi A，et al．Single-incision laparoscopic surgery（SILS）in general surgery：a review of current practice［J］．Surgical Laparoscopy Endoscopy & Percutaneous Techniques，2010，20（4）：191-204．

[3] Tacchino R，Greco F，Matera D．Single-incision laparoscopic cholecystectomy：surgery without a visible scar［J］．Surgical Endoscopy，2009，23（4）：896-899．

[4] Saber AA，El-Ghazaly TH．Early experience with SILS port laparoscopic sleeve gastrectomy［J］．Surgical Laparoscopy Endoscopy & Percutaneous Techniques，2009，19（6）：428-430．

[5] Fader AN，Escobar PF．Laparoendoscopic single-site surgery（LESS）in gynecologic oncology：technique and initial report［J］．Gynecologic Oncology，2009，114（2）：157-161．

[6] Fader AN，Roj asespaillat L，Ibeanu O，et al．Laparoendoscopic single-site surgery（LESS）in gy-

necology: a multi-institutional evaluation［J］. American Journal of Obstetrics & Gynecology，2010，203（5）：1-6.

［7］刘木彪，蔡慧华. 全国首例单孔腹腔镜手术治疗妇科恶性肿瘤［J］. 南方医科大学学报，2011，31（9）：1619-1621.

［8］Kim YW. Single port transumbilical myomectomy and ovarian cystectomy［J］. Journal of Minimally Invasive Gynecology，2009，16（6）：74.

［9］Lim MC，Kim TJ，Kang S，et al. Embryonic natural orifice transumbilical endoscopic surgery(E-NOTES) for adnexal tumors［J］. Surgical Endoscopy，2009，23（11）：2445-2449.

［10］Escobar PF，Starks DC，Fader AN，et al. Single-port risk-reducing salpingo-oophorectomy with and without hysterectomy: surgical outcomes and learning curve analysis［J］. Gynecologic Oncology，2010，119（1）：43-47.

［11］Eugene PS，Grace HK，Alfred AS，et al. Minimally invasive video-assisted thyroidectomy: a retrospective study over two years of experience［J］. Otolaryngol Head Neck Surg，2009，141（1）：29-33.

［12］Russell PA，Michael LN，Vrunda B. Applying single-incision laparoscopic surgery to gyn practice: what's involved［J］. OBG Management，2011，23（4）：28-36.

［13］Elazary R，Khalaileh A，Zamir G，et al. Single-trocar cholecystectomy using a flexible endoscope and articulating laparoscopic instruments: a bridge to NOTES or the final form［J］. Surgical Endoscopy，2009，23（5）：969-972.

［14］Jeon HG，Jeong W，Oh CK，et al. Initial experience with 50 laparoendoscopic single site surgeries using a homemade，single port device at a single center［J］. J Urol，2010，183（5）：1866-1871.

［15］Rd BF，Vassaur H，Monsivais S，et al. Single-incision laparoscopic appendectomy versus traditional three-port laparoscopic appendectomy: an analysis of outcomes at a single institution［J］. Surgical Endoscopy，2014，28（2）：626-630.

单孔三通道法联合传统腹腔镜器械行单孔腔镜下附件手术初探

【摘要】 目的 初步探讨采用单孔三通道法联合传统腹腔镜手术器械行单孔腔镜下附件手术的可行性与安全性。**方法** 回顾性分析2017年10—12月采用单孔三通道法联合传统腹腔镜手术器械行单孔腔镜下附件手术的4例患者的临床资料。其中1例患者行右卵巢畸胎瘤剥除术；1例患者行右卵巢黄体囊肿剥除＋双侧输卵管切除＋盆腔粘连松解术；另2例患者均于术中诊断为盆腔子宫内膜异位症Ⅲ期、单侧卵巢子宫内膜异位囊肿，1例行患侧附件切除术，1例行患侧卵巢子宫内膜异位囊肿剥除术，2例均于术中行盆腔粘连松解术。4例均经脐孔上缘行半环形切口长约2.0cm，采用单孔三通道法进行穿刺，置入传统腹腔镜及手术器械实施手术。**结果** 4例手术均获得成功，术中均未增加其他穿刺通道，均无中转开腹发生。前2例患者手术时间80～105分钟，术中出血量均为50mL，术后初次肛门排气时间均为1天。后2例患者手术时间125～220分钟，术中出血量为50～400mL。4例患者术后均无发热，复查腹部伤口愈合良好，术后住院4～5天后出院，均无感染、脐疝、出血及伤口愈合不良等并发症发生。**结论** ①针对具有实施传统腹腔镜附件手术能力的医师及医疗单位，选择合适的病例，采用单孔三通道法联合传统腔镜器械行单孔腔镜附件手术是一种安全可行、微创且美容的手术方式。②盆腔子宫内膜异位症、卵巢子宫内膜异位囊肿的治疗也可采用此手术方式，但手术难度相应增大。

【关键词】 单孔三通道法；单孔腔镜手术；经脐；附件手术；盆腔子宫内膜异位症

经脐单孔腔镜手术近几年逐渐成为妇科微创手术研究的新热点，并如同传统腹腔镜技术所曾经历的历程一样正在完成从无到有、从易到难的应用发展轨迹。目前国外已有关于经脐单孔腔镜实施输卵管切除、附件良性肿物手术及全子宫切除术等相关文献报道，国内也有经脐单孔腔镜治疗妇科良性疾病的相关文献报道[1-5]。笔者团队采用单孔三通道穿刺法，模拟Tri-port设备的工作通道，并联合传统腹腔镜手术器械，顺利完成4例单孔腔镜下的附件手术，其中2例为盆腔子宫内膜异位症Ⅲ期、卵巢子宫内膜异位囊肿，均取得了良好的临床效果，现予以报道如下，以期为计划开展单孔腔镜手术的医疗中心提供参考。

（一）一般资料

本组4例患者（A～D），年龄32～48岁，均已婚已育，其中1例患者1年前有剖宫产史，均因"附件区占位性质待查"入院，其中2例术前考虑卵巢子宫内膜异位囊肿，1例术前考虑卵巢畸胎瘤，1例术前考虑卵巢炎性占位。4例患者均一般情况良好，生命体征平稳，无心、肺功能损害或长期接受抗凝药物治疗，体重指数均＜30kg/m²，术前评估均无明显腹腔镜手术禁忌证，无卵巢肿物破裂、扭转、出血等急腹症表现（表6-1）。4例患者均接受单孔三通道穿刺法联合传统腹腔镜手术器械行单孔腹腔镜下手术，手术均顺利完成。

表6-1　4例患者一般情况

编号	年龄（岁）	术前诊断	肿物直径（cm×cm×cm）	血清CA125水平（U/mL）	既往腹部手术史
A	48	①右卵巢肿物性质待查。②宫内节育器。③瘢痕子宫	9.4×8.8×8.2	未查	2016年剖宫产手术史
B	32	左卵巢肿物性质待查	9.9×6.9×5.8	46.1	无
C	33	右卵巢肿物性质待查	4×3×4	16.7	无
D	42	右卵巢肿物性质待查	7.3×4.6×4.6	11.7	无

（二）手术方法

1. 术前准备

4例患者术前均监测生命体征，行血常规、尿常规、生化、电解质、凝血功能、传染病、心电图、胸部正位X线片等检查，各项检验指标均正常，排除腹腔镜手术禁忌证。术前1日常规清洁处理脐部，清洁灌肠。

2. 手术入路平台

4例单孔腔镜手术均使用传统腹腔镜手术穿刺Trocar，采用单孔三通道穿刺法，通过筋膜入路模拟软性入路平台（Tri-port）套管的器械工作通道。

3. 主要手术器械与耗材

采用传统腹腔镜系统、手术器械及常规外科器械完成手术。主要包括：全套数字腹腔镜系统、常规金属穿刺Trocar 3只（10mm Trocar 1只，5mm Trocar 2只）、30°的常规腹腔镜镜头、光源、气腹系统及常规腹腔镜手术分离钳2把，常规腹腔镜手术剪刀、吸引器、持针器及双极电凝钳各1把。其他特殊手术耗材为2-0可吸收缝合线1根（用于镜下缝合成形卵巢），防粘连透明质酸钠1支。

4. 麻醉、体位及手术通路的建立

采用气管内插管全身麻醉，患者取平卧位，放置肩托后抬高臀部，头低足高成30°。常规消毒、留置尿管及铺无菌巾后，再次清洁消毒脐孔，于脐轮上方取长约20mm的弧形切口，切开皮肤及部分皮下组织，但不切透至腹膜（以避免放置的Trocar之间存在间隙而导致气体漏出）。气腹针于切口处穿刺，进入腹腔，充入CO_2气体形成气腹，使腹腔内压力维持在12mmHg水平。采用单孔三通道穿刺法置入3只Trocar模拟建立类似Tri-port套管的操作通道（弧形切口顶端中间位置放置10mm Trocar，两端分别放置2只5mm Trocar），其中10mm Trocar用于放置腹腔镜镜头并连接气腹管，另2只5mm Trocar则用于放置器械进行操作（单孔三通道法放置各 Trocar 见图 6-1；采用的传统手术器械见图 6-2）。

5.术中探查与手术程序

术中首先通过放置各金属 Trocar 置入腹腔镜镜头及各操作器械进行常规盆腔探查，初步评估该患者实施单孔腔镜手术的可行性。若探查发现子宫、附件与邻近肠管、腹壁等粘连严重从而暴露困难时，可及时增加穿刺通道，或转为传统三孔或四孔腹腔镜手术。若评估该患者可采用单孔腔镜完成手术，则经两端 5mm Trocar 置入操作器械进行操作。①盆腔粘连松解术：钝性或锐性分离术野中粘连，恢复正常解剖位置，充分暴露手术野。②卵巢畸胎瘤及卵巢黄体囊肿剥除术：于瘤体表面卵巢组织最薄处锐性剪开卵巢组织约1cm，提起该处正常卵巢组织，剪刀及分离钳配合钝锐性分离瘤体直至完整剥除瘤体，止血，将瘤体装入取物袋，自脐部切口取出。③卵巢子宫内膜异位囊肿剥除术：暴露探查或分离粘连过程中子宫内膜异位囊肿破裂处，吸净其内黏稠囊内液，提起该处正常卵巢组织，钝锐性分离囊皮直至完整剥除，止血，将囊皮装入取物袋，自脐部切口取出。④输卵管切除术：提起一侧输卵管伞端，沿输卵管系膜双极电凝后锐性切除输卵管至同侧峡部，于该侧宫角部位凝切输卵管，将输卵管装入取物袋，自脐部切口取出。⑤输卵管卵巢切除术：提起一侧卵巢骨盆漏斗韧带，双极电凝后切断，沿卵巢下缘双极电凝阔韧带前后叶后锐性切除至同侧宫角，凝切该侧宫角部位卵巢固有韧带及输卵管峡部，将输卵管卵巢装入取物袋，自脐部切口取出。⑥卵巢成形术：剥除卵巢囊肿后，检查创面，如有活动性出血，双极电凝止血后 2-0 薇乔线连续缝合成形该侧卵巢。⑦标本取出：取出腹腔镜镜头，分离钳钳夹取物袋经 10mm Trocar 送入，取物袋拉索预先缝合丝线作为牵引线延长长度，送入后注意留置牵引线于 10mm Trocar 外作为指示与牵引，然后置入腹腔镜镜头及操作器械，在镜下将手术标本装入取物袋，以操作钳夹住取物袋开口处往 10mm Trocar 穿刺孔，将 10mm Trocar 连同腹腔镜镜头一同拔出，手术助手牵拉预先留置的牵引线，将标本袋边缘部分拉出穿刺孔外，以常规开腹手术血管钳将整个标本袋边缘拉出穿刺孔外，分解手术标本并逐步取出，最后完整取出取物袋（术中使用的取物袋见图 6-3）。手术结束前生理盐水冲洗盆腹腔，采用吸引器清理盆腹腔积血，再次检查盆腔术野无活动性出血后，盆腔放置硅球引流管（图 6-4）自一侧 5mm Trocar 穿刺孔引出，并缝线固定于腹壁，放气，拔出各 Trocar，3-0 可吸收线间断缝合脐部穿刺孔处筋膜后间断皮内缝合皮肤切口。

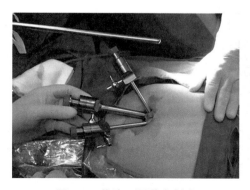

图 6-1　单孔三通道穿刺法

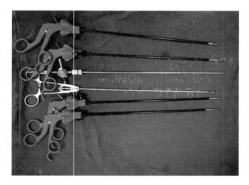

图 6-2　常规手术器械

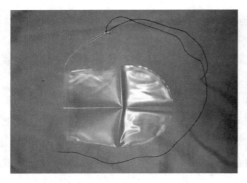

图6-3　带牵引线的取物袋

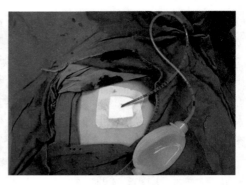

图6-4　腹腔硅球引流管

6. 术后观察与临床处理

术后患者留置镇痛泵，安全返回病房，密切监测患者生命体征，并注意腹部切口情况，注意引流液性状及引流量。患者术后均予以低流量吸氧，制动4～6小时，予以预防感染、补液、止血等对症支持治疗，根据患者情况酌情补充镇痛药物（4例患者手术相关指标见表6-2）。

表6-2　4例患者手术观察指标

编号	A	B	C	D
是否急诊手术	否	否	否	否
手术时间（min）	220	125	80	105
术中建立入路时间（min）	2	3	2	2
术中出血量（mL）	400	50	50	50
术中探查肿物情况	右卵巢子宫内膜异位囊肿	左卵巢子宫内膜异位囊肿	右卵巢畸胎瘤	右卵巢黄体囊肿出血；双侧输卵管积水
术中粘连情况	部分大网膜与腹壁、左附件与子宫左后壁膜样粘连；右侧卵巢与右侧输卵管、子宫后壁致密粘连；直肠下段部分肠壁与子宫后壁紧密粘连；道格拉斯窝完全封闭	左卵巢外侧及下极与左侧阔韧带后叶及部分直肠前壁紧密粘连；道格拉斯窝部分封闭	无明显粘连	盆腔广泛膜样粘连
手术方式	盆腔粘连松解术＋右侧附件切除术＋盆腔子宫内膜异位病灶电灼术	盆腔粘连松解术＋左卵巢子宫内膜异位囊肿剥除术＋左卵巢成形术	右卵巢囊肿剥除术＋右卵巢成形术	盆腔粘连松解术＋右卵巢囊肿剥除术＋右卵巢成形术＋双侧输卵管切除术
术中缝合	直肠下段前壁粘连松解处浆膜层	左卵巢成形	右卵巢成形	右卵巢成形
术后补充药物镇痛	无	无	无	无
术后发热	无	无	无	无
术后排气时间（d）	2	2	1	1
术后住院时间（d）	5	5	5	4

（三）结果

4例患者手术均获成功，术中未增加手术通道，无中转开腹手术，无术中输尿管、膀胱、结直肠等邻近脏器、大血管及神经等副损伤发生。术后腹部手术切口均呈Ⅱ/甲愈合，腹部伤口正常轻度挛缩，藏匿于脐孔皱襞处，无明显瘢痕，术后未发生出血、切口感染、切口疝、皮下气肿、静脉血栓等并发症。患者恢复良好，对治疗效果满意。目前4位患者均在继续随访观察中。

（四）讨论

1.单孔腔镜手术在妇科附件良性肿瘤手术中应用的安全性

目前，较多国外文献报道已证实，单孔腔镜技术在附件良性肿瘤手术中的可行性及安全性，不同的临床病例对照研究也已证明单孔腔镜手术在手术效果、失血量、手术前后患者血红蛋白水平变化、是否输血治疗及发生术后并发症等方面与传统腹腔镜手术无明显差异。临床研究也已证实，单孔腔镜手术在手术时长方面与传统腹腔镜手术相比并无显著差异，而在腔镜手术中存在的由于手术难度或患者自身因素所导致的中转为开腹手术方面，单孔腔镜手术与传统腹腔镜手术相比，并无明显差异，文献报道其中转开腹或增加穿刺孔的发生率为0～11.1%[6-10]。以上诸多研究均已证实单孔腔镜手术在妇科附件良性肿瘤手术中应用的安全性，对于已能熟练开展传统腔镜手术的医疗中心而言存在开展此项技术的可能和前景。本研究中4例患者均成功完成单孔腔镜下附件区肿物手术，无术中中转开腹、增加手术通道，无术中输尿管、膀胱、结直肠等邻近脏器及大血管、神经等副损伤发生，术后腹部手术切口均呈Ⅱ/甲愈合，未发生出血、切口感染、切口疝、皮下气肿、静脉血栓等并发症，患者均恢复良好，也进一步证实了单孔腔镜手术在妇科附件良性病变手术中应用的安全性及可实施性，为今后进一步开展相关单孔腔镜手术提供了依据和信心。

2.单孔腔镜手术在盆腔子宫内膜异位症手术中的应用

盆腔子宫内膜异位症及卵巢子宫内膜异位囊肿由于其可能存在广泛而致密的盆腹腔粘连[11]，对正常解剖层次破坏严重[12]，极易导致邻近组织及脏器如膀胱、输尿管、肠道等副损伤，即使在传统腹腔镜手术操作中也属于手术难度较大的操作。目前国内外关于单孔腔镜手术在治疗盆腔子宫内膜异位症及卵巢子宫内膜异位囊肿方面的报道较少，Poizac等[13]通过对49例患者所接受的54次单孔腔镜手术下卵巢肿物剥除手术的分析后发现，单孔腔镜手术下卵巢子宫内膜异位囊肿剥除术所需中位手术时间明显长于卵巢畸胎瘤剥除术，手术时长超过60分钟的发生率也显著高于其他类型卵巢肿物手术，手术时长与卵巢肿物的直径无明显相关性，从而提出卵巢子宫内膜异位囊肿可能是单孔腔镜下卵巢肿物剥除术的限制因素。而Park等[14]则发现通过LESS和传统腹腔镜完成卵巢子宫内膜异位囊肿剥除术所需的手术时间、术中失血量及围术期血红蛋白水平变化程度之间均无明显差异，因此，利用LESS进行卵巢子宫内膜异位囊肿剥除术具有与传统腹腔镜手术相当的可操作性及安全性。Bedaiwy等[15]则认为若患者合并严重的盆壁或子宫直肠陷窝子宫内膜病灶，则可能需要增加穿刺路径。在本研究中2例患者（A、B）均为盆腔子宫内膜异位症Ⅲ期、卵巢子宫内膜异位囊肿患者，尽管均成功完成单孔腔镜手术，无术中中转开腹、增加手术通道，无术中输尿管、膀胱、结直肠等邻近脏器及大血管、神经等副损伤发生，术后腹部手术切口良好愈合，未发生出血、切口感染、切口疝、皮下气肿、静脉血栓等并发症，但术中均因盆腔严重粘连而行粘连松解术，且手术时长、术中出血量均较另2例患者（C-卵巢畸胎瘤、D-卵巢黄体囊肿）延长及增多，这一结果也提示了严重盆腔子宫内膜异位症将进一步增大单孔腔镜手术难度，对于早期开展单孔腔镜手术的单位，应注意病例的选择，尽量在开展初期避免选择严重盆腔子宫内膜异位症患者作为手术对象。

3. 利用单孔三通道法联合传统腹腔镜器械模拟单孔腔镜手术的可行性

国内外均已有文献报道，在严格把握手术适应证的前提下，如缺乏单孔多通道套管（Tri-port）设备，利用单孔三通道穿刺法模拟单孔腔镜手术可有效处理卵巢良性肿瘤等妇科疾病，且脐部切口Ⅱ/甲愈合后手术瘢痕可与脐轮完美融合[16, 17]。本研究结果也表明，在缺少专用的单孔多通道套管（Tri-port）设备及专用的单孔腹腔镜操作器械的情况下，采用单孔三通道穿刺法联合常规腹腔镜器械进行附件良性病变手术是完全可行且安全有效的，暂时未引进单孔腔镜手术相关设备、器械的单位可考虑采取此方法开展单孔腔镜手术。

4. LESS 的难点与可行性

LESS与传统腹腔镜手术最大的区别在于其仅通过单一切口置入手术器械进行操作，从而达到创伤更小，患者康复更快，瘢痕隐匿甚至不可见等优点，而与此同时，操作孔有且仅有2个，对术者的手术技巧水平要求更高，且传统腔镜手术所具有的"筷子效应""鱼眼效应""镜面效应"及"离屏效应"在LESS中更加显著，由于操作空间受限，还需要术者具备一定的镜像操作能力，基于此，许多医疗中心及妇科医师可能对此技术望而却步。文献[18, 19]报道由具有丰富传统腹腔镜手术经验的妇科医师所实施的LESS，其在手术时长、术中失血及术后效果上与传统腹腔镜手术不仅无明显差异，同时还观察到同一具有传统腔镜手术技术的术者在开展同类单孔腔镜手术过程中存在随着手术量增加其手术所需时长较前相应缩短的现象。这些研究均提示我们可以通过腹腔镜模拟训练平台进行LESS的训练以提高相应的手术技术水平，而在初期开展LESS且缺乏专用器械设备的情况下，选择具有丰富传统腹腔镜手术经验的手术医师，严格评估手术难度、把握手术适应证，选择合适的手术病例，并注意根据术中的具体情况，适时增加手术操作孔或转为传统腹腔镜术式，或中转为开腹手术，将对于确保患者安全，保障手术顺利完成产生巨大帮助。笔者所在单位也将在未来的临床工作中逐渐开展并扩大LESS适应证，以期在保证良好治疗效果基础上减轻患者的疼痛，达到更为美观的术后效果。

（胥红斌　罗　春　王　丽）

参考文献

[1] 纪妹，赵曌，张孝艳，等. 年轻患者经脐单孔腹腔镜手术32例临床应用研究 [J]. 实用妇产科杂志，2012（12）：1053-1055.

［2］李武，胡仙珍，陈琳琳，等. 经脐单孔三通道腹腔镜在普通妇科疾病中的应用［J］. 中华腔镜外科杂志（电子版），2017（2）：89-92.

［3］Kim W C，Lee J E，Kwon Y S，et al. Laparoendoscopic single-site surgery（LESS）for adnexal tumors：one surgeon's initial experience over a one-year period［J］. Eur J Obstet Gynecol Reprod Biol，2011，158（2）：265-268.

［4］Cho Y J，Kim M L，Lee S Y，et al. Laparoendoscopic single-site surgery（LESS）versus conventional laparoscopic surgery for adnexal preservation：a randomized controlled study［J］. Int J Womens Health，2012（4）：85-91.

［5］国晓梅，曹亚琼，周丽，等. 经脐单孔腹腔镜妇科手术32例［J］. 中华腔镜外科杂志（电子版），2012（2）：115-117.

［6］熊巍，孙大为，张俊吉，等. 经脐单孔腹腔镜与传统三孔腹腔镜卵巢囊肿剥除术的对比研究［J］. 中华妇产科杂志，2014（3）：176-178.

［7］Oh N J，Kim W Y. Laparoendoscopic single-site surgery（LESS）for large benign adnexal tumors：one surgeon's experience over one-year period［J］. Clin Exp Obstet Gynecol，2014，41（3）：319-322.

［8］Fagotti A，Fanfani F，Rossitto C，et al. Laparoendoscopic single-site surgery for the treatment of benign adnexal disease：a prospective trial［J］. Diagn Ther Endosc，2010：108258.

［9］Bedaiwy M A，Starks D，Hurd W，et al. Laparoendoscopic single-site surgery in patients with benign adnexal disease：a comparative study［J］. Gynecol Obstet Invest，2012，73（4）：294-298.

［10］Bedaiwy M A，Sheyn D，Eghdami L，et al. Laparoendoscopic single-site surgery for benign ovarian cystectomies［J］. Gynecol Obstet Invest，2015，79（3）：179-183.

［11］张蔚，刘元姣，邓晓玲. 卵巢巧克力囊肿破裂的临床诊治［J］. 罕少疾病杂志，2002（4）：15-16.

［12］原仲晖，金新安，区俊兴，等. 子宫内膜异位囊肿破裂MRI分析［J］. 罕少疾病杂志，2014（5）：31-34.

［13］Poizac S，Menager N，Tourette C，et al. Influencing factors on surgical duration of ovarian cystectomy by single-port access［J］. J Gynecol Obstet Biol Reprod（Paris），2015，44（1）：78-82.

［14］Park J Y，Kim D Y，Kim S H，et al. Laparoendoscopic Single-site Compared With Conventional Laparoscopic Ovarian Cystectomy for Ovarian Endometrioma［J］. J Minim Invasive Gynecol，2015，22（5）：813-819.

［15］Bedaiwy M A，Farghaly T，Hurd W，et al. Laparoendoscopic single-site surgery for management of ovarian endometriomas［J］. JSLS，2014，18（2）：191-196.

［16］Yang Y S，Oh K Y，Hur M H，et al. Laparoendoscopic single-site surgery using conventional laparoscopic instruments and glove port technique in gynecology：a single surgeon's experience［J］. Journal of Minimally Invasive Gynecology，2015，22（1）：87-93.

［17］陈继明，丁屹，杨璐，等. 单孔三通道法行单孔腹腔镜手术治疗妇科良性肿瘤［J］. 中华腔镜外科杂志（电子版），2014（5）：410-413.

［18］Fader A N，Rojas-Espaillat L，Ibeanu O，et al. Laparoendoscopic single-site surgery（LESS）in gynecology：a multi-institutional evaluation［J］. Am J Obstet Gynecol，2010，203（5）：501.

［19］Fagotti A，Fanfani F，Marocco F，et al. Laparoendoscopic single-site surgery for the treatment of benign adnexal diseases：a pilot study［J］. Surg Endosc，2011，25（4）：1215-1221.

七、 采用单孔三通道法行单孔腹腔镜妇科手术的初步探讨

【摘要】 目的 初步探讨采用单孔三通道法行单孔腹腔镜妇科手术的可行性与安全性。**方法** 回顾性分析2011年1月—2014年5月采用单孔三通道法联合常规腔镜手术器械行单孔腹腔镜妇科手术的11例患者的临床资料。其中5例患者行输卵管切除术，3例行卵巢囊肿/肿瘤剥除术，2例行附件切除术，1例行单孔腹腔镜辅助下阴式子宫切除术。经脐行半环形切口，采用单孔三通道法进行穿刺，置入腹腔镜和操作钳实施手术。**结果** 11例手术均获得成功，其中1例腹腔镜辅助下阴式子宫切除术（LAVH）患者因盆腔粘连严重，术中增加2个0.5cm的操作孔，后顺利完成手术。11例患者手术时间25～85分钟，术中出血量5～80mL，术后1天体温36.4～37.6℃，肛门排气时间0.5～2.0天。10例患者腹部无明显外观伤口，1例LAVH患者下腹部两侧各见一处0.5cm瘢痕。患者术后住院2～5天后出院，无1例明显并发症发生。**结论** 采用单孔三通道法联合常规腔镜器械行单孔腹腔镜手术是一种安全可行、微创而美容的手术，可顺利完成部分妇科手术，值得在妇科手术中推广。

【关键词】 单孔三通道法；单孔腹腔镜手术；经脐；妇科疾病

随着腔镜技术的广泛发展，腹腔镜手术已逐步成为妇科疾病手术治疗的首选模式，妇科手术已从经腹模式逐渐过渡到腔镜模式。趋向于微创化甚至无创化和美观化的手术模式是临床外科医师不懈追求的目标。而且，这一微创理念的接受程度往往比手术技术更为广泛，更深入人心。正是在这一理念的引领下，经脐单孔腹腔镜手术（LESS）业已成为现阶段微创外科研究的新热点。与传统腹腔镜手术相比，经脐LESS最大的优势在于能基本达到腹部无瘢痕，美容效果明显，因而越来越受到患者尤其是年轻女性的青睐。目前大多数术者开展的经脐LESS手术主要采用专用的单孔多通道套管（Tri-port，是一种新型的单孔多通道套管，它可以提供1个10mm和2个5mm的器械工作通道，上面的橡胶活瓣可防止气体漏出）及预弯曲的手术器械。但是这种专用的Tri-port设备专利在国外，且价格不菲，目前中国国内大多数医院并未购进。笔者在缺少专用的单孔多通道套管（Tri-port）设备及专用预弯曲的手术器械的情况下，自行设计了一种穿刺法——单孔三通道穿刺法，模拟Tri-port设备的工作通道，并采用常规的腹腔镜手术器械，顺利完成了部分单孔腹腔镜妇科手术。

（一）资料与方法

1.临床资料

本组患者11例，年龄21～50岁，中位年龄30岁。未婚有性生活史者5例，其余6例患者均已婚已育。11例患者中输卵管异位妊娠5例、卵巢单纯性囊肿3例、卵巢畸胎瘤2例，子宫腺肌病1例。11例患者均采用单孔三通道穿刺法联合常规腔镜手术器械接受单孔腹腔镜手术。5例输卵管妊娠患者接受患侧输卵管切除术；3例卵巢囊肿患者中2例接受患侧卵巢囊肿剥除术，1例行患侧附件切除术；2例卵巢畸胎瘤患者中1例行患侧卵巢畸胎瘤剥除术，另1例行患侧附件切除术；1例子宫腺肌病患者接受单孔腹腔镜辅助下阴式子宫切除术，因盆腔粘连严重，术中增加两处0.5cm穿刺孔，顺利完成手术。

2.病例选择标准

患者年龄＜60岁；体形匀称，体重在标准范围内；生命体征平稳；基本操作只需电凝、切割、简单缝合[1]，卵巢囊肿或肿瘤直径＜8cm。

3.病例排除标准

脊柱、骨盆异常，无法取分腿、截石位的患者；腹壁肥厚、穿刺困难的肥胖患者，以及既往有盆腹腔手术史、子宫内膜异位症等导致盆腔严重粘连的患者；有脐疝病史的患者[1]。

4.手术方法

（1）术前准备：常规术前准备，留置导尿管，监测生命体征，排除腹腔镜手术禁忌证，术前脐部常规清洁处理。备好标准腹腔镜器械，术中患者根据需要取平卧位或膀胱截石位，两腿分开，根据手术需要置入举宫器[2]。

（2）手术器械：全套数字腹腔镜系统、常规穿刺Trocar 3只（10mm Trocar 1只，5mm Trocar 2只）、30°的常规腹腔镜镜头及常规腹腔镜剪刀1把，腹腔镜分离钳及双极电凝钳各1把，其他备用腹腔镜常规器械（吸引器、持针器等）。因此，使用常规穿刺Trocar，采用单孔三通道穿刺法模拟了Tri-port套管的器械工作通道，顺利完成手术。

（3）麻醉、体位、手术通路的建立：采用气管内插管全身麻醉，取平卧位或膀胱截石位，头低足高成30°，臀部垫高。常规消毒铺巾后，在脐轮上方取长约20mm的弧形切口，切开皮下组织，但不切透至腹膜，以避免放置的Trocar之间存在间隙而漏气。气腹针穿刺，进入腹腔，充入CO_2气体形成气腹，使腹腔内压力维持12mmHg。模拟Tri-port套管的操作通道采用单孔三通道穿刺法置入3只Trocar（切口中间位置放置10mm Trocar，旁边再依次放置2只5mm Trocar，采用医用橡胶手套或纱布相对固定3只穿刺Trocar），其中中间10mm Trocar用于放置腹腔镜，并连接气腹管；旁边2只5mm Trocar用于放置操作钳进行操作[3]。

（4）术中探查与手术程序：置入腹腔镜后，先观察盆腔，初步评估进行单孔腹腔镜手术的可行性及手术时间。如盆腔广泛粘连、肠管与子宫粘连、附件与子宫或腹壁粘连严重暴露困难时，及时改行三孔或四孔腹腔镜手术。如判断可用单孔腹腔镜完成手术，评估手术时间短，只需凝、切时，沿两侧5mm Trocar直接进入操作钳进行手术[1]。

本组5例异位妊娠患侧输卵管切除手术，首先清理盆腔内积血及积血块，电凝输卵管系膜后，切除病灶部分输卵管，将标本以自制的标本袋套袋后从脐孔切口的10mm Trocar穿刺孔取出（标本取出方法：经10mm Trocar送入采用手术手套自制的标本袋，将袋口预先缝合牵引线，注意留置较长的牵引线于10mm Trocar外作为指示与牵引，然后置入腹腔镜，在镜下套装手术标本后，以操作钳夹住标本袋送往置镜的10mm Trocar穿刺孔，将10mm Trocar连同腹腔镜镜头一同拔出，手术助手牵拉预先留置的牵引线，将标本袋边缘部分拉出穿刺孔外，以常规血管钳将整个标本袋边缘拉出穿刺孔外，分解手术标本并逐步取出，最后完整取出标本袋）。

本组3例卵巢囊肿/肿瘤剥除术，沿两侧5mm Trocar直接进入2把分离钳，在囊肿或肿瘤表面采用"对向钳夹法"钳出卵巢表面，剪刀剪开表面，予以"剥葡萄皮"的方式完整剥除囊肿或肿瘤，标本套袋取出，方法同前。卵巢创面采用双极电凝钳电凝止血。2例患侧附件切除术，操作钳挑起患侧宫角部，暴露患侧附件，以双极电凝钳逐步充分电凝患侧卵巢骨盆漏斗韧带，剪刀逐步剪断。双极电凝钳沿着患侧输卵管系膜逐步电凝后，剪刀逐步剪断，直至患侧宫角部，离断患侧输卵管间质部及卵巢固有韧带。切除患侧附件后，将标本以自制的标本袋套袋后从脐孔切口的10mm Trocar穿刺孔取出。本组1例子宫腺肌病患者接受单孔腹腔镜辅助下阴式子宫切除术，术中以双极电凝钳联合超声刀离断子宫双侧附件、圆韧带后，因盆腔粘连严重，术中增加两处0.5cm穿刺孔，分离盆腔粘连，打开阔韧带前后叶并剪开子宫膀胱腹膜反折，适当下推膀胱。其余部分从阴道途径行阴式子宫切除术。子宫离体后，缝合阴道残端。手术结束后清理盆腔积血时，采用吸引器清理干净盆、腹腔内积血，再次检查盆腔无异常后，放置防粘连制剂，结束手术，以可吸收线皮内缝合脐部伤口。手术过程见图7-1至图7-9。

（5）术后观察与临床处理：术后患者安返病房，密切监测患者生命体征及腹部切口情况，低流量给氧，术后4～6小时制动，给予预防感染、补液、止血、营养支持治疗，必要时给予镇痛药物。对于异位妊娠患者术后注意监测血β-HCG水平直至正常。

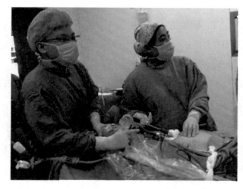

图7-1　单孔三通道手术

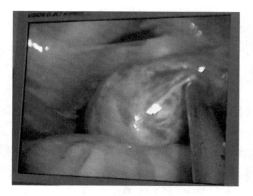

图7-2　探查盆腹腔

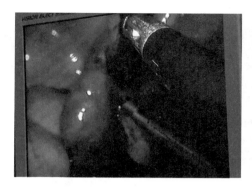

图7-3　LESS输卵管切除术

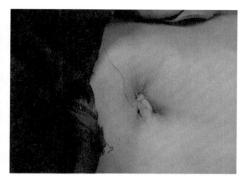

图7-4　缝合脐部伤口

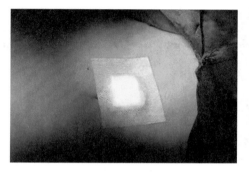

图7-5　缝合后伤口

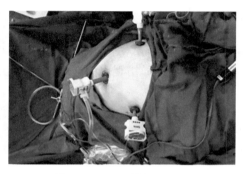

图7-6　LAVH增加Trocar

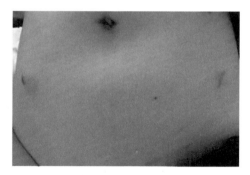

图7-7　切口瘢痕

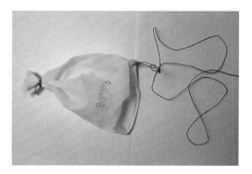

图7-8　自制手套标本袋

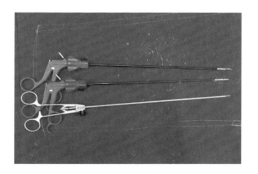

图7-9　手术器械

（二）结果

11例患者手术均获成功，术中未中转开腹手术，1例LAVH患者因盆腔粘连严重，术中增加手术通道。术中未损伤输尿管、膀胱、结直肠等邻近脏器及大血管、神经等。手术时间25～85分钟，术中出血量5～80mL，术后1天体温36.4～37.6℃，肛门排气时间0.5～2.0天，患者临床数据特征及术中和术后结局见表7-1和表7-2。由于出血量少，术后无须常规放置腹腔引流。附件手术与子宫手术患者分别于术后1天与3天拔除尿管，后膀胱恢复排尿功能，无1例尿潴留发生。术后无须常规使用镇痛药物。11例患者术后腹部手术切口均呈Ⅱ/甲愈合，10例患者腹部伤口正常轻度挛缩，藏匿于脐孔皱襞处，与脐孔完美融合，近乎无瘢痕，腹部无明显外观伤口；1例LAVH患者下腹部见两处0.5cm瘢痕。患者术后住院2～5天后出院，术后无1例患者发生切口感染、切口疝、膀胱功能障碍、皮下气肿、静脉血栓等并发症。患者均恢复良好，对治疗效果满意。目前患者均在随访观察中。

表7-1　患者临床数据特征（$n=11$）

编号	年龄（岁）	体重（kg）	婚姻状况	生育史	术前诊断	临床表现	检查、检验结果
1	21	48	未婚	G2P0	异位妊娠	腹痛和阴道出血	HCG↑，宫内无妊娠囊，附件肿块
2	22	46	未婚	G1P0	异位妊娠	腹痛和阴道出血	HCG↑，宫内无妊娠囊，盆腔积液
3	25	50	未婚	G3P0	异位妊娠	腹痛	HCG↑，宫内无妊娠囊，盆腔积液
4	28	55	未婚	G1P0	异位妊娠	腹痛	HCG↑，宫内无妊娠囊，附件肿块
5	29	47	已婚	G2P1	异位妊娠	腹痛和阴道出血	HCG↑，宫内无妊娠囊，盆腔积液
6	30	55	未婚	G2P0	卵巢肿瘤	腹部肿块	超声检查盆腔肿块
7	38	52	已婚	G1P1	卵巢囊肿	腹胀痛	超声检查盆腔肿块
8	42	51	已婚	G2P1	卵巢囊肿	腹胀痛	超声检查盆腔肿块
9	49	49	已婚	G4P1	卵巢囊肿	腹胀痛	超声检查盆腔肿块
10	50	65	已婚	G3P2	卵巢肿瘤	腹部肿块	超声检查盆腔肿块；CA19-9↑
11	49	53	已婚	G2P1	子宫腺肌病	痛经	子宫体积增大，B超提示子宫内膜线移位

表7-2　患者的术中和术后结局（$n=11$）

编号	手术名称	手术时间（min）	出血（mL）	排气时间（d）	住院天数（d）	并发症	术后病理
1	输卵管切除术	25	10	0.5	2	无	输卵管妊娠
2	输卵管切除术	40	10	0.5	2	无	输卵管妊娠
3	输卵管切除术	30	5	1	3	无	输卵管妊娠
4	输卵管切除术	35	5	1	3	无	输卵管妊娠
5	输卵管切除术	35	20	1	3	无	输卵管妊娠
6	畸胎瘤剥除术	70	25	1	3	无	卵巢成熟囊性畸胎瘤
7	囊肿剥除术	65	35	1	3	无	良性卵巢囊肿
8	囊肿剥除术	60	25	1	4	发热	良性卵巢囊肿
9	囊肿剥除术	65	30	1	4	无	良性卵巢囊肿
10	附件切除术	55	5	1	3	无	卵巢成熟囊性畸胎瘤
11	腹腔镜辅助阴道子宫切除术	85	80	2	5	发热	子宫腺肌病及子宫肌瘤

（三）讨论

Navarra等[1]于1997年报道了单孔腹腔镜胆囊切除术，此后应用单孔腹腔镜进行肾切除术、前列腺切除术、脾切除术、阑尾切除术等陆续被报道[2-4]。而LESS在妇科手术中的应用远没有普通外科那样广泛，这种新的手术模式在妇科领域中的应用与发展仍需要探索。虽然早在1969年，Wheeless[5]就报道了首例经脐腹腔镜输卵管结扎术，但由于器械研发及手术技巧的限制，LESS手术当时并未得到认可与推广。自20世纪80年代起，尤其是在美国医生Rich[6]展示了腹腔镜全子宫切除术以来，传统腹腔镜手术技能得到迅速提高，手术器械不断改良，使得LESS在妇科微创领域得到了开展，尤其是在国外，经过较长的学习曲线，目前已有个案乃至小样本报道LESS治疗妇科恶性肿瘤。2009年美国一女性健康协会施行了LESS子宫内膜癌分期手术和卵巢癌分期手术各1例[7]，2010年Fader等[8]报道了15例子宫内膜癌和6例卵巢癌的LESS治疗。但在中国国内，LESS在妇科领域的应用尚处于起步阶段，自2007年才开始有相关报道，当时主要是应用于卵巢良性肿瘤剥除、异位妊娠输卵管切除及腹腔镜辅助阴式全子宫切除术数例，而应用于妇科恶性肿瘤的LESS于2011年才首次报道。

目前，LESS在妇科领域主要应用于附件手术，用于子宫切除术或盆腔淋巴清扫术现亦有少量报道[9-11]。由于手术技术和手术器械的限制，LESS技术的发展比较缓慢。近年来，随着微创理念和微创技术的不断深入人心，无瘢痕的全新微创理念得到了广大腔镜医生的重视。随着腔镜设备的改进和腔镜技术的不断提高，腔镜手术的微创优势得到了进一步的发挥。通过减少穿刺孔的大小与数目从而减少整体腹壁创伤与病率，已经取得了显著的效果。LESS这种符合微创的审美操作理念已逐渐被越来越多的微创外科医生及患者所接受[12]。近年来，一些妇科医生已经开始尝试更为复杂的单孔腹腔镜妇科手术，如单孔腹腔镜全子宫切除术或盆腔淋巴清扫术[9-11]，但手术中必然面临着手术器械相互干扰的问题，以及必须克服3个套管通过同一切口的操作难度。

有学者认为，利用软镜式的腹腔镜及可弯曲变形的手术器械进行LESS手术，可以相对扩大手术操作空间，并降低手术难度[13, 14]。但是此类手术设备费用昂贵，且产品专利在国外，目前中国国内大部分医院尚未引进此类专用器械。在缺乏专用的单孔腹腔镜穿刺器及操作设备的情况下，我们运用单孔三通道穿刺法，采用传统常规的腹腔镜器械配合外科手术手套或纱布制成穿刺孔道顺利完成一些单孔腹腔镜妇科手术。采用3个传统腹腔镜Trocar由同一穿刺部位进入，模拟专用的Tri-port套管的操作通道完成单孔腹腔镜手术，这种手术理念及效果与Jeon等的报道相类似[15]。

与传统腹腔镜手术相比，LESS具有明显的优势：术中损伤小、出血少，术后疼痛轻、并发症少、恢复快，住院时间短、脐部切口愈合基本无瘢痕[9-15]。但是LESS的手术时间一般比常规腹腔镜手术要长，手术难度更大，且对手术设备及手术技巧的依赖性更大[16, 17]。与以往微创手术不同的是，单孔腹腔镜手术利用人体本身的"天然皱褶"——脐部做一个小小的切口，置入腹腔镜器械即可完成多种腹腔镜手术。其最大的优势在于几乎无手术瘢痕的美容效果，同时，创伤比普通腹腔镜手术更小，术后疼痛更轻，恢复更快。但是，开展单孔腹腔镜手术有着更高的要求。首先由于只有一个操作孔，单孔手术时腹腔镜与手术器械几乎平行进入术野，不像传统的三孔或四孔腹腔镜手术可以形成理想的操作角度，自然存在操作空间小、距离远、操作角度小、难度大等特点，因而对手术医生的经验和操作技巧有着更高的要求。其次，做该类手术通常需要专用的腹腔穿刺器与操作设备。笔者团队在缺少专用手术设备的情况下采用单孔三通道穿刺法模拟专用Tri-port套管的操作通道，在慎重选择病例的情况下，亦顺利完成部分妇科LESS。

LESS往往存在标本取出困难的问题。对此，笔者团队自行设计制作了一种带线的手套标本袋解决了这个难题。本研究采用常规手术手套制作成专用的标本套袋，在标本袋上预先留置较长的手术缝线。待手术标本套装成功后，手术缝线可较好的发挥牵引与指示作用，方便将标本套袋边缘牵拉出腹腔外，无须增加或扩大标本取出通路。采用这种自制专用的带线手套标本袋，本研究中患者的手术标本均成功从原手术穿刺孔取出。此种专用标本取出方法简单实用且经济实惠，能有效提高LESS取出标本的成功率。

本研究结果表明，在缺少专用的单孔多通道套管（Tri-port）设备及专用的单孔腹腔镜操作器械的情况下，采用单孔三通道穿刺法联合常规腹腔镜器械进行LESS输卵管切除术、卵巢囊肿/肿瘤剥除术及附件切除手术是完全可行且安全有效的。鉴于传统手术器械的局限性，自脐部较高部位的Trocar置入操作器械，可能不能有效到达远端手术野。在子宫增大明显的患者，采用传统手术器械处理宫旁及膀胱时可能存在一定的不足。但是，如能适当延长手术器械，或采用根据实际需要可自行调整长度的手术器械，应用单孔三通道穿刺法进行子宫切除手术或进一步扩大手术适用范围应是可行的。此外，采用单孔三通道穿刺法联合传统的手术器械进行手术，由于通道之间距离很近，且传统手术器械缺乏柔韧性，手术操作空间存在限制，必然导致镜下缝合受到局限。但是，在手术技能成熟的情况下，采用本研究的方法在镜下进行简单的缝合亦是可行的。

本组1例子宫腺肌病患者，原定行单孔腹腔镜辅助下阴式子宫切除术，但因患者粘连严重，术中及时增加了手术通道，并顺利完成手术，手术效果良好。这提示术者在术前应注意选择合适的病例，术中应根据实际情况合理增加手术通道或改变手术方案，以确保患者安全。

结合本研究资料，笔者认为LESS虽具有创伤更小、康复更快、瘢痕隐匿的优点，但由于其存在手术视野较小、操作难度大、标本取出困难等导致手术时间延长的缺点，目前仅适用于部分妇科手术。需要注意的是，对于早期开展LESS尤其是缺乏专用的器械设备的情况下，选择合适的病例是手术成功完成的关键。对于腹壁肥厚，穿刺困难的肥胖患者，以及既往有盆腹腔手术史、子宫内膜异位症等导致盆腔严重粘连的患者，LESS存在极大的局限性，目前不建议对这些患者行此类手术[18, 19]。本组1例子宫腺肌病患者正是由于严重的盆腔粘连，术中增加两处0.5cm操作孔，才顺利分离盆腔粘连，完成手术。鉴于此，我们认为，在初期开展LESS尤其是缺乏专用的器械设备的情况下，应严格把握手术适应证，选择合适合理的病例，并注意根据术中的具体情况，适时增加手术操作孔转为传统腹腔镜术式，或转为开腹手术，以保障患者的安全，保障手术的成功完成。

总之，采用创伤更小的诊治手段已成为人所共识的目标。而LESS的成功实施可以进一步满足广大患者追求微创与美容的要求。相信随着手术经验的积累、操作熟练度的提高、相应器械的开发及相关研究的进一步深入，LESS的手术时间会明显缩短，其优势会得到进一步发挥。单孔腹腔镜手术以其创伤小、术后疼痛轻、恢复快、腹壁外观不留瘢痕等特点，在临床上将会进一步被推广应用。

（张　娜　罗　春　蔡智慧）

参考文献

[1] Navarra G，Pozza E，Occhionorelli S，et al．One-wound laparoscopic cholecystectomy [J]．Br.J.Surg，1997，84（5）：695.

[2] Frogh IF，Sodergren MH，Darzi AK，et al．Single-incision laparoscopic surgery（SILS）in general surgery：a review of current practice，surgical laparoscopy [J]．Endoscopy & Percutaneous Techniques，2010，20（4）：191-204.

[3] Tacchino R，Greco F，Matera D．Single-incision laparoscopic cholecystectomy：surgery without a visible scar [J]．Surg Endosc，2009，23（4）：896-899.

[4] Saber，Alan A，El-Ghazaly，et al．Early experience with SILS port laparoscopic sleeve gastrectomy[J]．Surgical Laparoscopy，Endoscopy & Percutaneous Techniques，2009，19（6）：428-430.

[5] Wheeless C．A rapid，inexpensive and effective method of surgical sterilization by laparoscopy [J]．J Reprod Med，1969，3（5）：65-69.

[6] Rich H．Laparoscopic hysterectomy [J]．J Gynecol Surg，1989，5：213-216.

[7] Fader AN，Escobar PF．Laparoendoscopic single-site surgery（LESS）in gynecologic oncology：technique and initial report [J]．Gynecol Oncol，2009，114（2）：157-161.

[8] Fader AN，Rojas-Espaillat L，Ibeanu O，et al．Laparoendoscopic single-site surgery（LESS）in gynecology：a multi-institutional evaluation [J]．Am J Obstet Gynecol，2010，203（5）：1-6.

［9］Kim YW. Single port transumbilical myomectomy and ovarian cystectomy［J］. J Minim Invasive Gynecol, 2009, 16（6）: 74.

［10］Lim MC, Kim TJ, Kang S, et al. Embryonic natural orifice transumbilical endoscopic surgery（E-NOTES）for adnexal tumors［J］. Surg Endosc, 2009, 23（11）: 2445-2449.

［11］Escobar PE, Starks DC, Fader AN, et al. Single-port risk-reducing salpingo-oophorectomy with and without hysterectomy: surgical outcomes and learning curve analysis［J］. Gynecol Oncol, 2010, 119（1）: 43-47.

［12］Eugene PS, Grace HK, Alfred AS, et al. Minimally invasive video-assisted thyroidectomy: A retrospective study over two years of experience［J］. Otolaryngol Head Neck Surg, 2009, 141（1）: 29-33.

［13］Russell PA, Michael LN, Vrunda B. Applying single-incision laparoscopic surgery to gyn practice: What's involved［J］. OBG Management, 2011, 23（4）: 28-36.

［14］Elazary R, Khalaileh A, Zamir G, et al. Single-trocar cholecystectomy using a flexible endoscope and articulating laparoscopic instruments: abridge to NOTES or the final form?［J］. Surg Endosc, 2009, 23（5）: 969-972.

［15］Jeon HG, Jeong W, Oh CK, et al. Initial experience with 50 laparoendoscopic single site surgeries using a homenmade, single port device at a single center［J］. J Urol, 2010, 183（5）: 1866-1871.

［16］Buckley Ⅲ FP, Vassaur H, Monsivais S, et al. Single-incision laparoscopic appendectomy versus traditional three-port laparoscopic appendectomy: an analysis of outcomes at a single institution［J］. Surg Endosc, 2014, 28: 626-630.

［17］Pontarelli EM, Emami C, Nguyen NX, et al. Single-incision laparoscopic resection of ovarian masses in children: a preliminary report［J］. Pediatr Surg Int, 2013, 29: 715-718.

［18］Buckley Ⅲ FP, Vassaur H, Monsivais S, et al. Comparison of outcomes for single-incision laparoscopic inguinal herniorrhaphy and traditional three-port laparoscopic herniorrhaphy at a single institution［J］. Surg Endosc, 2014, 28: 30-35.

［19］Chew MH, Chang MH, Tan WS, et al. Conventional laparoscopic versus single-incision laparoscopic right hemicolectomy: a case cohort comparison of short-term outcomes in 144 consecutive cases［J］. Surg Endosc, 2013, 27: 471-477.

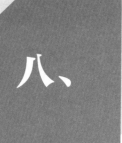

八、常规器械在经脐单孔腹腔镜妇科手术中的临床应用

【摘要】 **目的** 探讨常规器械在妇科经脐单孔腹腔镜手术中的安全性及可行性。**方法** 回顾性分析2017年12月—2018年4月行经脐单孔腹腔镜手术的42例良、恶性疾病患者的临床资料。**结果** 42例手术均顺利完成，无中转多孔腹腔镜或开腹手术。1例全子宫切除术后患者发生盆腔炎性疾病，经治疗后好转。**结论** 使用常规器械行经脐单孔腹腔镜妇科各类手术安全、可行且经济方便。

【关键词】 腹腔镜检查；单孔腹腔镜手术；经脐；生殖器疾病，女性；常规器械

经脐单孔腹腔镜技术（trans-umbilical laparoendoscopic single-site surgery，TU-LESS）是目前妇科研究的热点。因单孔腹腔镜操作困难、单孔通道商品化及操作器械价格昂贵等原因的制约，单孔腹腔镜技术难以大范围推广。笔者团队自2017年12月至2018年4月应用自制的操作通路或用单切口三通道法及常规器械成功开展了单孔腹腔镜手术。现报告如下。

（一）资料与方法

1. 一般资料

选取2017年12月—2018年4月行LESS的42例患者作为研究对象，年龄（38±10）岁，体重指数（23.48±3.15）kg/m²。其中良性疾病包括：子宫肌瘤8例、子宫腺肌病2例、子宫内膜不典型增生3例、宫颈上皮内瘤变2例、卵巢子宫内膜样囊肿6例、卵巢畸胎瘤1例、输卵管妊娠6例、输卵管积水5例、子宫斜隔1例、剖宫产瘢痕妊娠1例、宫腔重度粘连3例、子宫黏膜下肌瘤1例；恶性疾病包括：子宫内膜癌Ia期2例，子宫颈癌Ⅰb1期1例。

2. 设备与器械

常规腹腔镜成像系统，直径为5mm或10mm 30°镜体，2个5mm Trocar，1个切口保护套，无损伤抓钳、双极电凝钳、剪刀、吸引器等常规器械。

3. 手术方法

患者接受气管插管全麻，取膀胱截石位。术者建立操作通路的方法：①单孔三通道法（图8-1）：经脐行25～30mm纵切口后分离皮瓣，中央下方置入普通的10mm Trocar，放置镜体，其左右上方各置入1个5mm Trocar，使3个孔呈品字形。②手套及切口保护套自制的操作通路方法（图8-2）：取经脐5～25mm纵切口直视下入腹，适当

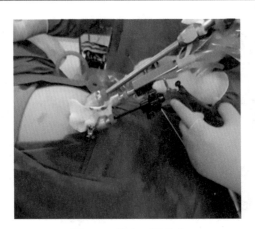

图8-1　单孔三通道法

扩张筋膜切口，置入一次性切口保护套，内套置入腹腔，外套固定7号外科橡胶手套自制成防漏气装置，剪开手套拇指、中指、小指指尖部分，分别置入5mm、10mm、5mm Trocar或5mm、5mm、5mm Trocar并丝线捆绑牢固。单孔操作通路，10mm Trocar为观察孔，2个5mm Trocar作为操作孔，建立气腹，腹压维持在13mmHg。

（1）良性疾病的手术方法：适应证为子宫大小≤妊娠12周，附件囊肿直径≤8cm，轻度盆腔粘连。39例诊断为妇科良性疾病的患者选择行经脐单孔腹腔镜手术，其中7例行子宫全切术，8例行子宫肌瘤剥除术，7例行卵巢囊肿剥除术，11例行输卵管切除术，6例行单孔腹腔镜监护下宫腔镜手术。具体手术情况：首先探查盆腔情况，评估LESS的可行性，助手摆动子宫，操作过程类似传统腹腔镜，子宫肌瘤剥除术后的创面、子宫切除术后的阴道残端、卵巢囊肿剥除后的创面均可在镜下用2-0倒刺线连续缝合，必要时将子宫或卵巢牵引至脐孔直接缝合。子宫标本从阴道取出，肌瘤标本自脐孔直接取出或切割后取出，附件标本可从示指、环指指套（图8-3）或从脐孔直接取出。其中剖宫产瘢痕妊娠、宫腔重度粘连、子宫黏膜下肌瘤、子宫斜隔均采用单孔腹腔镜监护下宫腔镜手术。子宫切除术中经阴道放置"T"形硅胶引流管，其他良性手术若需要可经脐放

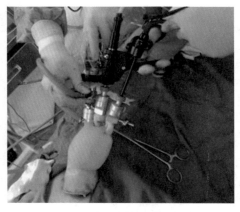

图8-2　手套单孔腹腔镜

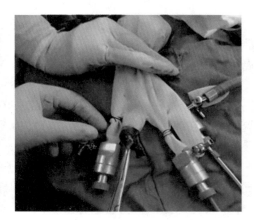

图8-3　取出标本

置引流管。

（2）恶性疾病的手术方法：适应证为早期宫颈癌及早期子宫内膜癌。1例子宫颈癌Ibl期患者行广泛子宫切除＋盆腔淋巴结清扫术，1例子宫内膜癌la期患者行筋膜外子宫切除＋双附件切除术，1例子宫内膜癌la期患者行子宫内膜癌分期手术（筋膜外子宫切除＋双附件切除＋盆腔淋巴结清扫＋腹主动脉旁淋巴结清扫术）。

首先探查盆腹腔情况，估计LESS的可行性，具体操作方法同传统腹腔镜。行腹主动脉旁淋巴结清扫时将后腹膜悬吊于腹壁，便于术野暴露，所有标本自阴道取出，阴道残端以2-0倒刺线缝合。T形引流管经阴道置入盆腔。

4.统计学方法

使用SPSS 19.0统计学软件进行分析，计量资料以平均数 ± 标准差（$\bar{x} \pm s$）表示。

（二）结果

42例手术均获成功，无中转多孔腹腔镜或开放手术，手术时间30 ～ 440分钟，术中出血5 ～ 300mL，患者术后住院4 ～ 11天均顺利出院，无腹腔重要脏器损伤，术后无须拆线，脐部切口隐蔽，无明显手术瘢痕。1例子宫全切患者术后出现盆腔感染，给予药物治疗后治愈，其余患者均无明显术中及术后并发症。1例宫颈癌患者单孔腹腔镜下广泛切除术后14天导尿管顺利拔出，未发生尿潴留及泌尿道瘘，无淋巴囊肿形成及感染发生；另1例子宫内膜癌患者行单孔腹腔镜下盆腔淋巴结及腹主动脉旁淋巴清扫术，术中未损伤大血管，术后未发生淋巴囊肿。本组42例患者均对治疗效果满意，目前均在门诊随诊中，3位恶性肿瘤患者未有复发，具体见表8-1。

表8-1　本组42例患者手术基本情况（$\bar{x} \pm s$）

手术名称（主要手术）	*n*（例数）	手术时间（min）	术前HB（g/L）	术后HB（g/L）	术后住院时间（d）	术后并发症
输卵管切除术	11	74±19	126±6	112±6	6±1	0
卵巢囊肿剥除术	7	116±34	120±28	104±19	7±1	0
子宫肌瘤剥除术	8	127±36	116±17	102±18	7±2	0
子宫全切术	8	138±34	125±12	113±14	8±3	1
腹腔镜监护手术	14	77±42	120±19	105±15	6±2	0
子宫内膜癌分期手术	3	221±45	117	105	8	0
宫颈癌根治术	3	285±21	130	97	11	0

（三）讨论

过去20年，腹腔镜技术飞速发展，目前大部分妇科手术都能在腹腔镜下完成，随着医学理念的更新、医疗技术的完善，腹腔镜技术向更美观、更微创化的方向发展，而LESS便是微创技术的再次飞跃。经脐单孔腹腔镜手术利用脐部这个天然瘢痕皱褶作为切口进行手术，最大限度地减少创伤并取得美容的效果，越来越得到妇科医生的关注。

1. LESS发展历程及体会

LESS最早应用于妇科，20世纪70年代就有人应用腹腔单穿刺孔置入内镜进行输卵管结扎手术[1]。1991年Pelosi等[2]首次报道了经脐单孔腹腔镜全子宫及双附件切除术，但由于手术器械及手术技能的限制，LESS在妇科的应用发展缓慢。LESS在腹腔内形成"直线"视野，影响术者对距离和深度的判断；器械间存在"筷子效应"，很难形成"操作三角"，增加手术难度；腹腔外器械手柄活动空间相互干扰，不利于操作。为了克服上述困难，特殊的单孔腹腔镜穿刺通道及可弯曲的腹腔镜镜体及操作器械应运而生，近10年在自然腔道内镜手术（natural orifice transluminal endoscopic surgery，NOTES）理念的指导下，在操作通道和新型器械的支撑下，LESS得到了快速的发展[3]，手术适应证也不断扩大，由简单的附件良性疾病扩大到早期的妇科肿瘤。2009—2011年，国外国内[4,5]均报道了单孔腹腔镜早期子宫内膜癌分期手术及单孔腹腔镜淋巴结清扫术的成功实施。2017年，国内王延洲等[6]报道了采用单孔腹腔镜广泛子宫切除术及盆腔淋巴结清扫术治疗宫颈癌。本研究中随着手术例数的增加，笔者在手术适应证的选择上也做出了不断的探索。笔者认为，随着手术技巧的不断完善，LESS的适应证在扩大、禁忌证在缩小，医者应有足够的信心去尝试。肥胖、有过腹部手术史、早期的妇科恶性肿瘤可能增加微创手术的难度，但并不是LESS的绝对禁忌证[4-6]。但是有过2次或2次以上腹部纵切口手术史，脐部已经完全失去原来的解剖结构，或者是晚期恶性肿瘤是不适合行LESS的。笔者对于LESS的尝试涵盖大部分妇科常见疾病，故本研究证明LESS可应用于大部分妇科良性疾病的手术治疗。对于早期子宫内膜癌及宫颈癌尝试LESS，术后恢复顺利，但手术过程比较困难，手术时间长，是否能作为常规术式推广仍需大样本的研究。

在开展LESS过程中，笔者不仅在术前筛查选择合适的病例，而且在术中置入镜体后探查盆腹腔情况以评估手术难度，若估计手术困难，可转为传统腹腔镜或开腹手术，以保证手术的安全性。笔者认为单孔并不等同于创伤的最小化，为追求手术技术而盲目地选择LESS，反而会增加手术及麻醉的潜在危险。所以在LESS开展初期选择适宜的病例尤为重要，随着手术技巧的提高、手术经验的积累，可再做进一步的探索。

2. 常规器械在LESS应用中的优势、问题与对策

目前临床上可供使用的单孔腹腔镜穿刺通道及可弯曲的腹腔镜镜体及操作器械，使手术难度降低[7]，但费用昂贵，一定程度上也制约了单孔腹腔镜的推广。孙大为[8]认为临床仍缺少必备的器械类型，弯曲器械存在抓持力弱等诸多不足，不能完全满足手术需要。基于常规腹腔镜普遍开展，应用现有的资源是基层医院探索LESS的一种经济有效的方法。Ichikawa等[9]称利用普通Trocar，经脐行2cm切口后置入普通的10mm

Trocar，放置检查镜，其下置入2个或1个5mm Trocar，手术安全有效。2013年刘卫敬等[10]报道其医院开展LESS时采取经脐部切口，置入一次性切口牵开固定器，再将由普通橡胶手术手套改制的单孔装置置入，功能相当于多孔穿刺器。泌尿科及外科[11,12]也均有用常规器械行LESS的报道。鉴于专用的单孔入路平台及手术器械存在操作不便及价格昂贵等不足，笔者采用常规器械联合自制的手术入路平台，亦能安全有效地完成妇科良恶性疾病的手术。笔者认为，传统腹腔镜常规器械在单孔腹腔镜妇科手术中的应用具有价格实惠、患者经济负担轻的优点，在现今医院严控药品耗材比的管理模式下，采用此类器械进行手术必然有着更好的性价比；此外，相比预弯曲的器械或3mm微型器械而言，5mm管径的传统腹腔镜器械抓持力更好，操作更为精准。这对于已经习惯采用传统器械的手术医生而言，手术操作更为便捷，也更为安全。

采用传统器械进行LESS必然存在很大的困难，由于单孔操作空间的限制，操作器械与腔镜镜头平行进入腹腔，必然存在视野局限及"筷子效应"明显等问题。针对以上问题，笔者认为在手术操作时，可以采用30°可视镜头，镜体相对固定，通过光纤的摆动切换画面，相对扩大手术视野。采用常规腔镜器械进行LESS时，可以通过以下方式有效减少或避免器械之间相互干扰的"筷子效应"问题：①转换操作模式：经过训练，将传统腹腔镜的"交叉操作模式"逐步转变为"平行操作模式"。②学会使用"筷子"，适应"筷子效应"：中国人最为擅长采用两只平行的筷子夹持食物，采用筷子操作时，往往是下方的筷子相对固定，而上方的筷子大幅度活动，以张开或闭合筷子口，完成夹取或迎送食物等精细动作。由此启发，在采用传统器械进行LESS操作时，可以将左手的器械视作下方相对固定的筷子，而右手的器械等同上方需要大幅度活动的筷子，即左右手的两把器械如同取食的两只筷子相互协作。左手的器械相对固定，主要用于提夹组织或器官以协助右手器械完成操作，而切开、缝合等手术操作主要通过右手的器械来完成。通过这种理念的理解和培训，就可以较好的利用"筷子模式"并有效地适应"筷子效应"。③采用弯头的操作器械：由于单孔平行视野的局限和遮挡效应，如果采用传统腹腔镜的直头器械，必然存在一定的手术盲区，不利于手术操作安全，采用弯头的分离钳或持针器等，可在器械操作端形成相对较小的"操作三角"便于操作的同时，亦可有效减轻平行视野缺失或遮挡效应。④交叉手法的应用：尤其在进行盆腔左侧部分手术操作时，可以考虑采用左手的操作器械将组织或器官牵向右侧方向，同时右手的器械从左手器械的上方或下方交叉到左侧进行手术操作。⑤单手操作模式的灵活运用：为进一步减少器械间的相互干扰，某些情况下，可考虑撤出左手的传统手术器械，单用右手器械完成手术操作。⑥充分利用助手的作用：在采用常规器械进行LESS时，无论是复杂的还是简单的妇科手术，由助手利用举宫器操控子宫，协助暴露术野，往往能取得事半功倍的效果。⑦为减少器械反复进出操作孔，降低手术难度，节约手术时间，可采用电凝与电切相结合的智能能量器械。

鉴于以上手术理念的理解与手术技巧的改进，笔者采用传统手术器械结合筋膜入路与自制手套平台，完成了一系列的妇科LESS，临床效果满意，且大大节省了医疗费用。笔者根据患者手术的复杂程度选择不同大小的切口，5～10mm的微切口无须切开脐轮，完全做到术后无瘢痕；20～30mm的常规切口，术后瘢痕隐蔽不易发现，可最大限度减少创伤，最大程度体现美观。笔者以为，腹腔镜监护手术、异位妊娠等附件的简单手术可选择5mm微切口，其他手术根据术者手术操作的熟练程度、手术的复杂程度选择切口大小。另外自制的操作通路存在其他优点：手术开始直视下切开脐孔，避免盲穿导致腹腔脏器损伤的风险；术中取小的标本更方便，只需自示指或环指指套取出，取出后血管钳夹持即可继续手术；术后取标本更直接方便。但也有如下不足之处：手套内部分为盲区，置入器械时更费时。故笔者在行较复杂手术时采用单孔三通道法，缩短切口外的器械置入时间，行相对简单手术时用手套及切口保护套自制的操作通路方法，尽可能缩小伤口。

总之，随着医疗技术的日益娴熟，开展妇科LESS的医生对专用器械的依赖必然逐步减少。故在缺乏专用单孔手术通道及器械，且医疗费用有限的单位使用上述方法进行LESS是安全可行并且行之有效的。

（钟阿红　邢庭玮　罗　春）

参考文献

［1］Junker H. Laparoscopic tubal ligation by the single puncture technique［J］. Geburtshilfe Frauenheilkunde，1974，34（11）：952-955.

［2］Pelosi MA，Pelosi MA 3rd. Laparoscopic hysterectomy with bilateral salpingo-oophorectomy using a single umbilical puncture［J］. N J Med，1991，88（10）：721-726.

［3］吴佳智，陈继明，王兆霞，等. 常州金坛地区首例V-NOTES单孔腹腔镜手术治疗妇科良性肿瘤［J］. 实用妇科内分泌电子杂志，2019，6（17）：194-196.

［4］Fader AN，Escobar PF. Laparoendoscopic single-site surgery（LESS）in gynecologic oncology：technique and initial report［J］. Gynecol Oncol，2009，114（2）：157-161.

［5］刘木彪，蔡慧华. 全国首例单孔腹腔镜手术治疗妇科恶性肿瘤［J］. 南方医科大学学报，2011，31（9）：1619-1621.

［6］王延洲，陈功立，徐嘉莉，等. 单孔腹腔镜广泛子宫切除盆腔淋巴结清扫治疗宫颈癌：一项单中心的初步研究［J］. 第三军医大学学报，2017，39（13）：1392-1395.

［7］Elazary R，Khalaileh A，Zamir G，et al. Single-trocar cholecystectomy using a flexible endoscope and articulating laparoscopic instruments：a bridge to NOTES or the final form［J］. Surg Endosc，2009，23（5）：969-972.

［8］孙大为. 单孔腹腔镜手术在妇科的应用探讨［J］. 中华腔镜外科杂志（电子版），2013，6（1）：5-8.

［9］Ichikawa M，Akira S，Mine K，et al. Evaluation of laparoendoscopic single-site gynecologic surgery with a multitrocar access system［J］. J Nippon Med Sch，2011，78（4）：235-240.

［10］刘卫敬，王岩，王桂琦，等. 经脐单孔腹腔镜技术及相关器械的临床应用现状［J］. 河北医药，2013，35（24）：3779-3781.

［11］唐松林，韩芳，赵海生，等. 自制单孔多通道装置在基层医院开展单孔腹腔镜技术的应用价值［J］. 实用医学杂志，2015，31（15）：2588-2589.

［12］廖健南，区小卫，欧阳少勇，等. 常规器械经脐减孔腹腔镜结直肠癌根治术的临床应用［J］. 中国微创外科杂志，2017，17（8）：701-703.

九、手套接口单孔腹腔镜手术治疗附件良性病变的临床分析

【摘要】 目的 探讨手套接口单孔腹腔镜技术用于治疗输卵管、卵巢良性病变的可行性。方法 回顾性分析2018年1—5月收治的86例腹腔镜下输卵管切除及卵巢肿瘤剥除术患者的临床资料，根据不同手术方式分为单孔腹腔镜（LESS）组（30例）和多孔腹腔镜（MPLS）组（56例），LESS组30例患者均采用外科无菌手套接切口保护圈为手术入路，配合常规腹腔镜器械进行操作。分析比较两组的手术时间、出血量、术后疼痛和术后并发症等方面的差异。结果 两组术后排气时间、术后住院时间、手术费用和异位妊娠术后 β-人绒毛膜促性腺激素（β-HCG）水平恢复正常时间等指标比较，差异均无统计学意义（$P > 0.05$），而LESS组手术时间较MPLS组延长，术中出血量明显增多，但美容效果满意。结论 LESS用于治疗附件良性病变是一种可行的手术方式，且手术切口美观，手术效果确切。

【关键词】 输卵管切除术；卵巢肿瘤剥除术；单孔腹腔镜手术

近年来，随着患者对于微创治疗的要求越来越高，单孔腹腔镜手术（laparoendoscopic single-site surgery，LESS）在妇科手术领域也逐渐开展应用[1]。然而，单孔腹腔镜入路平台和配套器械价格昂贵，术中视野受限和器械相互干扰等缺点也使该技术的广泛开展受到限制。笔者团队使用外科无菌手套及切口保护圈制作成密闭空间，配合传统腹腔镜器械，完成单孔腹腔镜下输卵管、卵巢良性病变手术30例，现将病例进行总结，并与传统多孔腹腔镜手术（multi-port laparoscopic surgery，MPLS）进行比较，对该术式的可行性和效果进行评估。

（一）资料与方法

1.一般资料

总结2018年1—5月腹腔镜下患侧输卵管切除及卵巢肿瘤剥除术86例。入选病例为输卵管壶腹部和峡部妊娠、输卵管积水并接受输卵管切除术者；卵巢单纯性囊肿、卵巢囊腺瘤、卵巢内膜样囊肿及成熟性畸胎瘤并接受卵巢肿瘤剥除术者。排除标准：异位妊娠者，如输卵管间质部或伞部妊娠、卵巢妊娠和宫角妊娠等；输卵管切开取胚术者；扩大手术范围者；同时行子宫肌瘤剥除术等其他手术者；无气腹悬吊腹腔镜术者；合并特殊病症者。术前向患者介绍LESS和MPLS这两种可供选择的手术方式，由患者自愿选择。其中，LESS组30例：输卵管病变15例，分别为输卵管妊娠8例及输卵管积液7

例；卵巢病变15例，分别为囊实性病变7例及囊性病变8例。MPLS组56例：输卵管病变19例，分别为输卵管妊娠14例及输卵管积液5例；卵巢病变37例，分别为囊实性病变15例及囊性病变22例。两组年龄、体质指数（body mass index，BMI）、既往腹部手术史、输卵管及卵巢病灶大小比较（表9-1），差异均无统计学意义（$P>0.05$），具有可比性。

表9-1　两组患者一般资料比较

组别	年龄（岁）	BMI（kg/m²）	既往腹部手术史（例）	病灶大小（cm）		
				输卵管妊娠及积水	卵巢囊性病变	卵巢囊实性病变
LESS组（$n=30$）	33.91±8.72	23.72±2.93	13	4.62±1.81	6.72±3.31	5.30±2.30
MPLS组（$n=56$）	35.34±10.01	23.12±3.61	26	4.51±1.81	7.01±2.91	5.50±1.91
t/x^2值	-0.62	-0.55	0.08*	0.25	0.17	0.19
P值	0.546	0.582	0.783	0.805	0.862	0.855

注：*为x^2值

2.手术方法

（1）LESS组：全身麻醉下，患者取仰卧头低足高位，消毒铺巾后置入举宫器。沿脐轮方向取纵行单切口2.0cm，逐层切开皮肤、皮下组织、筋膜及腹膜，置入4.0～5.0cm规格切口保护圈，外接外科无菌手套，手套袖口套扎于保护圈外侧，以丝线固定。剪开手套3指尖，置入5.5mm口径Trocar 2个及11.0mm口径Trocar 1个，丝线结扎固定，连接气腹管建立人工气腹，见图9-1和图9-2。置入10.0mm 30°腹腔镜镜头及传统腹腔镜器械进行操作。切除输卵管及剥除卵巢肿瘤手术的具体步骤与传统腹腔镜相同。卵巢肿瘤切除术毕，缝合卵巢创面止血。切除的输卵管及卵巢肿瘤经入路一次性完整取出。最后用可吸收线逐层缝合脐部切口。

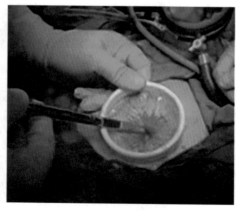

图9-1　置入切口保护圈

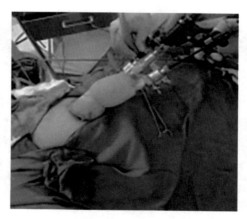

图9-2　手套接口单孔腹腔镜手术

（2）MPLS组：采用传统MPLS术，沿脐轮下缘做11.0mm纵行切口，Verres针穿刺建立人工气腹，先后置入11.0mm Trocar及腹腔镜镜头，监测下于左右下腹及耻骨联合上分别做5.5mm切口，置入5.5mm Trocar。完成患侧输卵管切除及卵巢肿瘤剥除术后，缝合卵巢创面止血，并将标本经脐部切口取出。同法缝合脐部切口。其余切口以3-0丝线缝合。

3.观察指标

比较两组手术围术期及术后相关指标，包括：手术时间、术中出血量、术后并发症、术后疼痛程度、术后排气时间、术后住院时间和手术费用等。术后疼痛程度用Prince-Henry 5级评分法。0分：咳嗽时无疼痛；1分：咳嗽时疼痛；2分：深呼吸时疼痛，安静时不痛；3分：静息时轻微疼痛，可忍受；4分：静息时剧烈疼痛，难以忍受[2]。

4.统计学方法

采用RstudioVersion1.1.383进行数据统计分析，计量资料以均数±标准差（$x \pm s$）表示，采用独立样本t检验，计数资料比较采用x^2检验，等级资料比较采用Wilcoxon秩和检验，$P < 0.05$为差异有统计学意义。

（二）结果

1.两组患者手术相关指标比较

两组患者手术均成功，无中转开腹者，LESS组术中无增加操作孔者。两组患者术后均未发生并发症。两组相比，LESS组输卵管切除术及卵巢肿瘤剥除术手术时间均较MPLS组相应手术时间延长，LESS组术中出血量较MPLS组多，术后血红蛋白降低程度更大，差异均有统计学意义（$P < 0.05$），见表9-2。

2.两组患者术后指标比较

两组患者手术当天镇痛剂使用、24小时内排气、术后住院时间和手术费用比较，差异均无统计学意义（$P > 0.05$），见表9-3。

3.两组患者术后第1天Prince-Herry评分

术后第1天疼痛程度均为1～3分，无重复使用镇痛剂者。LESS组术后第1天疼痛评分较MPLS组高，差异有统计学意义（$P < 0.05$），见表9-4。

表9-2　两组患者手术相关指标比较（x±s）

组别	手术时间（min）		术中出血量（mL）	术前血红蛋白降低（g/L）
	输卵管切除术	卵巢肿瘤剥除术		
LESS组（$n = 30$）	78.01±23.82	98.30±38.90	16.71±12.12	15.02±10.13
MPLS组（$n = 56$）	58.11±18.13	70.51±26.54	9.54±5.13	10.15±8.32
t值	2.74	2.98	3.87	2.37
P值	0.010	0.004	0.002	0.020

表9-3　两组患者术后各项指标比较

组别	术后镇痛药使用例（%）	术后24h内排气例（%）	术后住院（d）	手术费用（元）
LESS组（$n=30$）	8（26.7）	26（86.7）	5.16±1.12	5 513.72±1 893.72
MPLS组（$n=56$）	15（26.8）	47（83.9）	5.61±1.34	4 668.61±1 396.15
t/x^2值	0.99	1.24	0.08*	1.31*
P值	1.000	1.000	0.939	0.205

注：*为t值

表9-4　两组患者术后第1天Prince-Herry评分

组别	1分	2分	3分
LESS组（$n=30$）	19	4	7
MPLS组（$n=56$）	32	20	4
Z值		2.76	
P值		0.028	

4.两组患者异位妊娠患者血β-HCG比较

两组异位妊娠患者血β-人绒毛膜促性腺激素（β-human chorionic gonadotropin，β-HCG）均于术后1个月内降至正常范围，LESS组所需时间为（18.50±2.67）天，MPLS组所需时间为（16.57±2.06）天，两组所需时间比较，差异无统计学意义（$P>0.05$）。两组患者均无持续性异位妊娠发生。随访至今，LESS组脐部切口均为Ⅰ期甲级愈合，见图9-3。

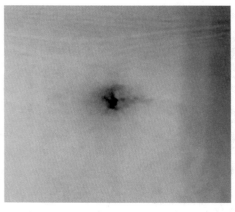

图9-3　单孔腹腔镜术后1个月随诊伤口情况

（三）讨论

LESS技术基于单孔道多通路技术，目前主要应用于妇科良性疾病，如卵巢囊肿剔除术、附件切除术和子宫肌瘤剔除术等[3]。通常以脐部作为入路通道，切口隐藏于脐孔或脐周，以使手术几乎不留瘢痕。随着腔镜技术的普及，在异位妊娠诊治中，腹腔镜下输卵管切除术目前被认为是异位妊娠手术治疗的优先选择，LESS手术美容效果更佳[4]。随着单孔腔镜入路平台、光学系统及器械的研发，利用单孔腹腔镜几乎可以完成所有的传统妇科腹腔镜手术[5]。

本研究中两组患者一般临床资料差异无统计学意义，各观察指标具有可比性。在考虑LESS的适应证和禁忌证及同组手术人员规范化操作的基础上，比较LESS及MPLS两组患者围术期相关指标，与多数报道一致[6]。LESS组手术时间比MPLS明显延长（$P < 0.05$），这可能与以下因素有关：手术器械全部从脐部进入，视野有限，空间狭小局促，操作时腔镜器械相互影响，产生"筷子效应"；在脐部至盆腔的笔直角度下，由于传统腔镜器械无法弯曲，时有手术操作时组织受力面积或角度不合适的情况发生；手术器械全由脐孔进入，相较传统腹腔镜而言，明显增加了操作距离，有时甚至由于长度不够，无法完成部分操作。随着科技的不断发展，一些带有弯曲弧度及伸缩性能的腔镜器械和单孔手术配套镜头、光源系统都应运而生[7,8]。这些器械克服了传统腔镜器械的弊端，在手术中正确及时地调整器械上的弧度和弯曲，可使其适应手术操作的角度和深度，让手术医师更加顺利地完成手术。由于耗材昂贵，在本研究入组患者中并未使用新型手术器械，而是使用外科无菌手套连接切口保护圈形成密闭气腹空间，配合使用传统腔镜手术器械，这一方面大大降低了手术成本，虽增加了部分手术费用，但差异无统计学意义（$P > 0.05$），但另一方面也对手术医师的操作技巧提出了更高的要求。

与多数报道[4, 6, 9-14]不符的是，本研究中LESS组术中出血量较MPLS组多、手术前后血红蛋白降低程度大（$P < 0.05$）。相比传统腹腔镜手术，LESS手术视角狭小，造成出血点不能及时发现，或因操作角度困难不能快速及时电凝止血，LESS手术并非对所有患者都适用。2008年高树生等[9]提出，LESS技术适用于生命体征平稳、盆腔粘连轻者，生命体征不平稳者、出血量估计超过1000mL者、陈旧性异位妊娠及既往有盆腔手术史者不适宜进行LESS手术。但Kim等[10]认为，对于腔镜技术娴熟的医师，经单孔腹腔镜也可顺利完成一些输卵管妊娠破裂型伴腹腔内大量出血患者的输卵管切除术。LESS术中分离复杂盆腔粘连难度较大，本研究中LESS组纳入4例卵巢内膜样囊肿，其手术时间长，术中出血多，术后血红蛋白降低明显。这可能也是造成本研究中LESS组术中出血量及术后血红蛋白降低程度与其他研究[4, 6, 9-14]不一致的原因。因此，对盆腔粘连严重的卵巢内膜样囊肿患者或有再次妊娠需求的异位妊娠患者，建议仍采取传统多通道的腹腔镜手术，术中进行仔细的输卵管整形、造口，更加精细地剥除囊肿、分离粘连，避免过多出血及卵巢组织过度破坏，及时恢复盆腔正常的解剖结构，以期达到治疗不孕、促进生育的目的。对于内出血量多、盆腔粘连严重的患者，由于LESS术操作难度大，手术时间长，操作空间有限，没有必要强行实施LESS[10]。另外，也需由经验丰富的医师实施手术，避免损伤正常组织，从而引起不必要的失血。

本研究中，两组患者手术当天使用镇痛药者数量差异无统计学意义，无重复使用镇痛药者。国外有多篇报道[11-12, 15]认为，单孔切口术后24小时左右的视觉模拟评分（visual analogue score，VAS）高于多孔腹腔镜，其认为切口少并不一定减少术后疼痛，也不排除因患者预期过高而增加VAS评分的可能。虽疼痛程度有差别，但程度均较轻，不引起明显主观不适感受，本研究中，LESS组患者均能在术后第1天肛门排气并下床活动。在随访过程中，有1例LESS组患者术后1个月仍觉伤口不适，但检查并未发现切口硬结、可吸收线外露和切口感染等。由于LESS手术脐部切口相对较大，在脐孔缝合时需特别注意缝合技巧的改进，缝扎确切，避免脐部切口愈合不良的情况发生。

LESS手术需选择合适的患者，进行更严格的术前准备，特别需要在术前进行充分的肠道准备，以避免肠管充盈胀气影响手术操作。术中可置入举宫器，通过摆动子宫能得到更好的操作角度及术野，也可通过左右转动30°镜的光导纤维角度以扩大直线视野。为了减少"筷子效应"、增大操作三角，可将2个5.5mm Trocar操作杆尽量靠近切口边缘。同时，术中可通过器械交叉来完成抓取、撕扯等动作。值得注意的是，术中分离组织需更加精细，止血应更加确切，避免操作不当引起过多出血，影响视野及预后；应先充分电凝组织，再进行离断以减少创面渗血，使用电凝及剪刀等器械时，需注意与周围组织脏器的关系，避免意外损伤，手术结束前充分冲洗盆腹腔，排除潜在出血，检查无异常后方可关闭脐部切口[13, 16]。

综上所述，LESS手术需建立在经验丰富的传统腹腔镜技术上。尽管经脐LESS手术仍不能全面代替传统腹腔镜手术，但选择合适病例，经单孔入路也能完成多种附件良性病变手术。本研究病例数较少，未包括输卵管切开取胚术、绝育术和附件切除术等病例，对美容效果未给出具体评估量表，需后期纳入更多病例、增加随访时间，对美容效果进行量化分析以得到更严谨的研究结果。目前，关于LESS仍缺乏大样本研究，不同术者操作水平的差异性大，有待进一步开展大样本的对照试验加以验证。

（王昊珏 罗 春 陆 佳）

参考文献

［1］Pelosi MA, Pelosi MA. Laparoscopic hysterectomy with bilateral salpingo-oophorectomy using a single umbilical puncture［J］. N J Med, 1991, 88（10）: 721-726.

［2］Torch TA, Pybus DA. Extradural administration of morphine and bupivacaine: a controlled comparison［J］. Br J Anaesth, 1984, 56（2）: 141-146.

［3］中华医学会妇产科学分会妇科单孔腹腔镜手术技术协助组. 妇科单孔腹腔镜手术技术的专家意见［J］. 中华妇产科杂志, 2016, 51（10）: 724-726.

［4］Yoo EH, Shim E. Single-port access compared with three-port laparoscopic adnexal surgery in a randomized controlled trial［J］. J Int Med Res, 2013, 41（3）: 673-680.

［5］刘玉华, 姚瑞霞. 改良套管在单孔辅助下阴式子宫切除术中的应用［J］. 中国医药导报, 2013, 10（29）: 53-56.

［6］吴碧辉, 陶丽丽, 彭绍婵. 单孔腹腔镜对比传统腹腔镜手术治疗输卵管妊娠的Meta分析［J］. 中国内镜杂志, 2017, 23（4）: 35-42.

［7］Morgan M, Olweny EO, Cadeddu JA. LESS and NOTES instrumentation: future［J］. Curr Opin

Urol，2014，24（1）：58-65．

［8］Bradford LS，Boruta DM．Laparoendoscopic single-site surgery in gynecology：a review of the literature，tools，and techniques［J］．Obstet Gynecol Surv，2013，68（4）：295-304．

［9］高树生，罗岳西，何元芬，等．经脐单孔腹腔镜异位妊娠输卵管切除术［J］．川北医学院学报，2008，23（4）：353-354．

［10］Kim YW，Park BJ，Kim TE，et al．Single-port laparoscopic salpingectomy for surgical treatment of tubal pregnancy：comparison with multi-port laparoscopic salpingectomy［J］．Int J Med Sci，2013，10（8）：1073-1078．

［11］Pontis A，Sedda F，Mereu L，et al．Review and meta-analysis of prospective randomized controlled trials（RCTs）comparing laparo-endoscopic single site and multiport laparoscopy in gynecologic operative procedures［J］．Archives of Gynecology and Obstetrics，2016，294（3）：567-577．

［12］Baik SM，Hong KS，Kim YI．A comparison of transumbilical single-port laparoscopic appendectomy and conventional three-port laparoscopic appendectomy：from the diagnosis to the hospital cost［J］．J Korean Surg Soc，2013，85（2）：68-74．

［13］马成斌，刘平，刘英姿．经脐单孔与常规腹腔镜三孔法输卵管切除术的比较［J］．中国微创外科杂志，2012，12（2）：115-117．

［14］赵晓娟．单孔腹腔镜在年轻女性妇科手术中的应用［J］．临床医学研究与实践，2018，3（6）：54-55．

［15］Kim HO，Yoo CH，Lee SR，et al．Pain after laparoscopic appendectomy：a comparison of transumbilical single-port and conventional laparoscopic surgery［J］．J Korean Surg Soc，2012，82（3）：172-178．

［16］马珂，杨曦，尹玲，等．单切口腹腔镜与多孔腹腔镜治疗输卵管妊娠的比较［J］．中国微创外科杂志，2015，15（12）：1057-1060．

十、经脐单孔腹腔镜手术在宫颈癌中的应用

【摘要】 目的　探索经脐单孔腹腔镜手术在宫颈癌治疗中的可行性、安全性及临床疗效。**方法**　回顾性分析2017年12月至2018年5月间接受单孔腹腔镜手术的4例宫颈鳞状细胞癌患者的临床资料，其中Ia1期1例、Ib1期1例、Ⅱa1期1例、Ⅱa2期1例。**结果**　4例患者中3例顺利完成了单孔腹腔镜手术，1例增加了操作孔，脐部切口长度为0.5～2.5cm。其中3例单孔腹腔镜操作患者的手术时间为195～340（303.3±95.4）分钟，术中出血量50～300（216.7±144.3）mL，淋巴结检出数为19～26（22.5±4.9）枚，术后住院时间6～14（10.3±4.0）天，术后肛门排气时间1.0～1.5天，术后10～14天拔除尿管，均无围术期严重并发症及死亡的发生，术后脐部伤口均愈合良好。**结论**　经脐单孔腹腔镜手术治疗宫颈癌安全、可行。

【关键词】 单孔；腹腔镜；宫颈癌；广泛子宫切除术

单孔腹腔镜技术是近几年在传统腹腔镜技术的基础上发展起来的一种微创技术，该技术主要通过人体的天然瘢痕——脐部进行手术操作，因具有手术瘢痕隐匿，切口美观，术后疼痛轻、并发症少等优点[1, 2]，受到广大医务人员及患者的青睐。目前单孔腹腔镜技术在妇科领域主要用于良性疾病的治疗[3, 4]，而对妇科恶性肿瘤的治疗临床报道较少。笔者团队凭借既往腹腔镜宫颈癌手术的经验，在积累了一定的单孔腹腔镜操作经验后，在2017年12月至2018年5月期间利用常规腹腔镜器械开展了4例经脐单孔腹腔镜宫颈癌手术，现总结报道如下。

（一）资料与方法

1.一般资料

4例患者，术前宫颈活组织病理检查证实为宫颈鳞状细胞癌，其中Ⅰa1期1例、Ⅰb1期1例、Ⅱa1期1例、Ⅱa2期1例。患者年龄为41～46岁，平均年龄42岁；孕次3～6次，平均孕次5次；产次1～3次，平均产次2次。单孔腹腔镜宫颈癌手术的开展经医学伦理委员会批准，且患者签署知情同意书。

2.手术器械

单孔腹腔镜手术专用Triport套管、全套数字腹腔镜系统，30°的常规腹腔镜镜头，以及其他常规腹腔镜手术器械，如手术剪刀、分离钳、超声刀、吸引器、持针器及双极电凝钳等。

3.手术方法

（1）手术范围：1例Ⅰa1期患者行微切口单孔腹腔镜下全子宫＋双侧输卵管切除；1例Ⅰb1期患者行单孔腹腔镜下广泛子宫切除＋双侧附件切除＋盆腔淋巴结清扫＋卵巢动静脉高位结扎＋膀胱镜检查＋双侧输尿管置管术；1例Ⅱa1期患者行单孔腹腔镜下广泛子宫全切术＋盆腔淋巴结清扫术＋双侧输卵管切除术＋左侧卵巢悬吊术。1例Ⅱa2期患者因病灶较大、术中出血多、手术困难而增加了操作孔，改为传统腹腔镜下广泛子宫切除＋双侧附件切除＋盆腔淋巴结清扫＋膀胱镜下双侧输尿管支架置入术。

（2）手术主要步骤：①麻醉、体位：气管内插管全身麻醉，放置肩托后取膀胱截石位（头低足高≥30°）。②通路的建立：采用布巾钳钳夹提起脐孔两侧，经脐部正中于脐轮上方及下方纵行切开脐孔皮肤，取长0.5～2.5cm的切口，逐层切开皮肤及皮下脂肪，置入单孔Triport套管（图10-1），其中12mm通道作为镜头孔，其余3个通道作为操作孔。连接气腹管，充入二氧化碳建立气腹（压力为12～15mmHg）。阴道放举宫器便于操纵子宫。1例Ⅰa1期行宫颈癌术式，即全子宫切除＋双侧输卵管切除术：双极电凝钳电凝子宫圆韧带、输卵管峡部及卵巢固有韧带，以超声刀凝切（图10-2）；单极电凝钩打开阔韧带前后叶及子宫膀胱反折腹膜，下推膀胱，处理宫旁组织，双极电凝钳电凝左子宫动静脉，以超声刀逐步凝切；超声刀逐步凝切双侧主韧带、部分骶韧带及内侧部分腹膜；助手用杯状举宫器显露阴道前穹隆，以单极电凝钩打开，超声刀逐步切开阴道穹隆，离断子宫。最后用超声刀切下双侧输卵管。

1例Ⅰb1期及1例Ⅱa1期宫颈癌手术步骤：①处理双侧卵巢血管及凝切双侧圆韧带：超声刀打开双侧卵巢血管表面腹膜，向上游离卵巢动静脉至髂总血管水平，并游离伴行的输尿管。不保留附件者，双极电凝并切断卵巢动静脉；保留卵巢者，将卵巢固有韧带切断并切除输卵管，向上游离卵巢至髂总动脉以上的髂窝，准备行高位悬吊［将游离卵巢经侧腹膜切口从腹膜后拉至腹腔，并将其固定在侧髂窝腹膜切口处（图10-3）］。自切开卵巢血管表面的侧腹膜向下继续打开侧腹膜至圆韧带入盆侧壁处，近盆壁侧用超声刀凝切圆韧带。②盆腔淋巴结清扫术：超声刀剪开右侧侧腹膜至右髂总动脉分叉处上方3cm水平处，显露盆腔侧间隙，清除右侧腰大肌外侧2cm脂肪组织，显露生殖股神经、输尿管、髂血管区域。沿髂血管自上而下切除右髂总血管区（图10-4）、右髂外血管区（图10-5）、腹股沟深及右髂内血管区淋巴结（图10-6）。提起膀胱闭锁支即髂内动脉终末支，向内下推开膀胱显露闭孔窝，显露闭孔神经，沿闭孔神经前自下而上超声刀切除右侧闭孔区淋巴结（图10-7）。同法处理左侧盆腔淋巴结。③打开子宫膀胱反折腹膜（图10-8），下推膀胱：超声刀自子宫膀胱反折腹膜下方1～2cm处，切开反折腹膜，分离膀胱阴道间隙的疏松组织，直达子宫颈外口水平下4cm。④处理子宫动脉：打开阔韧带后叶，分离宫旁疏松组织，显露子宫血管，提起髂内动脉闭锁支，游离子宫动脉，自其起始部凝切。⑤分离直肠窝及直肠侧窝，游离输尿管：沿子宫直肠反折腹膜上方1cm处切开反折腹膜，将直肠与阴道后壁分离，下达宫颈外口下4cm，两侧达骶韧带，完全显露骶韧带。从腹膜上分离输尿管，分离双侧直肠侧窝（图10-9）。沿输尿管隧道入口，游离输尿管至输尿管入膀胱处（图10-10）。⑥处理子宫骶韧带及主韧带：在距宫颈3cm处切断骶韧带（图10-11）。显露膀胱侧窝，在膀胱侧窝及直肠侧窝间，距宫颈3cm处切断主韧带。⑦处理阴道旁组织、切开阴道壁：超声刀切除阴道旁组织，在穹隆下约3cm处，电极电凝钩环切阴道壁。自阴道取出标本。⑧消毒阴道残断，用1-0可吸收线经阴道连续锁边缝合阴道残端，同时置T形引流管1根（图10-12）。⑨根据术中情况决定是否行膀胱镜检查及放置双侧输尿管支架，以预防输尿管瘘的发生。

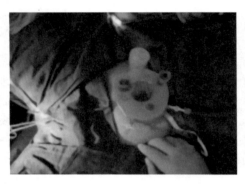

图10-1　单孔Triport

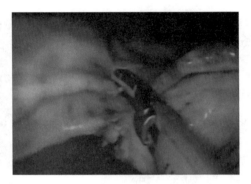

图10-2　凝切子宫圆韧带、输卵管峡部及卵巢固有韧带

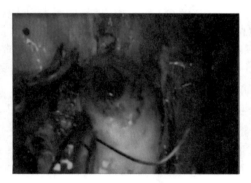

图10-3　高位悬吊卵巢

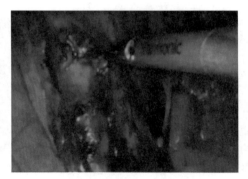

图10-4　髂总血管区淋巴结

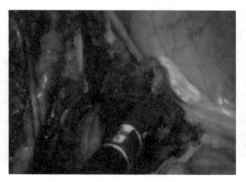

图10-5　髂外血管区淋巴结

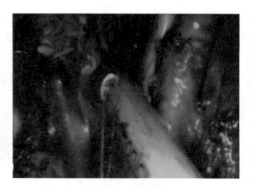

图10-6　髂内血管区淋巴结

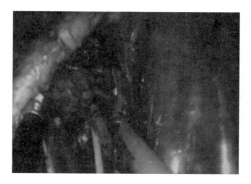

图10-7 闭孔区淋巴结

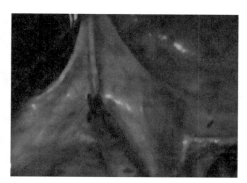

图10-8 打开子宫膀胱反折腹膜

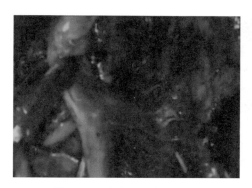

图10-9 分离双侧直肠侧窝

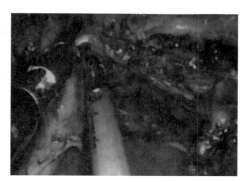

图10-10 游离输尿管

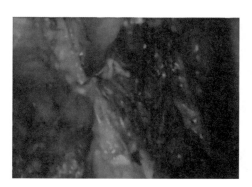

图10-11 切断骶韧带

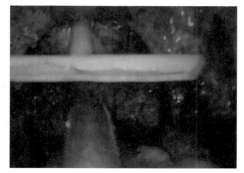

图10-12 放置T形引流管

（二）结果

本研究中4例患者的手术均获得成功，3例患者术中未增加其他通道，均无围术期并发症发生，手术时间为195 ～ 340（303.3±95.4）分钟，术中出血量50 ～ 300（216.7±144.3）mL，淋巴结检出数为19 ～ 26（22.5±4.9）枚，术后住院时间6 ～ 14（10.3±4.0）天，术后肛门排气时间1.0 ～ 1.5天，术后10 ～ 14天拔除导尿管，小便正常，无尿潴留发生。1例Ⅱa2期患者术中转为传统腹腔镜，手术时间485分钟，术中出血量1000mL，淋巴结检出数29枚，术后住院天数15天，患者术后发生阴道残端感染，给予抗感染、阴道消毒换药后伤口愈合。患者术中放置的双侧输尿管支架，均于术后3个月顺利拔出，无输尿管瘘的发生。4例患者术后病理检查均证实为宫颈鳞状细胞癌，其中1例Ⅰb1期术后病理检查示癌浸润深度＜1/2肌层（约0.6cm），浸润癌水平长度1.2cm，脉管内见癌栓，余组织未见癌浸润。1例Ⅱa2期术后病理示癌浸润至深肌层（浸润深度1.0cm，＞1/2宫颈全层；水平长度2.8cm）；脉管内见癌栓，余组织未见癌浸润。其余患者脉管内未见癌栓，淋巴结未见癌转移。4例患者随访至今，脐部伤口愈合良好，瘢痕隐蔽，阴道残端愈合良好，无明显肿瘤复发或转移迹象，无死亡病例。

（三）讨论

宫颈癌是常见的妇科恶性肿瘤之一，发病率在我国女性恶性肿瘤中居第2位。宫颈癌的发病率与死亡率比较高，目前其治疗手段多采用手术为主，辅以放疗及化疗的综合治疗手段。宫颈癌传统手术方式为开腹手术治疗，但是开腹手术患者腹部手术瘢痕较长，不仅影响美观，还给患者造成较大的心理压力和心理创伤。随着微创技术的发展，腹腔镜技术已越来越广泛地应用于妇科恶性肿瘤的治疗。研究表明，腹腔镜手术在妇科恶性肿瘤的治疗中具有创伤小、术中出血少、术后肠道功能恢复快、住院时间短、切口小而美观，且术后生活质量高等优点[5-7]。随着人们微创理念的不断发展，单孔腹腔镜手术（LESS）技术逐渐开展起来，其适应证主要包括卵巢囊肿剥除术、输卵管切除术、附件切除术、子宫肌瘤剥出术等。研究表明，由于单孔腹腔镜技术穿刺部位为脐部，这一单一切口，故术后瘢痕隐匿，较传统腹腔镜不仅切口更为美观，同时具有术后疼痛较轻，切口感染率、切口疝发生率低，患者术后满意度高等优点[8-10]。随着医疗技术及设备的进步，人们也开始尝试将单孔腹腔镜手术应用于妇科恶性肿瘤的治疗，如盆腔及腹主动脉旁淋巴结清扫、早期子宫内膜癌分期手术、宫颈癌根治手术等[11-13]。笔者团队基于相关研究报道，在先前单孔腹腔镜技术经验的积累下，将单孔腹腔镜手术用于4例宫颈鳞状细胞癌患者的治疗，其中3例患者手术顺利，术中未增加其他通道，患者术后切口疼痛轻、肠道功能恢复快、切口美观、术后患者满意度高，与相关研究一致。1例Ⅱa2期宫颈癌，由于病灶范围大，操作困难，术中出血多，故转为传统腹腔镜完成手术，手术顺利。

由于LESS手术存在一定的局限性和操作难度，因此采用LESS治疗宫颈癌时，笔者认为需注意以下几点问题：①开展宫颈癌LESS手术前，应积累常规妇科LESS的手术经验，尤其是全子宫切除术的经验，同时应熟练掌握腹腔镜宫颈癌手术的技能。②由于该手术困难，建议选择合适的患者，以保证手术的顺利和患者的安全。对于腹部肥胖、盆腔粘连、肿块较大的局部晚期宫颈癌，不建议采用LESS手术。③由于LESS手术缺少助手帮忙，术中显露显得尤为重要，为更好地显露手术野，术前应充分灌肠，减少肠道对手术的干扰。术中清扫盆腔淋巴结时，术者可采用丝线腹部悬吊的方式，将双侧闭锁脐韧带进行牵引，以充分显露闭孔区域利于淋巴清扫。④"打输尿管隧道，游离输尿管"是宫颈癌手术的关键点和难点，在LESS手术时，术者应充分了解解剖，提前打好组织间隙，有条不紊地进行手术，尽量避免处理隧道时引起出血，一旦出现损伤血管、引起出血，建议采用缝合方式止血，尽量避免在输尿管处理完善前采用电凝方式止血（此方式容易导致输尿管的热损伤）。⑤处理宫旁主韧带时建议采用智能电凝设备，如Ligasure或带有良好电凝功能的超声刀（ACE＋7）。⑥LESS宫颈癌手术阴道残端的缝合可在镜下完成，对于缝合困难的病例，可考虑选择阴式缝合方式。⑦LESS宫颈癌手术时间相对较长，有条不紊的团队合作十分重要。⑧对于手术困难的病例，应及时转为传统腹腔镜或开腹手术，以确保患者的安全。本研究中1例Ⅱa2期患者在实施单孔腹腔镜手术困难、进展不顺利时及时转为传统腹腔镜手术，后安全顺利地完成了手术，患者术后恢复良好。

本研究初步证明LESS应用于宫颈癌的治疗可能是安全可行的。目前国内外对于LESS的研究尚缺乏大样本、前瞻性随机对照研究来明确该技术的优势，故对于LESS应用于宫颈癌的治疗尚需大样本进一步深入研究，以明确该技术在宫颈癌治疗中的安全性及可行性。

（刘俊玲　朱鹏峰　罗　春）

参考文献

［1］中华医学会妇产科学分会妇科单孔腹腔镜手术技术协助组. 妇科单孔腹腔镜手术技术的专家意见［J］. 中华妇产科杂志，2016，51（10）：724-726.

［2］熊巍，孙大为，张俊吉，等. 经脐单孔腹腔镜与传统三孔腹腔镜卵巢囊肿剔除术的对比研究［J］. 中华妇产科杂志，2014，49（3）：176-178.

［3］孙大为. 单孔腹腔镜手术在妇科的应用探讨［J］. 中华腔镜外科杂志（电子版），2013，6（1）：5-8.

［4］谭宏伟，李小娟，胡春艳，等. 经脐单孔腹腔镜与传统腹腔镜手术治疗输卵管妊娠的对比研究［J］. 中国微创外科杂志，2015，（7）：610-612，615.

［5］汪军坚，王春兰，张婉平，等. 腹腔镜手术治疗宫颈癌患者术后生活质量分析［J］. 中国内镜杂志，2016，22（6）：31-34.

［6］Zakashansky K，Chuang L，Gretz H，et al. A case-controlled study of total laparoscopic radical hysterectomy with pelvic lymphadenectomy versus radical abdominal hysterectomy in a fellowship training program［J］. Int J Gynecol Cancer，2007，17（5）：1075-1082.

［7］Hongying HE，Li L，Chen G，et al. Laparoscope versus laparotomy in treatment of early-stage cervical cancer：A systematic review［J］. Cancer Res Prevent Treat，2017，44（3）：214-220.

［8］李武，胡仙珍，陈琳琳，等. 经脐单孔三通道腹腔镜在普通妇科疾病中的应用［J］. 中华腔镜外科杂志（电子版），2017，10（2）：89-92.

［9］陈梦捷，曾飚，陈继明. 单孔三通道法联合传统腹腔镜器械行单孔腔镜下附件手术初探［J］. 罕少疾病杂志，2019，26（2）：56-58，71，封2.

［10］王哲. SPLA与CLA术治疗急性阑尾炎的临床对比研究［J］. 罕少疾病杂志，2019，26（3）：46-48，110.

［11］徐敬云，杨鑫，丁波，等. 单孔腹腔镜腹股沟淋巴结清扫术在原发性阴道癌中的应用［J］. 中华腔镜外科杂志（电子版），2018，11（5）：281-285.

[12] Fagotti A，Boruta DM，Scambia G，et al. First 100 early endometrial cancer cases treated with laparoendoscopic single-site surgery：a multicentric retrospective study [J]. Am J Obstet Gynecol，2012，206（4）：353. e1-6.

[13] 刘木彪，蔡慧华，王颖，等. 华南地区首例经脐单孔腹腔镜辅助阴式子宫切除术 [J]. 南方医科大学学报，2011，31（8）：1327-1329.

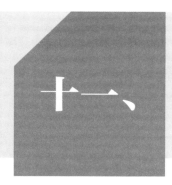

十一、单孔腹腔镜手术在子宫内膜癌中的应用初探

传统的经腹子宫内膜癌分期手术会在患者腹部留下长长的手术瘢痕，影响美观，患者往往因此而承受极大的心理压力及心理创伤。近年来，随着腹腔镜手术技能与手术设备的不断发展，腹腔镜手术应用于妇科恶性肿瘤的治疗已经越来越普遍、越来越成熟。腹腔镜手术微创美观，因而深受广大医师与患者的欢迎。子宫内膜癌虽多见于老年妇女，但近年来年轻患者有明显增多趋势[1]。而年轻女性对美容的要求更为苛刻，基于此，更为微创美观的单孔腹腔镜手术（laparoendoscopic single-site surgery，LESS）越来越受到患者的欢迎。LESS具有减轻患者术后疼痛、促进患者术后康复的优势，且LESS的术后瘢痕隐匿、微创美容，从而带给女性患者更加人性化的关怀，因而LESS在妇科领域的应用越来越广泛[2-5]。目前，国内已有少数学者采用LESS进行子宫内膜癌分期手术的文献报道，并取得了成功[6]。笔者在先前单孔腹腔镜妇科手术经验积累的基础上，采用单孔三通道穿刺法顺利完成单孔腹腔镜子宫内膜癌手术，手术取得成功[7-9]。现报道如下。

（一）资料与方法

1.一般资料

本研究中共4例患者，年龄32～46岁，中位年龄36岁；其中1例患者32岁、离异、未育，余3例患者均已婚、已育。4例患者均为子宫内膜样腺癌（其中Ⅰa期3例、Ⅰb期1例），4例患者均接受LESS治疗。本组LESS均采用单孔三通道穿刺法联合常规的腔镜手术器械进行。其中2例接受单孔腹腔镜子宫内膜癌全面分期手术，2例Ⅰa期患者接受单孔腹腔镜全子宫＋附件切除术（其中1例为术后发现的子宫内膜癌）。

（1）纳入标准：年龄＜60岁；体型匀称，体质指数在正常范围内；无严重高血压、糖尿病，心肺功能正常，无腔镜手术禁忌证。

（2）排除标准：脊柱、骨盆异常，无法取分腿、截石位的患者；腹壁厚，穿刺困难的肥胖患者；既往有盆腹腔手术史、盆腔子宫内膜异位症等可能导致严重粘连者；既往有脐疝病史的患者。

2.方法

（1）术前准备：排除妇科腹腔镜手术的禁忌证，做好常规妇科手术的术前准备，安置好导尿管。因脐孔为手术入路，做好术前脐孔部位的清洁处理，术前3天开始阴道消毒擦洗，术前2～3天开始进流食并行肠道准备。备好常规腹腔镜手术器械，术中患者将采用膀胱截石位，分开双腿，放置举宫器以操纵子宫，便于手术。

（2）手术入路平台：采用常规腔镜手术Trocar，应用单孔三通道的穿刺方法，通过筋膜入路放置Trocar，从而模拟入路平台套管（Tri-port）的工作通道。

（3）主要手术器械与耗材，采用常规外科器械及传统腹腔镜系统与手术器械完成手术。主要包括全套数字腹腔镜系统、常规金属Trocar 2只（10mm Trocar、5mm Trocar各1只）、一次性使用塑料5mm Trocar 1只（便于超声刀的使用）、30°的常规腹腔镜镜头、光源、气腹系统，以及常规腹腔镜手术剪刀、分离钳、超声刀、吸引器、持针器、双极电凝钳各1把，其他特殊手术耗材为2-0可吸收倒刺缝合线1根（用于镜下缝合阴道残端），防粘连透明质酸钠1支。

（4）手术麻醉、体位、通路的建立：术中采用全身麻醉（气管内插管），取膀胱截石位（保持头低足高≥30°）。放置双肩托，防止头低足高体位时患者从手术床滑落跌伤，常规消毒铺巾后，宫腔内放置举宫器便于操纵子宫。再次清洁消毒脐孔，采用布巾钳钳夹提起脐孔两侧，经脐部正中于脐轮上方及下方纵行切开脐孔皮肤，取长约25mm的切口，切开皮肤及部分皮下组织，翻开脐孔，分别向左右两侧游离皮瓣，形成足够的操作空间。于下方切口处行气腹针穿刺，试水试验确认气腹针已进入腹腔后，打开供气系统开关，向腹腔内充入CO_2气体形成满意的气腹，将气腹压力维持在12～15mmHg（1mmHg＝0.133kPa）。采用单孔三通道的穿刺方法置入3只常规Trocar（于脐孔下缘位置放置10mm的金属Trocar、脐孔上缘左侧放置5mm金属Trocar、右侧放置5mm一次性塑料Trocar，2只5mm Trocar为操作通道），其中脐下缘的10mm Trocar用于放置腹腔镜的目镜，并连接气腹系统；脐上缘另外2只5mm Trocar用于放置操作器械进行手术操作。

（5）术中探查与手术程序：术中首先探查盆腔，如有粘连，超声刀分离粘连，恢复解剖位置。冲洗盆腹腔，留取冲洗液。举宫器操纵子宫，显露手术野。将子宫举向右侧形成适当张力，提起左侧髂总动脉分叉表面腹膜，超声刀自该处向左侧腹股沟韧带附着处逐一切开后腹膜，超声刀切断左侧圆韧带近腹股沟处，提起左侧输卵管峡部及卵巢固有韧带，双极电凝后用超声刀切断，再沿左侧卵巢下方自内向外凝切阔韧带，同时分离显露阔韧带前后叶，至圆韧带断端处；同法处理右侧。双极电凝钳联合超声刀依次凝切双侧宫旁组织直至膀胱腹膜反折处，提起膀胱反折腹膜，采用超声刀切开，充分下推膀胱。游离双侧的子宫血管，采用双侧电凝钳充分电凝子宫血管后，以超声刀离断。依次电凝双侧的子宫主韧带及子宫骶骨韧带，超声刀逐步切开离断。采用单极电凝钩沿着举宫杯的杯缘环形切开阴道穹隆，子宫被切除离体。自阴道取出离体的子宫标本，采用碘附消毒液充分冲洗阴道残端，再用生理盐水冲洗后，阴道残端电凝止血。台下剖视子宫后送检冷冻病理。打开腹主动脉血管鞘，显露腹主动脉及右侧的下腔静脉，清扫腹主动脉旁淋巴。以1-0可吸收线悬吊肠系膜下动脉，显露空间，清扫淋巴结。沿右侧髂总动静脉及髂外动脉走行打开血管鞘至旋髂深动脉，显露右侧髂总动静脉及髂外动静脉，清扫髂总淋巴结及右侧髂外淋巴结。提起右侧圆韧带断端，清扫右侧腹股沟深淋巴结，分离左侧髂内动脉，将髂内动脉牵向对侧，清扫髂内淋巴结，显露闭孔神经及闭孔血管，清扫神经及血管周围的闭孔淋巴结；同法处理对侧盆腔淋巴结。肉眼未见明显肿大淋巴结，淋巴管残端双击电凝封闭、止血。超声刀切除双侧附件或双侧输卵管，并以3-0可吸收线缝合悬吊双侧卵巢于髂窝处（其中1例32岁年轻患者保留卵巢），经阴道取出双侧盆腔淋巴结及附件标本，以2-0可吸收倒刺线缝合阴道断端前后壁，中间留置T形管1根，从阴道残端中引流。500mL生理盐水充分冲洗盆腹腔，吸引器吸净冲洗液后，再次检查盆腹腔的手术创面及各个穿刺孔无明显活动性出血，双侧输尿管走行自然，蠕动正常。清点纱布及手术器械无误后，取出Trocar，用2-0可吸收线缝合脐部皮下组织后，以4-0可吸收线重塑脐孔，并加压包扎，手术结束。

（6）术后观察与临床处理：4例患者术后均安全返回病房，给予监护仪密切监测患者的生命体征，注意腹部切口及引流情况，给予低流量吸氧，术后制动4～6小时，给予预防感染补液和对症支持治疗，根据患者的实际情况酌情给予镇痛药物（图11-1至图11-9）。

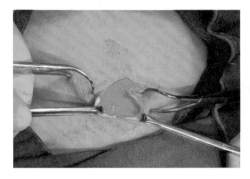

图 11-1　切开脐孔

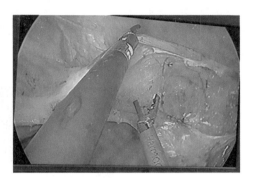

图 11-2　打开子宫阔韧带前后叶

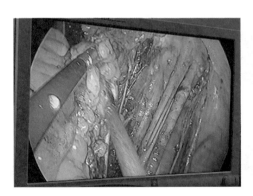

图 11-3　清扫盆腔淋巴结

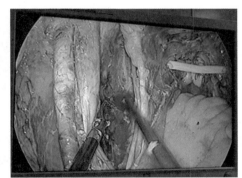

图 11-4　检查左闭孔区并止血

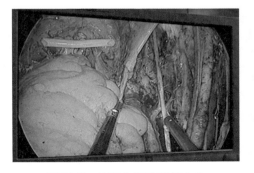

图 11-5　检查右闭孔区并止血

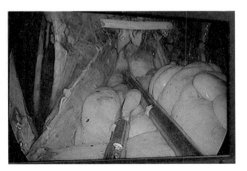

图 11-6　探查盆腔

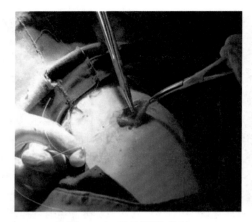

图11-7 脐孔再造成形

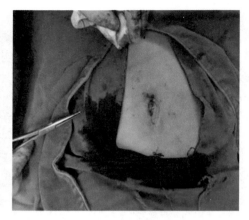

图11-8 成形后脐孔

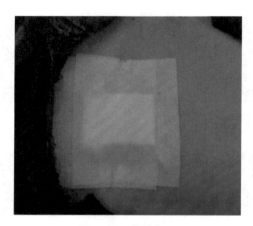

图11-9 术后伤口

（二）结果

　　本组4例患者手术均获成功，术中未增加其他通道，术中未中转开腹手术，其中1例为术后发现的子宫内膜癌，术中病理为子宫内膜不典型增生，最终接受单孔腹腔镜全子宫＋附件切除术。本组4例患者的手术均顺利完成，术中未损伤泌尿系统、肠道等邻近脏器，未损伤大血管、神经。手术时间100～280分钟，术中出血量10～50mL，术后1天体温36.8～37.6℃，术后1.0～1.5天肛门排气。患者术后2～3天拔除导尿管后均能顺利恢复排尿功能，无一例尿潴留发生。本组患者术后无须常规使用镇痛药物。4例患者术后腹部手术切口均Ⅱ/甲愈合，患者伤口轻度挛缩，隐匿于脐孔皱褶处，与脐孔完美融合，无明显的腹部外观伤口；患者术后住院5～7天出院。术后无一例发生切口感染、切口疝、膀胱功能障碍、皮下气肿、静脉血栓等并发症。本组4例患者均恢复良好，对治疗效果十分满意。目前患者均在随访观察中。

（三）讨论

作为女性生殖系统最为常见的妇科恶性肿瘤之一，子宫内膜癌的发病率在发达国家居女性生殖道恶性肿瘤的首位，病死率位居第2位[1]。子宫内膜癌分期手术是子宫内膜癌的标准手术，其手术范围主要包括全子宫切除＋双侧附件切除，必要时需切除盆腔淋巴结及腹主动脉旁淋巴结[10]。传统的子宫内膜癌手术主要是采取开腹手术方式，开腹手术往往会在患者腹部留下长长的手术瘢痕，不仅影响美观，而且部分肥胖患者可能存在切口愈合不良的情况。近年来，随着腹腔镜手术技能与手术设备的不断发展，腹腔镜手术治疗妇科恶性肿瘤已越来越普遍，且越来越受到患者的欢迎与认可。与传统开腹手术相比，腹腔镜手术具有切口小、术后疼痛轻、患者恢复快、伤口愈合好等诸多优点，因而在临床上颇受患者及医师的青睐。相关研究已经充分证实，腹腔镜手术不仅可以切除足够数量的淋巴结，而且出血量少、住院时间短，同时在并发症发生率、复发率、生存率等方面与开腹手术相似。

与传统腹腔镜相比，LESS更为微创化，其优势更加明显。LESS具有减轻术后疼痛、促进术后康复、减少或隐蔽手术瘢痕的优点，给女性患者带来更为人性化的关怀，因而更加受到患者的欢迎。但是LESS在妇科临床的应用起步较晚，而在我国，LESS的开展更晚一步[11]。目前，LESS在妇科领域主要应用于妇科良性疾病，应用于妇科恶性肿瘤仅有少量报道[6, 12-14]。与既往传统腹腔镜手术不同的是，LESS利用人体的天然皱褶——脐孔作为手术入路，置入腹腔镜手术器械即可完成各种手术操作。其最大的优势在于术后几乎看不到手术瘢痕的美容效果，同时，创伤比普通腹腔镜手术更小、术后疼痛更轻、恢复更快[15, 16]。本研究采用LESS治疗子宫内膜癌，手术顺利，取得了较为满意的临床效果，患者术中出血量少、术后疼痛轻、肠道功能恢复快，术后病理提示切除淋巴结数量满意。这些临床指标表明，LESS可有效应用于子宫内膜癌的治疗。LESS通过脐部切口进行手术操作，镜头与操作器械均通过同一通道进出。LESS也有其局限及难点：手术操作器械与腹腔镜镜头相互干扰，形成"筷子效应"，操作难度较大。目前LESS操作时间一般比常规腹腔镜手术要长、手术难度更大，且对手术设备的依赖性更大，需要术者更高的手术技巧[17, 18]。因此，开展LESS必然对术者有着更高的要求，尤其是开展妇科恶性肿瘤的LESS更应充分准备、训练有素，才能有效降低手术风险，保证手术成功。

鉴于LESS存在着自身的局限性和难点，因此将LESS应用于治疗子宫内膜癌时，笔者认为有几点应引起重视：①为保证手术的成功与患者的安全，开展子宫内膜癌LESS之前，术者应具有丰富的传统腹腔镜恶性肿瘤手术及常规妇科LESS的经验。②选择合适的病例对于手术的成功开展至关重要，尤其是早期开展LESS子宫内膜癌手术的术者更应重视这一点。由于LESS的局限性，过度肥胖的患者往往腹壁肥厚、穿刺比较困难，既往有盆腹腔手术史或盆腔子宫内膜异位症等导致盆腔严重粘连的患者，目前不主张采用LESS，应该慎选LESS[19, 20]。由于子宫内膜癌患者往往存在肥胖的问题且LESS没有助手协助显露，只能依靠术者一人操作，术中必然存在显露困难的问题，因此建议选择体型偏瘦的患者施行LESS，必要时术中缝合腹膜悬吊，便于显露术野。③完善术前准备工作，对于手术的最终成功十分重要。术前完善相关检查，排除手术禁忌证是最基本的要求。由于LESS经脐孔入路操作，术前必须做好脐孔清洁工作，可减少或避免术后伤口感染。此外，术前的肠道准备工作尤为重要，妇科恶性肿瘤的手术操作容易受到肠道干扰，完美的肠道准备对于提高LESS的效率与成功概率非常重要。④根据术中的具体情况，评估LESS的可行性，当手术困难及必要时，术中适当增加手术操作孔转变为传统腹腔镜手术模式，或从腹腔镜手术改变为开腹手术，以保障患者安全。⑤有效使用智能的能量器械，采用电凝与电切功能相结合的手术器械将收到事半功倍的效果。成熟的腔镜外科医师熟练运用能量器械更便捷、更安全，可有效提高手术效率。⑥采用专用的倒刺可吸收缝线，可有效降低单孔腹腔镜下的缝合难度。为避免或减少阴道残端的感染，采用倒刺线缝合阴道残端，其操作将更加便捷，从而可有效实现单孔腹腔镜完全性的全子宫切除术。⑦为减少手术入路孔径的拥挤，可在切开脐孔后，充分游离脐孔皮瓣下组织，拓宽手术入路；扶镜手与操作者可以一上一下相对错开操作，这些措施可创造更大的手术空间，有效减少或避免"筷子效应"，利于手术操作。⑧LESS相对困难，术者应具有充分的耐心，熟练掌握各种腹腔镜手术器械的功能特点，熟悉女性盆腔的解剖结构，尤其是在进行盆腔及腹主动脉旁淋巴结切除时，精细解剖盆腹腔的血管、神经和输尿管是成功实施LESS的关键。

本研究初步证实，LESS应用于子宫内膜癌的治疗应是安全可行的。但是，与传统腹腔镜手术相比，LESS操作难度更大，LESS的成功开展必然更加依赖先进的手术设备和术者熟练的手术技巧，相比之下LESS可能需要更长的手术时间。LESS应用于子宫内膜癌治疗的安全性、有效性尚需进一步的前瞻性、随机大样本的研究给予评估。

（夏百荣　罗　春　刘　萍）

参考文献

［1］马丁，沈铿，崔恒. 常见妇科恶性肿瘤诊治指南（第5版）［M］. 北京：人民卫生出版社，2016：47-79.

［2］Lee YY, Kim TJ, Kim CJ, et al. Single port access laparoscopic adnexal surgery versus conventional laparoscopic adnexal surgery: a comparison of peri-operative outcomes［J］. Eur J Obstet Gynecol Reprod Biol, 2010, 151（2）：181-184.

［3］Fagotti A, Fanfani F, Marocco F, et al. Laparoendoscopic singlesite surgery LESS for ovarian cyst enucleation report of first 3 cases［J］. Fertil Steril, 2009, 92（3）：1168-1168.

［4］Bucher P, Pugin F, Morel P, et al. Single-port access laparoscopic right hemicolectomy［J］. Int J Colorectal Dis, 2008, 23（10）：1013-1016.

［5］Escobar PF, Starks DC, Fader AN, et al. Single-port risk-reducing salpingo-oophorectomy with and without hysterectomy: surgical outcomes and learning curve analysis［J］. Gynecol Oncol, 2010, 119（1）：43-47.

［6］刘木彪，蔡慧华. 全国首例单孔腹腔镜手术治疗妇科恶性肿瘤［J］. 南方医科大学学报，2011，31（9）：1619-1621.

［7］王秋娟，任玉玲，高红艳，等. 单孔三通道法行腹腔镜输卵管切除术初探［J/CD］. 中华腔镜外科杂志（电子版），2015，8（6）：434-438.

［8］高红艳，王清，任玉玲，等．单孔三通道法行单孔腹腔镜全子宫切除术初探［J/CD］．中华腔镜外科杂志（电子版），2017，10（3）：179-181．

［9］Jiming Chen，Hongyan Gao，Yi Ding，et al．Application of laparoendoscopic single-site surgery using conventional laparoscopic instruments in gynecological diseases［J］. Int J Clin Exp Med，2016，9（7）：13099-13104．

［10］谢玲玲，林荣春，林仲秋．2017 NCCN《子宫肿瘤临床实践指南》简介［J］．中国实用妇科与产科杂志，2017，33（5）：480-484．

［11］李武，胡仙珍，陈琳琳，等．经脐单孔三通道腹腔镜在普通妇科疾病中的应用［J/CD］，中华腔镜外科杂志（电子版），2017，10（2）：89-92．

［12］Kim YW．Single port transumbilical myomectomy and ovarian cystectomy［J］．J Minim Invasive Gynecol，2009，16（6）：74．

［13］Lim MC，Kim TJ，Kang S，et al．Embryonic natural orifice transumbilical endoscopic surgery（E-NOTES）for adnexal tumors［J］．Surg Endosc，2009，23（11）：2445-2449．

［14］Escober PE，Starks DC，Fader AN，et al．Single-port risk-reducing salpingo-oophorectomy with and without hysterectomy：surgical outcomes and learning curve analysis［J］．Gynecol Oncol，2010，119（1）：43-47．

［15］Russell PA，Michael LN，Vrunda B．Applying single-incision laparoscopic surgery to gyn practice：what's involved［J］．OBG Management，2011，23（4）：28-36．

［16］Elazary R，Khalaileh A，Zamir G，et al．Single-Trocar cholecystectomy using a flexible endoscope and articulating laparoscopic instruments：abridge to NOTES or the final form［J］．Surg Endosc，2009，23（5）：969-972．

［17］Buckley DI FP，Vassaur H，Monsivais S，et al．Single-incision laparoscopic appendectomy versus traditional three-port laparoscopic appendectomy：an analysis of outcomes at a single institution［J］．Surg Endosc，2014，28（2）：626-630．

［18］Pontarelli EM，Emami C，Nguyen NX，et al．Single-incision laparoscopic resection of ovarian masses in children：a preliminary report［J］．Pediatr Surg Int，2013，29（7）：715-718．

［19］Buckley ID FP，Vassaur H，Monsivais S，et al．Comparison of outcomes for single-incision laparoscopic inguinal herniorrhaphy and traditional three-port laparoscopic herniorrhaphy at a single institution［J］．Surg Endosc，2014，28（1）：30-35．

［20］Chew MH，Chang MH，Tan WS，et al．Conventional laparoscopic versus single-incision laparoscopic right hemicolectomy：a case cohort comparison of short-term outcomes in 144 consecutive cases［J］．Surg Endosc，2013，27（2）：471-477．

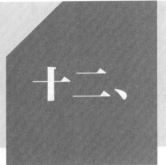

十二、 单孔腹腔镜下保留生育功能的卵巢交界性肿瘤手术初探

【摘要】 目的 探讨单孔腹腔镜下保留生育功能的卵巢交界性肿瘤手术技巧及其安全性与可行性。方法 回顾性分析2019年9月接受手术治疗的1例保留生育功能的卵巢交界性黏液性囊腺瘤患者的临床资料，采用单孔腹腔镜下保留生育功能的手术治疗。术中纵行垂直切开脐孔及上下缘约1.5cm，逐层进入腹腔，采用专用单孔腹腔镜手术port建立操作通道后，行左侧输卵管－卵巢切除、右侧卵巢活检、右侧卵巢成形、阑尾切除、大网膜切除、腹膜多点活检及脐整形术。结果 本例手术顺利完成，术中未增加通道中转为传统腹腔镜手术，亦未中转开腹。术中未损伤输尿管、膀胱及结直肠等邻近脏器，亦无大血管及神经损伤。本例手术时间245分钟，术中出血量约100mL。术后1天体温37.4℃，术后1.5天肛门排气，术后2天拔除导尿管后膀胱恢复正常排尿功能，无尿潴留发生。患者术后无须镇痛类药物。术后5天顺利出院，脐部切口甲级愈合。患者术后1个月至门诊查HE4、AFP、CEA、CA125及CA19-9，均在正常范围内，无切口疝、尿潴留、皮下气肿及下肢静脉血栓等并发症发生。现患者在门诊随访中，无复发迹象。结论 在单孔腹腔镜技术成熟的前提下，选择合适的病例行单孔腹腔镜下保留生育功能的卵巢交界性肿瘤手术可能是安全有效的。

【关键词】 单孔腹腔镜手术；经脐入路；交界性卵巢肿瘤；保留生育功能

作为妇科三大肿瘤之一的卵巢肿瘤，其分型、良恶性的判定、治疗手段及方案一直深受广大妇科医生的关注。交界性卵巢肿瘤（borderline ovarian tumors，BOT）这一定义首先由Taylor[1]在1929年提出。BOT的发病年龄为15～55岁，有研究表明，有50%的患者年龄为20～40岁[2]。交界性卵巢肿瘤的治疗一直以手术治疗为主，且预后良好。由于经腹手术对患者创伤较大，术后粘连可能会影响生育功能，因此微创手术的应用十分必要。基于对手术微创化及"无瘢痕"美容效果的不断追求，经自然腔道内镜手术（natural orifice transluminal endoscopic surgery，NOTES）的应用显著增加。单孔腹腔镜手术（LESS）作为NOTES中的一种，现已成为微创手术的焦点。LESS创伤小、恢复快，并且脐孔的天然皱褶与术后瘢痕融为一体可达到"无瘢痕"的美容目的，能满足患者在祛除病痛的同时对美的追求[3]。在完成手术的基础上，使切口最小化、对患者创伤最小化，这不只是微创外科医生的目标，亦是广大患者的期望。笔者团队在积累了丰富的单孔腹腔镜手术经验的基础上[4-7]，于2019年9月25日顺利通过经脐单孔腹腔镜完成交界性黏液性囊腺瘤的保留生育功能的手术，取得良好效果。

（一）临床资料

1.一般资料

患者，女，33岁，G4P1。因"自觉腹部肿瘤2月余"入院，既往于2006年行剖宫产术，2019年8月因"肛瘘"行手术治疗，于2019年9月中下旬就诊，查B超及CT检查均提示盆腹腔巨大囊性占位，考虑左侧附件来源（图12-1）。妇科检查：外阴已婚已产式，未见肿块；阴道通畅、伸展性好，有分泌物并均匀一致，黄色无异味。宫颈糜烂Ⅰ度，单纯型，宫颈无囊肿，无举痛、摇摆痛。子宫中位，常大，质软，活动度良好，无压痛。附件无肿块，附件区无压痛。子宫上方可扪及一巨大囊性包块，上至脐上4指，两侧至腋前线，活动度佳，无压痛。术前各肿瘤指标均在正常范围内。拟诊：盆腔包块，性质不明（不排除恶变），待囊肿取出后根据术中病理结果决定下一步手术方式。结合患者年龄、患者及其家属有再生育需求，医患沟通后，选择经脐单孔腹腔镜下保留生育功能的术式。

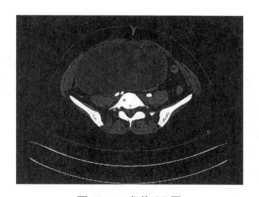

图12-1 术前CT图

注：CT示下腹部巨大囊腺瘤，大小约33.8cm×10.0cm×30.8cm，有分隔

2.方法

（1）手术主要器械与耗材：全套数字腹腔镜系统，单孔通道保护套及专用port，常规腹腔镜手术分离钳、剪刀、持针器、吸引器、超声刀及双极电凝钳各1把，30°常规腹腔镜镜头1个，光源系统及气腹系统，以及常规外科器械1套，可吸收缝合线及丝线，硅胶引流管1根，透明质酸钠2支。

（2）术前准备：术前完善相关实验室及影像学检查，排除手术禁忌。术前2～3天改为流食进行肠道准备，并在术前2～3天行阴道消毒及脐孔消毒，以减少手术入路及放置举宫器时感染的风险，术前1天备皮。

（3）麻醉及体位：采用气管插管全身麻醉。患者取膀胱截石位（双腿外展达80°～90°且头低足高≥30°），使患者臀部超出手术床下缘5～10cm。助手留置导尿并放置举宫器。因LESS术中视野显露欠佳，故需助手持举宫器操纵子宫配合显露手术视野。

（4）手术步骤：麻醉成功后，常规行妇科腹腔镜手术消毒步骤，并且重点消毒脐孔及阴道。采用单孔单通道腹腔镜入路：纵行垂直切开脐孔及上下缘皮肤约1.5cm，逐层切开皮下各层直至腹腔后，用手指钝性分离扩张切口深部，于腹膜前间隙处放置5cm切口保护套撑起腹部，连接一次性单孔腹腔镜操作软鞘管后连接气腹平台，充入CO_2气体至压力达13mmHg（1mmHg＝0.133kPa），建立气腹。

　　本例因包块过大，肿块已达脐孔切口处，取下Port后，以3-0丝线在包块表面小心做一直径约1.5cm的荷包缝合，在荷包中央小心切开后可见清亮黏稠液体流出，吸引器吸净囊内液体约3000mL（图12-2）；吸净后收紧荷包缝合线，仔细缝扎切口（图12-3），还纳回腹腔。连接好单孔专用Port，从操作孔置入30°腹腔镜镜头，探查腹腔情况，判断粘连情况及盆腔有无积液等，初步判定手术所需时间及手术方案的可行性，若单孔操作有风险则及时增加通道中转为传统腹腔镜手术甚至开腹手术，以保证患者生命安全及手术顺利完成。使用超声刀及分离钳等钝锐性分离盆腔粘连，恢复正常解剖结构，以提供良好术野。取下Port，自脐孔小心拉出包块，见包块来源于左侧卵巢，纱布包裹盆腔包块保护好周围组织，剪开包块，见囊内壁表面有一直径约3cm凸起（图12-4），完整剪出病灶组织并送快速病理。小心剥离囊肿后（图12-5），以3-0可吸收缝合线自卵巢门处依次向外做荷包缝合，重塑卵巢形态（图12-6）。缝合卵巢后见左侧卵巢大小约

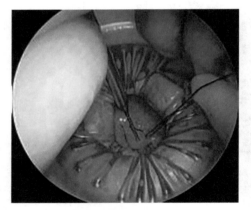

图12-2　荷包缝合后吸囊液

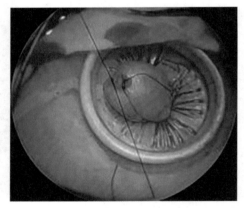

图12-3　吸净囊液后缝扎切口

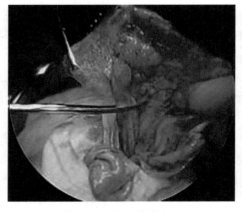

图12-4　剪刀剪除凸起

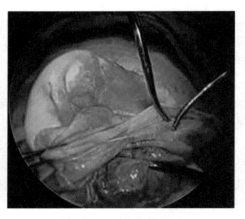

图12-5　剥离卵巢囊肿

5cm×5cm×4cm，从脐孔还纳回盆腔，连接单孔专用Port，充气，再次探查盆腔。超声刀剥离子宫表面子宫肌瘤并以2-0可吸收缝合线缝合止血。术中快速病理回报：（左侧卵巢肿瘤）交界性黏液性囊腺瘤。与患者家属充分沟通（告知可选择全面分期手术或保留生育功能手术），家属选择保留生育功能手术。手术范围改为右侧卵巢活检、切除左侧附件、阑尾及大部分大网膜，并随机取腹膜多点活检。以剪刀轻轻剪开右侧卵巢表面，剪下右侧卵巢直径约1cm的卵巢组织并送快速病理，提示（右侧卵巢）黄体囊肿伴出血。使用双极、超声刀凝切左侧卵巢动静脉、卵巢固有韧带及卵巢门处，切除左侧附件，双极电凝创面止血。超声刀打开阑尾系膜根部，凝断阑尾动脉，以7号丝线结扎阑尾根部1道，采用3-0可吸收线沿阑尾系膜根部做荷包缝合一圈，切除阑尾（图12-7），双极电凝创面止血，轻轻收紧荷包缝合线，并将剩余阑尾根部塞入荷包内。以分离钳轻轻提起右侧结肠旁沟处腹膜，超声刀切下少量腹膜组织，同法活检左侧结肠旁沟腹膜及多处盆腔腹膜（图12-8）。超声刀打开右侧输卵管表面浆膜层，剥离系膜囊肿2枚后，继续用超声刀沿横结肠肠管下缘至肝曲向脾曲切除大部大网膜（图12-9）。标本自单孔Port取出，送术后常规病理（图12-10）。采用双极电凝进行创面止血，用生理盐水反复冲洗盆腔，检查创面无出血。盆腔置引流管1根自脐孔引出，创面涂抹透明质酸钠2支

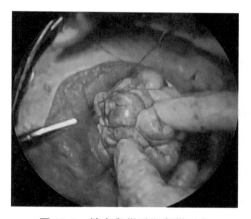

图12-6 缝合卵巢重塑卵巢形态

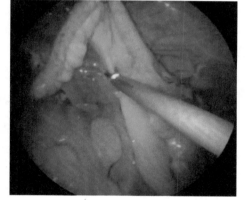

图12-7 切除阑尾

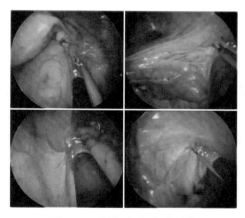

图12-8 随机多点腹膜活检

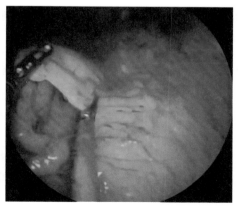

图12-9 切除大部分大网膜

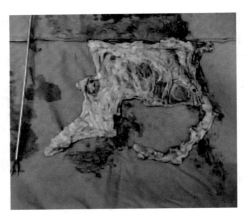

图12-10 切除的大网膜标本

以减少术后粘连发生。撤械排气，以2-0可吸收缝合线间断缝合浅筋膜组织，再以4-0可吸收缝合线间断缝合脐孔，将引流管固定于脐部切口前端，并重塑脐孔结构。缝合完毕后，于脐孔处放置酒精棉球及干净纱布，以敷贴加压包扎，术毕。

（5）术后观察与处理：患者术毕苏醒后安全返回病房，导尿管通畅，尿色清。患者取平卧位卧床制动4～6小时，并给予24小时心电监护及持续低流量吸氧，密切关注患者生命体征变化、腹部伤口及导尿情况，给予预防感染、低分子肝素预防血栓及对症支持治疗，定期行伤口清洁换药以预防感染，需要时予以镇痛药物对症治疗。

（二）结果

本例手术顺利完成，术中未增加通道转为传统腹腔镜手术，亦未中转开腹。术中未损伤输尿管、膀胱及结直肠等邻近脏器，亦无大血管及神经损伤。本例手术时间为245分钟，术中出血量约100mL。术后第1天体温37.4℃，术后1.5天肛门排气，术后2天拔除导尿管后膀胱恢复正常排尿功能，自主排尿通畅且无尿潴留发生。术后3天拔除腹部引流管，伤口恢复好，无感染，且患者术后无须使用镇痛类药物。术后5天顺利出院。患者术后1个月至门诊查HE4、AFP、CEA、CA125及CA19-9，均在正常范围内，伤口愈合良好，无切口疝、尿潴留、皮下气肿及下肢静脉血栓等并发症发生，患者对手术疗效满意，目前处于门诊定期随访观察中。

（三）讨论

卵巢交界性肿瘤治疗方案的选择一直是妇科临床讨论的焦点，对于育龄期尤其是未生育或对生育有很高需求的年轻女性患者，选择根治性切除还是保留生育功能手术是个值得思考的问题。由于晚婚晚育及二胎政策的开放，保留生育功能术式的开展需求更加迫切。术中仔细进行全盆腔探查及盆腹腔冲洗液细胞学检查，大网膜切除、腹膜可疑病灶切除及腹膜随机多点活检可以明确分期，指导术后辅助治疗和随访，而卵巢交界性黏液性肿瘤术中应同时行阑尾切除术。根据中国专家共识[8]，对于交界性卵巢肿瘤，若对侧卵巢外观及影像学检查无异常，应避免活检，降低损伤后引起粘连进而影响术后生育功能的风险。本例患者术中探查发现右侧卵巢可疑囊肿，不能排除是否为肿瘤组织，为避免遗漏，故术中取囊肿组织活检。

交界性卵巢肿瘤因其生物学特点，在影像学上与良性肿瘤较难区分，确诊往往需要病理明确。对于有生育要求的交界性卵巢肿瘤患者，保留生育功能的术式逐渐被广泛认可[9]。有研究表明[10, 11]，保留生育功能的卵巢交界性肿瘤术后复发率虽然比根治性手术高，但是对患者术后远期生存率无明显影响。而开腹行交界性卵巢肿瘤保留生育功能的手术，不仅创伤大及术后瘢痕大，而且术后腹腔粘连严重，对生育功能也会有一定的影响。腹腔镜手术以其创伤小、术后粘连较开腹手术轻等优点，替代开腹手术是必然的趋势。而LESS秉承着更微创、"无瘢痕"等优势逐步广泛应用于妇科手术中。与传统腹腔镜相比，LESS另一个最大的优势就是可以直接将腹腔的脏器取至脐孔处以类似"开腹"的手段处理，这样可以更好地避免病灶的腹腔扩散。本例手术为了防止囊肿中囊液在腹腔中扩散，将肿块取至脐孔吸取囊液后剥离囊肿，行卵巢成形术后继续以单孔腹腔镜完成手术。LESS可以认为是开腹手术与传统腹腔镜手术的互补与结合。本术式由于需要切除阑尾及大网膜，不仅要求术者有着丰富的盆腹腔解剖知识的储备，更需要术者具有胃肠手术技巧和经验积累。借助腹腔镜镜头的高清晰度画面，术者可以更仔细地观察疑似病变组织。由于LESS采用经脐入路，腹腔镜镜头与操作器械均从此通道进入操作，因其空间相对狭小形成"筷子效应"，从而导致手术操作时间变长、难度系数增大，对手术器械及术者技术都有着较高的要求[12, 13]。本例手术顺利完成并取得了满意的效果，术中出血量约100mL，术后疼痛轻且肠道功能恢复较快。患者对于手术结果及伤口形态满意。这些临床指标均初步提示单孔腹腔镜下保留生育功能的卵巢交界性肿瘤手术应用于部分条件合适的患者或许是安全可行的。

因为LESS本身存在着其局限性及实施的难点，将其应用于保留生育功能的卵巢交界性肿瘤手术中，以下几点是不容忽视的：①术者不仅要熟知女性盆腹腔解剖结构，还要具备丰富的传统腹腔镜下交界性卵巢肿瘤手术、经腹交界性卵巢肿瘤手术的经验，以及丰富的单孔腹腔镜手术技巧及经验。以此才能确保在单孔腹腔镜下手术的成功及术中、术后患者的生命安全。②LESS顺利完成与否，病例选择很关键，对于腹型肥胖、腹壁过于肥厚的患者及既往盆腔有手术史、合并子宫内膜异位症等有可能引起盆腔严重粘连的患者，目前都应慎重选择LESS[14, 15]。③因术中要遵循无瘤原则，标本袋的使用及从脐孔直视吸取囊液、剥离囊肿可以有效减少肿瘤扩散。④术中在切除阑尾及大网膜时，因不是妇科常规手术，若无十足把握，可以请相关科室配合手术，以顺利完成手术并保证患者生命安全。⑤术前影像学及相关实验室检查对肿瘤良恶性判断至关重要，有助于对肿瘤分期的判断及手术方案的制订。⑥本术式的目的是在清除病灶的基础上尽可能保留患者的生育功能，若非必须，应尽可能减少手术对健侧卵巢及周围组织的损伤，以减少术后粘连。⑦因交界性卵巢肿瘤有远期复发倾向[8]，需要与家属强调保留生育手术后随访的重要性及复发的可能性，术后需要制订一套完整的随访方案以保证患者术后生存率。⑧单孔腹腔镜由于操作空间狭窄，"筷子效应"对手术的影响是困扰许多术者的重要问题之一[16]，可以通过选择port上相对的操作孔放置器械来进行操作，以增大彼此之间的距离，也可以同时采取镜头与操作器械"一上一下"的阵容形成一个相对的小手术三角，以利于手术操作。

最后需要强调的是，本术式采用单孔腹腔镜完成难度相对较大，对术者手术技能有着较高的要求，而如何有效避免"筷子效应"也是需要术者认真思考的问题。目前该术式仍在探索阶段，单孔腹腔镜下保留生育功能的卵巢交界性肿瘤切除术能否被广泛应用于妇产科临床，尚需进一步的大样本临床数据予以证明。基于以上观点，拟行此术式的术者应根据入路构建后术中具体情况来评估LESS的可能性，若术中出现困难及意外，需及时增加切口转至传统腹腔镜甚至开腹手术，以确保患者的生命安全。

（罗　春　顾光华　朱宗浩）

参考文献

[1] Taylor. HC. Malignant and semimalignant tumors of the ovary [J]. Surg Gynecol Obstet，1929，48：204-230.

[2] 李雅琴，黄向华. 年轻恶性及交界性卵巢肿瘤患者保留生育功能的研究进展 [J]. 实用妇产科杂志，2017，33（11）：826-829.

[3] 孔佳，李斌. 单孔腹腔镜技术在妇科手术中的应用 [J]. 中国内镜杂志，2014，20（12）：1337-1339.

[4] 陈继明，丁屹，杨璐，等. 单孔三通道法行单孔腹腔镜手术治疗妇科良性肿瘤 [J]. 中华腔镜外科杂志（电子版），2014，7（5）：410-413.

[5] 陈继明，胡丽娜，刘俊玲，等. 单孔腹腔镜手术在子宫内膜癌中的应用初探 [J]. 中华腔镜外科杂志（电子版），2018，11（5）：318-320.

[6] 陈继明，刘俊玲，陆冰颖，等. 5mm微切口单孔腹腔镜全子宫切除术初探 [J]. 中华腔镜外科杂志（电子版），2019，12（2）：118-121.

[7] Chen JM，Lin XG，Gao HY，et al. Application of laparoendoscopic single-site surgery using conventional laparoscopic instruments in gynecological diseases [J]. Int J Clin Exp Med，2016，9（7）13099-13104.

[8] 王稳，张师前，王玉东，等. 交界性卵巢肿瘤诊治专家共识 [J]. 中国实用妇科与产科杂志，2019，35（9）：1000-1007.

[9] 杨幼萍，朱杨丽，张建民. 卵巢交界性肿瘤病理及进展 [J]. 临床与实验病理学杂志，2016，32（5）：481-487＋491.

[10] Jiao XB，Hu J，Zhu LR. Prognostic factors for recurrence after fertility-preserving surgery in patients with borderline ovarian tumors：A systematic review and meta-analysis of observational studies [J]. Int J Gynecol Cancer，2017，27（9）：1833-1841.

[11] Zhao JG，Liu CY，Liu J，et al. Short-term outcomes and pregnancy rate after laparoscopic fertility-sparing surgery for borderline ovarian tumors：A single-institute experience [J]. Int J Gyneco Cancer，2018，28（2）：274-278.

[12] Vellei S，Borri A. Single-incision versus three-port laparoscopic appendectomy：Short-and long-term outcomes [J]. J Laparoendosc Adv Surg Tech A，2017，27（8）：804-811.

[13] Park JY，Kim TJ，Kang HJ，et al. Laparoendoscopic single site（LESS）surgery in benign gynecology：perioperative and late complications of 515 cases [J]. Eur J Obstet Gynecol Reprod Biol，2013，167（2）：215-218.

[14] Buckley FP 3rd，Vassaur H，Monsivais S，et al. Comparison of outcomes for single-incision lapa-

roscopic inguinal herniorrhaphy and traditional three-port laparoscopic herniorrhaphy at a single institution［J］. Surg Endosc，2014，28（1）：30-35.

［15］Chew MH，Chang MH，Tan WS，et al. Conventional laparoscopic versus single-incision laparoscopic right hemicolectomy：a case cohort comparison of short-term outcomes in 144 consecutive cases［J］. Surg Endosc，2013，27（2）：471-477.

［16］龚瑶，唐均英. 以单孔腹腔镜为例谈妇科手术入路方式的选择［J］. 中国现代手术学杂志，2020，24（2）：237-240.

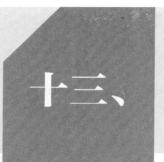

十三、单孔腹腔镜手术治疗盆腔深部浸润型子宫内膜异位症的临床研究

【摘要】 **目的** 探讨单孔腹腔镜手术治疗盆腔深部浸润型子宫内膜异位症的可行性与安全性。**方法** 回顾性分析2018年4月至2020年8月接受单孔腹腔镜盆腔深部浸润型子宫内膜异位症切除术的24例患者的临床资料。分析手术时间、术中出血量、并发症、复发率及术后生育情况。**结果** 24例患者的手术均顺利完成，手术时间（166.25±90.95）分钟，术中出血量（98.75±63.61）mL；术后无须镇痛类药物。出院后予促性腺激素释放激素激动剂（GnRH-a）注射联合地诺孕素序贯治疗，2例术后自然受孕分娩，1例不孕症患者采用辅助生殖技术后成功分娩。1例复发。**结论** 如选择合适的病例，单孔腹腔镜手术治疗盆腔深部浸润型子宫内膜异位症可能是安全有效的。

【关键词】 单孔腹腔镜手术；经脐；深部浸润型子宫内膜异位症

子宫内膜异位症（简称内异症）包括腹膜型、卵巢型、深部浸润型内异症（deep infiltrating endometriosis，DIE）及其他部位内异症[1]。Koninckx等[2]首先提出DIE的概念，认为DIE是病灶浸润深度＞5mm的内异症。它与部分不孕症、严重痛经和深部性交痛等密切相关，严重影响女性的生活质量[1]。DIE病灶常见于子宫骶骨韧带、阴道穹隆、直肠阴道隔[3]。对于有临床症状的DIE，目前首选手术联合药物治疗[1]。近几年，单孔腹腔镜手术（LESS）因创伤更小、美观度更高、"无瘢痕"、愈合恢复快等诸多优点，逐渐有替代传统腹腔镜的趋势，并有愈来愈多的应用[4]。笔者团队在先前单孔腹腔镜妇科手术经验积累的基础上，将单孔腹腔镜手术应用于DIE病灶的切除，取得良好的临床效果，现报道如下。

（一）资料与方法

1.一般资料

选取2018年4月至2020年8月收治的24例盆腔DIE患者。3例患者无性生活史（其中1例为残角子宫）。24例患者均合并单/双侧卵巢子宫内膜异位囊肿，2例伴有子宫腺肌病。平均年龄（33.54±6.81）岁，BMI为22.97±3.26，术前CA125平均为（99.16±142.78）kU/L，其中1例高达669.5kU/L，见表13-1。

2.病例选择标准

年龄＜50岁，BMI＜30，术前考虑诊断盆腔DIE，术中及术后病理证实为盆腔DIE的患者，美国生殖医学学会（American Society for Reproductive Medicine，ASRM）修正内异症分期法（1997年）评分＞40分，患者要求行单孔腹腔镜术式，并签署知情同意书。

表13-1　单孔腹腔镜手术治疗的盆腔DIE患者基本信息及手术结果

例序	诊断	年龄（岁）	BMI	手术时间（min）	术中出血量（mL）	术前Hb（g/L）	术后Hb（g/L）	术后住院时间（d）	术前CA125（kU/L）
1	DIE＋BOC	28	21.77	135	100	137	104	7	34.38
2	DIE＋LOC	33	23.88	105	120	132	112	5	80.21
3	DIE＋BOC	39	23.21	370	220	128	84	4	122.0
4	DIE＋LOC	37	25.34	65	50	137	128	9	20.58
5	DIE＋LOC	29	20.70	65	180	140	124	5	31.78
6	DIE＋AD＋LOC	42	23.70	260	50	119	94	7	152.8
7	DIE＋LOC＋Myoma	38	22.31	120	40	120	107	4	11.71
8	DIE＋RUH＋ROC＋RA	19	23.44	280	50	104	80	8	669.5
9	DIE＋ROC	24	19.98	85	50	140	118	7	未查
10	DIE＋ROC	40	28.20	100	50	78	76	5	27.86
11	DIE＋ROC	25	19.20	100	150	132	112	4	52.2
12	DIE＋ROC	42	24.20	195	150	115	78	4	54.81
13	DIE＋BOC	34	20.06	155	50	114	85	6	299.6
14	DIE＋LOC	35	19.53	270	250	114	94	5	128.0
15	DIE＋ROC	36	32.37	200	80	125	105	4	198.4
16	DIE＋BOC	30	21.23	160	150	129	108	4	8.56
17	DIE＋LOC	30	26.08	90	50	126	120	5	13.1
18	DIE＋BOC	42	23.15	290	200	135	83	8	65.02
19	DIE＋BOC	45	28.04	135	50	120	117	6	35.05
20	DIE＋BOC	38	18.83	85	50	126	108	5	108.2
21	DIE＋LOC	26	21.22	170	100	123	99	5	14.59
22	DIE＋ROC	30	22.88	145	80	119	95	5	27.14
23	DIE＋ROC	37	22.05	345	50	130	104	7	82.38
24	DIE＋ROC	26	19.92	65	50	122	115	4	42.86

注：DIE：深部浸润型内异症；Myoma：子宫肌瘤；BOC：双侧卵巢囊肿；ROC：右侧卵巢囊肿；LOC：左侧卵巢囊肿；AD：子宫腺肌病；RUH：残角子宫；RA：肾缺如

3.病例排除标准

腹壁松弛、腹壁过厚、身高过高的患者，脊柱、骨盆畸形无法取膀胱截石位的患者，恶性肿瘤，各系统严重合并症及一般手术禁忌证。

4.方法

（1）术前准备：常规腹腔镜术前准备，术前3天脐孔清洁处理及阴道擦洗，患者进食流质饮食。

（2）手术入路平台的建立：纵行逐层切开脐孔长约2cm至腹腔，手指扩张后于腹膜前间隙放置直径5cm切口保护圈，连接单孔单通道专用Port，连接气腹，充入CO_2气体至压力13mmHg。

（3）手术器械与耗材：全套数字腹腔镜系统、光源系统及气腹系统，单孔通道保护圈及专用Port，常规腹腔镜手术器械，30°腹腔镜镜头，常规外科器械1套。

（4）麻醉及体位：气管插管全身麻醉，取膀胱截石位（保持头低足高≥30°，双腿外展＜90°），臀部超出手术床下缘5cm并放置肩托。

（5）手术步骤：消毒铺单，保留导尿，放置举宫器（有性生活史），连接Port并建立气腹，置入30°腹腔镜镜头探查。如有粘连，超声刀解除粘连，分离出左侧骨盆漏斗韧带，游离左侧输尿管，分离腹膜并打开阴道直肠侧间隙、直肠骶韧带间隙及直肠阴道间隙。分离粘连，恢复卵巢解剖位置，完整剥除卵巢囊肿，取出标本，用3-0可吸收倒刺线重新缝合成形卵巢。同法分离游离出右侧骨盆漏斗韧带、右侧输尿管及盆腔间隙。仔细判断深部内异症病灶。因深部内异症大多数会累及宫骶韧带，故常需切除宫骶韧带浅层。为防止贸然实施、找错间隙而损伤肠道，建议采取从两侧疏松的间隙向中间的宫骶韧带缓慢分离组织及粘连。用冷刀仔细逐个分离清除病灶。予缝合线八字缝合卵巢后，经腹壁穿刺出腹腔，并于皮肤表面固定缝线悬吊卵巢暴露手术视野（无卵巢囊肿可以先缝合悬吊卵巢，清除病灶后拆除缝线），可更好地切除宫骶韧带及直肠阴道隔的病灶。彻底清除直肠子宫陷凹及宫骶韧带等处的DIE病灶，并用双极电凝钳电凝止血。助手协助行直肠充气试验判断直肠有无损伤，术后使用大量生理盐水冲洗盆腹腔，冲洗后置入止血纱。解除悬吊卵巢的缝合线，于盆腔深处放置引流管1根，吸净盆腹腔气体，撤除腹腔镜器械及Port切口保护圈，以2-0可吸收缝线缝合脐部浅筋膜，4-0可吸收线间断缝合重塑脐孔，并将引流管固定于脐部切口前端，缝合完毕后在脐孔处放置酒精棉球及干净纱布和敷贴加压包扎，手术结束。

（6）术后处理与随访：术后予心电监护并予低流量吸氧。关注腹部切口及引流，定期切口换药。予预防感染及营养支持治疗，必要时予镇痛镇静药对症治疗。月经来潮后门诊随访，评估临床症状改善情况，并予以促性腺激素释放激素激动剂（GnRH-a）注射＋地诺孕素长期管理，以减少或延缓DIE的复发。

5.统计学方法

采用SPSS 26.0进行统计学分析，临床数据行正态性检验。对正态分布的计量资料以均数±标准差表示。

（二）结果

24例患者均顺利接受单孔腹腔镜盆腔深部DIE内异症切除术，其中1例术中分离小肠时因粘连致密导致肠壁部分破损，术中予以修复，其余未见术中、术后并发症。本组手术时间（166.25±90.95）分钟，术中出血量（98.75±63.61）mL；术后1天体温37.2～37.8℃，术后1～1.5天肛门排气，术后1～2天拔除导尿管，无尿潴留发生。患者术后均无须镇静镇痛类药物。术后住院（5.54±1.50）天。术后接受后续治疗并定期随访，随访时间12～39个月，平均26.4个月，患者疼痛较术前明显改善。2例术后自然受孕分娩，1例不孕症患者行辅助生殖技术后成功分娩，1例复发（4.2%）。

（三）讨论

根据病灶部位的不同，内异症的临床症状也有差异。DIE是内异症中最难治疗的一种临床类型[5, 6]。研究显示，腹腔镜手术治疗DIE，不仅可有效切除病灶，且出血量小，术后住院时间短，恢复快，切口美观度好，术后并发症的发生率低于经腹术式[7, 8]。随着对微创与美感的不断追求，LESS在不断地发展与完善。文献表明，与传统腹腔镜相比，LESS可能更微创，可有效减轻患者术后疼痛，促进术后患者康复[9-12]。目前在我国，LESS广泛应用于妇科良性疾病，在恶性疾病中LESS的应用仅在近几年有少量报道。本研究采用LESS治疗盆腔DIE，取得了预期的临床效果。本研究中，24例盆腔DIE患者术后随访仅1例复发（4.2%），术中出血量（98.75±63.61）mL、术后住院天数（5.54±1.50）天，与相关研究中传统腹腔镜术后数值相比：复发率较低，术中出血量相似，术后住院时间短，但手术时间稍长[7, 8]。本研究术后病理均证实盆腔DIE的存在。这些结果初步表明，LESS应用于DIE的治疗可能是安全有效的。

但是，LESS存在着一定的局限性及难点，因此将LESS应用于DIE时，笔者认为有以下几点需要注意：①DIE常合并肠粘连、直肠子宫陷凹封闭、输尿管粘连等解剖结构的改变，手术风险及难度较大[13]，术中应优先解剖游离输尿管及肠管等重要器官，这有助于病灶切除与避免损伤。②术前对DIE的诊断应重视妇科检查、阴道超声检查、直肠内镜检查及MRI等多种措施的综合应用，以制订合理的手术方案[14, 15]。③重视术前对患者疼痛部位的询问、注意查体及术中的仔细探查。对于侵犯输尿管、肠管的病灶，必要时多学科会诊协助以彻底根除病灶。病灶侵犯至阴道壁时，可能需切穿阴道壁再重新缝合，以保证病灶切除的彻底性。④单孔腹腔镜治疗DIE，手术相对困难复杂，又缺少助手，术中可通过放置举宫器配合术者及术中缝合卵巢后穿透腹壁，悬吊牵拉以显露术野。⑤减少单孔腔镜"筷子效应"的措施：可采用直径5mm的30°腹腔镜镜头；镜头与操作器械"一上一下"交错操作；通过器械的选择，如"光镜一体机"（无光纤摆动）、"可弯器械"（增大操作空间）、一长一短的操作器械等来减少或避免"筷子效应"[16]。⑥术中可通过病灶粘连、病灶坚硬质地及病灶颜色不同等情况判定病灶部位。有研究表明，术中也可利用显影技术分辨内异症病灶并予以清除[17, 18]。⑦注意DIE的彻底切除与术后的长期管理。DIE的高复发率是其治疗的难点之一，减少DIE的复发，需要术中尽可能彻底地清除病灶及术后长期有效的药物治疗与管理，两者缺一不可。⑧研究证实，机器人辅助腔镜技术已应用于DIE手术[19]，但机器人手术学习曲线长[20]，且机器人手术设备尚未在国内普及，这些因素均限制了机器人手术在国内的发展，其有效性仍需大量研究的证实[21, 22]。

本研究结果初步表明，LESS应用于DIE的治疗可能是安全可行的。但由于LESS与传统腹腔镜相比操作难度更大，所以LESS的成功开展必定依赖于先进的手术操作设备和术者丰富的手术技巧及经验，且LESS可能需要更长的手术操作时间。LESS应用于DIE治疗的安全性与有效性尚需进一步的前瞻性、随机大样本的研究予以评估。

（张守枫　杨　云　罗　春）

参考文献

[1] 谢幸，孔北华，段涛，等. 妇产科学（第9版）[M]. 北京：人民卫生出版社，2018：261-269.

[2] Koninckx PR，Meuleman C，Demeyere S，et al. Suggestive evidence that pelvic endometriosis is a progressive disease，where-as deeply infiltrating endometriosis is associated with pelvic pain [J]. Fertil Steril，1991，55（4）：759-765.

[3] 郎景和. 对子宫内膜异位症认识的历史、现状与发展 [J]. 中国实用妇科与产科杂志，2020，36（3）：193-196.

[4] 关小明，陈琳，郑莹. 妇科经自然腔道内镜手术 [J]. 中国实用妇科与产科杂志，2019，35（12）：1305-1307.

[5] Szubert M，Zietara M，Suzin J. Conservative treatment of deep infiltrating endometriosis：review of existing options [J]. Gynecol Endocrinol，2018，34（1）：10-14.

[6] Montanari E，Dauser B，Keckstein J，et al. Association between disease extent and pain symptoms in patients with deep infiltrating endometriosis [J]. Reprod Biomed Online，2019，39（5）：845-851.

[7] 李震，张妮娜，王铭洋，等. 腹腔镜手术治疗深部浸润型子宫内膜异位症225例临床分析 [J]. 中华腔镜外科杂志（电子版），2020，13（5）：270-273.

[8] Khazali S，Gorgin A，Mohazzab A，et al. Laparoscopic excision of deeply infiltrating endometriosis：a prospective observational study assessing perioperative complications in 244 patients [J]. Arch Gynecol Obstet，2019，299（6）：1619-1626.

[9] Kim H，Oda K，Uchida T，et al. Transumbilical laparoendoscopic single-site surgery versus conventional laparoscopic surgery for patients with symptomatic urachal remnants：an experience with 57 patients [J]. Int Urol Nephrol，2021，53（5）：855-861.

[10] Yang J，Na YJ，Song YJ，et al. The effectiveness of laparoendoscopic single-site surgery（LESS）compared with conventional laparoscopic surgery for ectopic pregnancy with hemoperitoneum [J]. Taiwan J Obstet Gynecol，2016，55（1）：35-39.

[11] Zhou SF，Wang HY，Wang K. An analysis of the surgical outcomes of laparoendoscopic single-site myomectomy and multi-port laparoscopic myomectomy [J]. Ann Transl Med，2021，9（11）：927.

[12] Kim SK，Lee JH，Lee JR，et al. Laparoendoscopic single-site myomectomy versus conventional laparoscopic myomectomy：a comparison of surgical outcomes [J]. J Minim Invasive Gynecol，2014，21（5）：775-781.

[13] 姚书忠，梁炎春. 重视子宫内膜异位症手术治疗的恰当性和彻底性 [J]. 中国实用妇科与产科杂志，2020，36（1）：45-49.

[14] 王曼颐，孙孟言，李斌，等. MRI在不同部位深部浸润型子宫内膜异位症中的诊断效能 [J]. 中国医学影像学杂志，2019，27（9）：703-708.

[15] Lorusso F，Scioscia M，Rubini D，et al. Magnetic resonance imaging for deep infiltrating endometriosis：current concepts，imaging technique and key findings [J]. Insights Imaging，2021，12（1）：105.

[16] Lin Y，Liu M，Ye H，et al. Laparoendoscopic single-site surgery compared with conventional laparoscopic surgery for benign ovarian masses：a systematic review and meta-analysis [J]. BMJ Open，2020，10（2）：e032331.

［17］杨立，徐臻，任琛琛，等. 吲哚菁绿荧光显影在单孔腹腔镜下深部浸润型子宫内膜异位症病灶切除术中的应用［J］. 郑州大学学报（医学版）2020，55（3）：426-430.

［18］Turco LC，Vizzielli G，Vargiu V，et al. Near-infrared imaging with indocyanine green for the treatment of endometriosis：results from the greendo trial［J］. Front Oncol，2021，11：737938.

［19］Morelli L，Perutelli A，Palmeri M，et al. Robot-assisted surgery for the radical treatment of deep infiltrating endometriosis with colorectal involvement：short-and mid-term surgical and functional outcomes［J］. Int J Colorectal Dis，2016，31（3）：643-652.

［20］de Meritens AB，Kim J，Dinkelspiel H，et al. Feasibility and learning curve of robotic laparoendoscopic single-site surgery in gynecology［J］. J Minim Invasive Gynecol，2017，24（2）：323-328.

［21］刘艳燕，易跃雄，张蔚，等. 第四代达芬奇机器人 Xi 系统辅助单孔和多孔腹腔镜治疗妇科良性疾病围手术期效果分析［J］. 中国实用妇科与产科杂志，2021，37（6）：679-682.

［22］张警方，纪妹，赵曌，等. 达芬奇机器人妇科手术中电器械相关并发症原因及防治技巧研究［J］. 中国实用妇科与产科杂志，2020，36（4）：357-360.

十四、单孔腹腔镜手术治疗Ⅲ型（包块型）子宫瘢痕妊娠

【摘要】 **目的** 初步探讨单孔腹腔镜手术（LESS）治疗Ⅲ型（包块型）子宫瘢痕妊娠的可行性与安全性。**方法** 回顾性分析接受单孔腹腔镜子宫动脉临时结扎＋子宫瘢痕妊娠病灶切除术＋剖宫产瘢痕憩室修补术的4例患者的临床资料；均于子宫下段剖宫产瘢痕处发现包块型妊娠病灶，均凸向膀胱，肌层明显变薄；均行单孔腹腔镜联合宫腔镜完成手术。经脐孔正中纵行切开长约1.5cm，采用专用一次性单孔腹腔镜操作软鞘管形成操作通道，置入腹腔镜操作器械实施手术。**结果** 4例手术均顺利完成，均未增加通道中转传统腹腔镜手术，亦未中转开腹手术，4例均行单孔腹腔镜子宫动脉临时结扎＋子宫瘢痕妊娠病灶切除术＋剖宫产瘢痕憩室修补术，术中均未伤及输尿管、肠管及膀胱等邻近脏器，亦未伤及大血管及神经，双侧子宫动脉临时结扎解除结扎后子宫动脉血液供应正常。手术时间170～210分钟，平均（188.75±15.16）分钟；术中出血量30～90mL，平均（62.50±23.85）mL；术前血红蛋白（106.00±21.81）g/L，术后血红蛋白（96.00±13.42）g/L；术后1天体温为37.1～37.6℃，术后1～1.5天肛门排气，术后1天拔除导尿管后均无尿潴留发生，术后均无须镇痛类药物，切口愈合均为甲级且无切口疝发生；1例手术入路经剖宫产瘢痕入路，其余3例经脐入路。切口愈合后美容效果良好。患者术后住院时间4～5天，均无并发症。患者治疗效果均满意，出院时HCG均有明显下降，门诊随访逐步转阴。患者术后恢复良好，目前仍在随访观察中。**结论** 在LESS成熟的前提下，选择合适的病例，LESS治疗Ⅲ型（包块型）子宫瘢痕妊娠可能是安全、有效的。

【关键词】 单孔腹腔镜手术；经脐；剖宫产术后瘢痕妊娠

剖宫产术后瘢痕妊娠（caesarean scar pregnancy，CSP）是异位妊娠中风险度较高亦相对常见的一种类型。CSP是指卵子受精后着床种植于前次剖宫产切口瘢痕处，但时限为早孕期（≤12周），作为剖宫产术后的远期并发症之一，因其极高的风险与近几年发病率的升高受到了重视[1]。随着超声及MRI诊断技术的进步、诊断标准的不断更新，临床诊断率也随之上升[2，3]。据统计，CSP发生率已达1∶2 216～1∶1 800，有剖宫产史的女性达1.15%，而有两次剖宫产史的女性更高达6.1%。根据妊娠囊距离膀胱之间子宫肌层厚度的变化分为Ⅰ、Ⅱ、Ⅲ型及特殊的Ⅲ型（包块型）[1]。但因CSP患者早期临床症状不典型易导致误诊，而CSP尤其是特殊的Ⅲ型（包块型）可能引起大出血等严重结果，最终可能导致子宫切除，甚至危及生命，因此CSP的早诊断和早治疗是十分必要的。经腹或腹腔镜妊娠病灶切除术是Ⅲ型（包块型）CSP患者目前广泛应用的术式。但随着对微创的不断追求及对切口美观的要求，经自然腔道内镜手术凭借其创伤小、恢复快、"无瘢痕"及美

观度高等优点在临床应用广泛，在广大女性尤其是爱美女性中选择度高[3]。笔者团队具有深厚的单孔腹腔镜手术（LESS）技术[4-8]，并于2019年5—12月先后顺利完成了4例单孔腹腔镜联合宫腔镜手术治疗Ⅲ型（包块型）CSP的病例，手术效果良好。

（一）一般资料

选取2019年5—12月收治的4例Ⅲ型（包块型）CSP患者，年龄26～41岁，平均（32.50±5.41）岁；体质指数24.5～30.12kg/m²。4例患者均已婚已育，分别为G2P1（2017年剖宫产）、G4P1（2013年剖宫产）、G5Pl（2000年剖宫产）、G3P2（2007、2012年各一次剖宫产），均为子宫下段剖宫产术终止妊娠。4例患者均接受单孔腹腔镜子宫动脉临时结扎＋子宫瘢痕妊娠病灶切除术＋剖宫产瘢痕憩室修补术并联合宫腔镜检查及直视下清宫术完成手术（表14-1）。

表14-1　单孔腹腔镜手术治疗Ⅲ型（包块型）CSP患者基本信息及手术结果

序号	诊断	年龄（岁）	体质指数（kg/m²）	手术时间（min）	术中出血量（mL）	术后住院时间（d）	HCG（mIU/mL） 术前	HCG（mIU/mL） 出院
1	CSP＋盆腔子宫内膜异位症	31	24.80	210	80	4	＞15 000.0	862.4
2	CSP＋大网膜粘连	41	24.50	170	50	5	＞15 000.0	2 790.8
3	CSP	32	卧床未测	195	90	4	1 697.2	97.4
4	CSP	26	30.12	180	30	3	＞15 000.0	6 802.8

1.纳入标准

CSP分型为Ⅲ型中的包块型。影像学提示宫颈管内及宫腔内未见妊娠囊且妊娠囊明显凸向膀胱（图4-1）或腹腔，位于子宫峡部前壁手术瘢痕处，体质指数＜30kg/m²，患

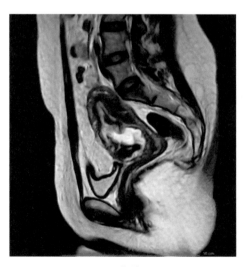

图14-1　术前MRI图
注：剖宫产术后瘢痕妊娠Ⅲ型（包块型），妊娠组织明显凸向膀胱

者知情同意。早孕期（＜12周）。

2.排除标准

合并其他妇科急重症及其他系统合并症。因身高过高、腹壁过厚或松弛、脊柱畸形、骨盆畸形等以致无法取膀胱截石位的患者，合并恶性肿瘤、难免流产、宫颈妊娠或不全流产患者。

（二）方法

1.术前准备

患者行常规腹腔镜手术前准备（流质饮食、肠道准备、备皮，辅助检查排除手术禁忌证。病情允许的情况下，脐孔及阴道消毒擦洗最少3天以减少术后感染）。术前常规妇科腹腔镜手术消毒（重点消毒脐孔及阴道），助手留置导尿并放置举宫杯或举宫器。经脐LESS入路的手术视野显露欠佳，术中需助手使用举宫杯或举宫器操纵子宫配合手术。准备常规腹腔镜手术器械、常规外科手术器械等手术所需器械及耗材。

2.手术器械与耗材

全套数字腹腔镜系统，一次性单孔腹腔镜操作软鞘管，常规腹腔镜手术器械（分离钳、剪刀、持针器、超声刀、双极电凝钳各1把），吸引器，30°常规腹腔镜镜头1个，常规外科手术器械1套，常规阴式器械1套，光源系统，气腹系统，常规宫腔镜器械及镜头，宫腔镜显示系统，膨宫系统，3 000mL生理盐水（膨宫使用），7号丝线，甲氨蝶呤，1-0可吸收倒刺线（缝合子宫下段），宫腔气囊管1根，硅胶引流管1根，防粘连透明质酸钠1支。

3.手术入路平台建立

采用单孔单通道腹腔镜入路方法，垂直纵行逐层切开脐孔及上下缘（或切开原剖宫产术后瘢痕上端）长约1.5cm皮肤及皮下各层直至腹腔，手指钝性分离扩张，并于腹膜前间隙放置5cm切口保护套撑起腹部，连接一次性单孔腹腔镜操作软鞘管，连接气腹平台，充入CO_2气体，压力13mmHg（1mmHg＝0.133kPa）。

4.手术麻醉及体位

采取气管插管全身麻醉，取膀胱截石位（保持双腿外展达80°～90°，头低足高≥30°），并放置双肩托防止患者术中滑落跌伤，保持臀部超出手术床下缘达5～10cm，保证最适宜手术体位的同时保护患者不受损伤。

5.手术步骤

麻醉满意后，常规消毒铺单，纵行切开脐孔长约1.5cm，逐层进入腹腔，连接一次性单孔腹腔镜操作软鞘管，从操作孔置入30°腹腔镜镜头（图14-2A），探查腹腔，判断腹腔粘连情况和妊娠病灶（图14-2B）及有无盆腔积液等，大致判断所需手术时间及手术操作可行性。若单孔操作有风险，及时中转为传统腹腔镜手术或开腹手术，以保证患者术中、术后的生命安全。以超声刀及分离钳等解除粘连，恢复盆腔正常的子宫、附件、肠管等解剖结构，以提供良好的手术视野。助手放置举宫杯协助显露手术视野以配合术者手术。以超声刀打开右侧阔韧带前叶，分离组织间隙，沿右侧髂内动脉仔细分离血管，避免损伤输尿管，至宫颈外侧约2cm处，探查发现右侧子宫动脉（图14-2C），解剖结构清晰，以7号丝线临时结扎右侧子宫动脉以阻断血流（图14-2D），同法处理左侧。提起子宫膀胱腹膜反折，以超声刀切开（图14-2E），下推膀胱组织，助手放置举宫杯（空杯）配合显露层次，显露子宫下段。转至宫腔镜手术。窥阴器显露宫颈，再次消毒阴道及宫颈并以宫颈钳固定宫颈，置入宫腔镜检查，以生理盐水膨宫，观察宫腔内妊娠组织，在腹腔镜监护下行清宫处理，清除大量宫内组织（图14-2F），操作过程顺利，术中出血量少。转至腹腔镜手术，助手举宫杯配合提供手术视野，术者以超声刀切开子宫下段瘢痕处子宫肌层，沿瘢痕边界小心离断瘢痕胎盘植入组织并取出（图14-2G）。以1-0可吸收倒刺线连续缝合子宫下段创面并恢复子宫形态，撤除临时结扎子宫动脉的缝线，缝合子宫膀胱腹膜反折及两侧阔韧带腹膜（图14-2H），子宫下段肌层注射甲氨蝶呤75mg（图14-2I）。再次置入宫腔检查镜，仔细探查切口缝合处有无胚胎残留及瘢痕憩室修补是否满意，并酌情处理。术毕宫腔置入宫腔气囊管1根，注入生理盐水10～15mL压迫宫腔，腹腔使用防粘连透明质酸钠预防创面粘连，于盆腔深处放置硅胶引流管1根（图14-2J），吸尽腹腔CO_2气体，撤除手术器械及切口保护套，给予2-0可吸收缝合线缝合浅筋膜组织后，以4-0可吸收线间断缝合脐孔并再造脐孔结构，将引流管固定于脐部切口前端，脐孔缝合完毕后放置乙醇棉球及纱布于脐孔，敷贴加压包扎。手术结束（图14-2K和图14-2L）。

6. 术后处理与随访

患者术后均安全返回病区，导尿畅、尿色清，返回病区后给予心电监护仪24小时监护，持续低流量给氧。密切关注腹腔引流、阴道出血、腹部切口情况及导尿情况，定期切口清洁换药预防感染。术后患者卧床制动4～6小时，适时宫腔气囊管减压，给予预防感染及营养支持治疗，需要时给予镇静、镇痛药物对症治疗。术后2天开始复查

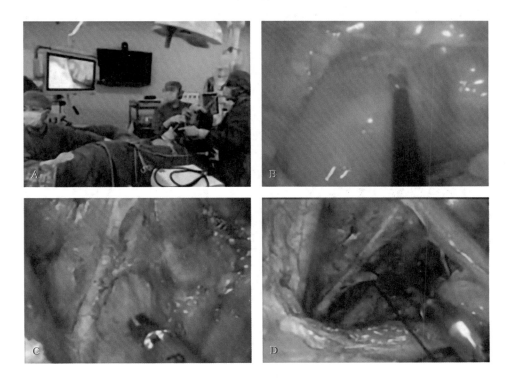

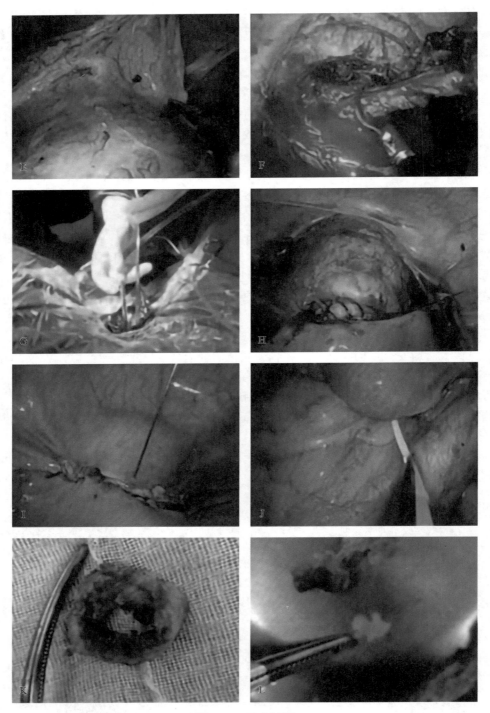

图14-2 手术过程

注：A.单孔腹腔镜联合宫腔镜手术模式；B.提示包块型瘢痕妊娠病灶；C.解剖子宫动脉；D.临时结扎子宫动脉；E.切开子宫膀胱腹膜反折，下推膀胱；F.切除瘢痕处植入病灶；G.清宫；H.缝合腹膜反折及两侧阔韧带腹膜；I.肌层注射甲氨蝶呤；J.放置硅胶引流管；K.胎盘植入组织标本；L.绒毛及其余胎盘组织

HCG（绒毛膜促性腺激素），观察手术效果，出院后定期门诊随访复查HCG，直至HCG恢复正常。

（三）统计学分析

采用SPSS13.0软件进行检验，计量资料采用均数 ± 标准差（$\bar{x} \pm s$）进行统计描述。

（四）结果

4例手术均顺利完成，均未增加通道中转传统腹腔镜手术亦未中转开腹手术，4例均行单孔腹腔镜子宫动脉临时结扎＋子宫瘢痕妊娠病灶切除术＋剖宫产瘢痕憩室修补术并联合宫腔镜检查及直视下清宫术完成手术。术中均未伤及输尿管、肠管及膀胱等邻近脏器，亦未伤及大血管及神经，双侧子宫动脉临时结扎解除后子宫动脉血液供应正常。手术时间170 ～ 210分钟，平均（188.75±15.16）分钟；术中出血量30 ～ 90mL，平均（62.50±23.85）mL；术前血红蛋白（106.00±21.81）g/L，术后血红蛋白（96.00±13.42）g/L；4例患者术后1天体温37.1 ～ 37.6℃，术后1 ～ 1.5天肛门排气；术后1天拔除导尿管，均无尿潴留发生，患者自主排尿通畅，膀胱、输尿管功能良好；术后2天腹腔引流液少，均拔除腹腔引流管。术后均无须使用镇痛类药物。患者切口愈合均为甲级且无切口疝发生。手术入路：1例从原剖宫产瘢痕入路，3例经脐入路。术后住院时间3 ～ 5天，平均术后（4.00±0.71）天出院。术后4例患者切口均愈合良好，无阴道大出血、无感染、无皮下气肿等情况发生，术后1天患者均下床活动，无下肢静脉血栓发生，患者对治疗效果均十分满意，出院时HCG均有明显下降，门诊定期随访复查HCG均逐步转阴。

（五）讨论

近年由于剖宫产率的提高，CSP发生率逐年提高[9-11]，但因其早期症状不具有典型性，以及因停经后阴道出血、腹痛且HCG检测值升高等，易误诊为先兆流产及不完全流产等，误诊后因不及时治疗常引起大出血、子宫破裂，甚至休克、死亡等。CSP病情严重患者紧急处理时可能需要行全子宫切除术，这对于育龄期、有生育要求的女性常常是无法接受的[12-14]。因为经阴道彩色多普勒超声的高精准度、无创性、简便性、相对廉价等优点，近几年在妇科疾病诊断中得到广泛的应用；MRI近几年也在CSP诊断中有着巨大的进步；这两种诊断技术的发展使CSP的诊断率上升，对于早期诊断、早期治疗的宗旨有着显著的帮助[2, 3]，现阶段对于CSP的治疗方式，主要有保守治疗及根治术治疗。因CSP继续妊娠，其风险及危害愈来愈大，所以早期的医学手段干预是必然的[15]。CSP保守治疗主要为肌内注射甲氨蝶呤，甲氨蝶呤为一种叶酸的拮抗剂，其主要作用为阻断滋养层细胞的分裂从而抑制滋养层细胞的增殖，以此来终止胚胎的发育。但甲氨蝶呤作为一种化疗药物，其全身应用的不良反应（如恶心、脱发、肺炎、口腔溃疡、肝功能异常等）也是很多患者不愿接受的[16]。有研究通过对189例CSP患者行子宫动脉栓塞术联合甲氨蝶呤治疗，证明了CSP保守治疗的可行性。有研究初步证明了宫腔镜联合甲氨蝶呤治疗Ⅱ型CSP的安全性高，有推广价值[17]。而对于Ⅲ型（包块型）中的包块型患者有生育要求时，因其子宫前壁瘢痕处肌层菲薄、血流丰富，手术清除病灶并同时修补子宫是相对较好的治疗模式[18]。然而，由于包块型CSP特殊，妊娠包块组织凸向膀胱，易发生破裂风险且术中易引起不可控制的大出血，手术难度较大，风险较高。术前评估手术风险，充分准备及制订手术方案，术中先行暂时性双侧子宫动脉结扎术可有效控制术中出血，对术者的手术经验及技术有着相对较高的要求。与经腹手术相比，腹腔镜手术有着感染概率低、创伤小、术中出血少、手术视野更清晰、术后恢复快等优点，而LESS更有着创伤更小、恢复后切口更美观等优点。术中借助镜头的高清晰度，术者可更精准的清除子宫瘢痕处病灶，配合宫腔镜探查后清宫，可以基本清除干净妊娠组织。子宫内膜的完整剥脱，既可以彻底清除绒毛又可以有效减少术后出血。联合宫腔镜可以借助宫腔镜观察缝合后的创面情况。子宫妊娠处注射甲氨蝶呤75mg，可以进一步巩固治疗效果，减少妊娠组织残留概率，同时又可以减少术后多次肌内注射治疗引起的不适反应。由此可见，需要术者缜密的规划、谨慎的操作，以及深厚的手术经验积累及手术技巧的掌握。

因LESS的高难度及缺陷，将其应用于Ⅲ型（包块型）CSP高难度手术时应引起重视：①在行单孔腹腔镜CSP病灶切除术前，术者既需要具备丰富的传统腹腔镜CSP清除、经腹CSP清除及宫腔镜CSP清除的经验积累，也需要具备深厚的解剖知识，提前分离出子宫动脉等，以此保证手术的成功及患者的生命安全。②由于Ⅲ型（包块型）CSP患者术前最少有1次剖宫产史，往往会引起相对严重的盆腹腔粘连，手术难度相对较高。同时由于单孔操作难度较大，因此采用LESS治疗CSP，尤其是Ⅲ型（包块型），对于临床病例的选择需要引起术者的足够重视。患者体重过高、过度肥胖往往会增加LESS的难度，对于此类条件较差患者，目前不建议采用LESS治疗。③LESS操作孔及操作空间有限，没有助手辅助显露手术视野，只能通过助手使用举宫器或举宫杯以配合手术、显露手术视野。在单孔腹腔镜CSP手术中放置不带挺芯的举宫杯，有助于显露宫颈界限及子宫下段，同时不影响宫内妊娠组织，有助于手术的顺利进行。④入院后应完善相关影像学检查，如超声、MRI等，对瘢痕妊娠进行分型，判定子宫瘢痕妊娠处与膀胱之间的关系，以及距离和瘢痕处子宫肌层的情况等，以此制订完善的手术方案和备用方案，保证术中患者的安全及手术的顺利实施。⑤术前对手术部位常规消毒清理，减少术后切口感染的概率，术前肠道准备可以减少术中操作难度。⑥术中正确使用超声刀的电凝及电切功能，快速分离盆腹腔粘连，游离出髂内动脉、子宫动脉等，在保证患者术中生命安全的前提下提高手术效率。⑦建立手术通道后，腹腔镜镜头置入，判定手术难度及风险评估，若无法实施和术中遇到困难及危险时，均需增加通道中转传统腹腔镜手术甚至开腹手术，以此保证术中患者的生命安全。⑧切除妊娠病灶前，对子宫动脉的分离至关重要，不仅需要术者精细的操作技巧，更需要术者对于盆腹腔解剖的高度认知。结扎双侧子宫动脉可以有效减少术中出血量，减少操作风险，增加手术成功率。⑨在纵行切开脐孔或腹壁瘢痕后，可以利用手指钝性分离皮瓣下组织以拓宽手术操作空间。扶镜手可以与术者的操作器械呈一上一下的交错操作，可以通过此法增大操作空间来应对腔镜手术中的"筷子效应"。⑩宫腹腔镜联合手术要求术者配合密切，术中对于瘢痕的清除、绒毛的清除及蜕膜的完整清除是保证手术成功的关键。

研究结果显示，LESS治疗Ⅲ型（包块型）CSP可能是安全、可行的。但由于LESS操作难度更高，所以对手术操作设备、术者操作技巧及手术经验都有着相对较高的要求，且LESS相比传统腹腔镜手术可能需要更长的手术时间。LESS治疗Ⅲ型（包块型）CSP的安全性及有效性均需进一步的前瞻性、随机大样本的临床研究给予评估。

（宋　丹　秦真岳　贠艳丽）

参考文献

［1］中华医学会妇产科学分会计划生育学组. 剖宫产术后子宫瘢痕妊娠诊治专家共识［J］. 中华妇产科杂志，2016，51（8）：568-572.

［2］周欣，肖菊花. 子宫瘢痕妊娠的发病机制及诊治进展［J］. 中国临床新医学，2019，12（8）：837-841.

［3］Masselli G，Derme M，Piccioni MG，et al. To evaluate the feasibility of magnetic resonance imaging in predicting unusual site ectopic pregnancy：a retrospective cohort study［J］. Eur Radiol，2018，28（6）：2444-2454.

［4］孔佳，李斌. 单孔腹腔镜技术在妇科手术中的应用［J］. 中国内镜杂志，2014，20（12）：1337-1339.

［5］陈继明，丁屹，杨璐，等. 单孔三通道法行单孔腹腔镜手术治疗妇科良性肿瘤［J/CD］，中华腔镜外科杂志（电子版），2014，7（5）：410-413.

［6］陈继明，胡丽娜，刘俊玲，等. 单孔腹腔镜手术在子宫内膜癌中的应用初探［J/CD］. 中华腔镜外科杂志（电子版），2018，11（5）：318-320.

［7］陈继明，刘俊玲，陆冰颖，等. 5mm微切口单孔腹腔镜全子宫切除术初探［J/CD］. 中华腔镜外科杂志（电子版），2019，12（2）：118-121.

［8］Jiming Chen，Hongyan Gao，Yi Ding，et al. Application of laparoendoscopic single-site surgery using conventional laparoscopic instruments in gynecological diseases［J］. Int J Clin Exp Med，2016，9（7）：13099-13104.

［9］黄醒华. 剖宫产的现状与展望［J］. 中国实用妇科与产科杂志，2000，16（5）：259-261.

［10］侯磊，李光辉，邹丽颖，等. 全国剖宫产率及剖宫产指征构成比调查的多中心研究［J］. 中华妇产科杂志，2014，49（10）：728-735.

［11］宋全成，庆英. 我国单独二胎人口政策实施的意义、现状与问题［J］. 南通大学学报（社会科学版），2015，31（1）：122-129.

［12］中华医学会计划生育学分会. 剖宫产瘢痕妊娠诊断与治疗共识［J］. 中华医学杂志，2012，92（25）：1731-1733.

［13］金力，范光升，郎景和. 剖宫产术后瘢痕妊娠的早期诊断与治疗［J］. 生殖与避孕，2005，25（10）：630-634.

［14］任彤，赵峻，万希润，等. 剖宫产瘢痕妊娠的诊断及处理［J］. 现代妇产科进展，2007，16（6）：433-436.

［15］Cali G，Timor-Tritsch IE，Palacios-Jaraquemada J，et al. Outcome of cesarean scar pregnancy managed expectantly：systematic review and meta-analysis［J］. Ultrasound Obstet Gynecol，2018，51（2）：169-175.

［16］Yang H，Li S，Ma Z，et al. Therapeutic effects of uterine artery embolisation（UAE）and methotrexate（MTX）conservative therapy used in treatment of cesarean scar pregnancy［J］. Arch Gyne-col Obstet，2016，293（4）：819-823.

［17］Fu LP. Therapeutic approach for the cesarean scar pregnancy［J］. Medicine（Baltimore），2018，97（18）：476.

［18］Gao L，Huang Z，Gao J，et al. Uterine artery embolization followed by dilation and curettage with-in 24 hours compared with systemic methotrexate for cesarean scar pregnancy［J］. Int J Gynaecol Obstet，2014，127（2）：147-151.

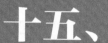

十五、 单孔腹腔镜下子宫肌瘤剥除术临床分析

【摘要】 目的 探讨单孔腹腔镜下子宫肌瘤剥除术的安全性与可行性。方法 回顾性分析2018年7月至2019年11月行腹腔镜手术治疗的40例子宫肌瘤患者的临床资料。根据手术方式分为单孔腹腔镜组（LESS组）和传统多孔腹腔镜组（MPLS组）各20例。观察并比较两组患者的手术时间、术中出血量、血红蛋白下降值、术后首次肛门排气时间、术后住院天数、治疗费用、美容评分（CS）以及疼痛视觉模拟评分（VAS）。结果 两组患者均顺利完成手术，无中转开腹，无皮下气肿及穿刺孔周围损伤出血等并发症。两组患者的手术时间、血红蛋白下降值及首次肛门排气时间无统计学差异（$P > 0.05$）。LESS组术中出血量、治疗费用及CS评分明显高于MPLS组，术后住院天数、术后12小时VAS评分显著低于MPLS组，差异均有统计学意义（$P < 0.05$）。结论 单孔腹腔镜下行子宫肌瘤剥除术是安全、可行的，可明显减轻患者疼痛，促进患者恢复，达到更好的美容效果。

【关键词】 单孔腹腔镜手术；多孔腹腔镜手术；子宫肌瘤

子宫肌瘤是女性生殖系统中最常见的一种良性肿瘤，多见于30～50岁妇女，由子宫肌层的平滑肌细胞增生而成，因此又被称为平滑肌瘤。对肌瘤直径较小、症状轻微或无症状者，可暂不进行手术或药物治疗，嘱门诊定期随访；对近绝经期患者，可先不予处置，待绝经后肌瘤自然萎缩；而对年轻有生育要求、肌瘤直径较大且药物治疗无效或不孕的患者，子宫肌瘤剥除术是一种安全有效的治疗方法。随着微创手术的迅猛发展，传统多孔腹腔镜手术（multi-port laparoscopic surgery，MPLS）与单孔腹腔镜手术（laparoendoscopic single-site surgery，LESS）已经成为治疗子宫肌瘤的常用术式[1]。以下回顾性分析2018年7月至2019年11月行LESS和MPLS手术治疗的40例子宫肌瘤患者的临床资料，探讨其疗效，以评估单孔腹腔镜手术的安全性与可行性。

（一）资料与方法

1.一般资料

选择2018年7月至2019年11月行子宫肌瘤剥除术患者共40例。

（1）纳入标准：年龄≤70岁，心肺功能良好；$BMI < 35kg/m^2$；肿瘤最大直径≤15cm；患者一般情况良好，生命体征平稳，能耐受手术；无明显手术禁忌证。

（2）排除标准：有严重心肺功能受损、长期接受抗凝药物治疗的患者；脊柱或骨盆有异常，无法取膀胱截石位的患者；既往有严重盆腔粘连的患者；有明显腹腔镜手术禁忌证及不能耐受手术的患者[2]。

按手术方式分为两组：采用单孔腹腔镜手术治疗20例（LESS组），年龄30～59岁，平均（43.10±7.80）岁；BMI 19.81～32.05kg/m²，平均（23.64±3.28）kg/m²；肿瘤最大直径5.2～10.6cm，平均（6.67±1.32）cm；孕0～4次，平均（1.85±1.09）次；产0～2次，平均（1.00±0.46）次；合并糖尿病1例、高血压病2例。采用传统多孔腹腔镜手术治疗20例患者（MPLS组），年龄31～55岁，平均（43.95±6.44）岁；BMI 20.31～28.76kg/m²，平均（24.23±2.53）kg/m²；肿瘤最大直径5～9cm，平均（6.22±0.89）cm；孕0～5次，平均（2.40±1.43）次；产0～2次，平均（1.05±0.51）次；合并糖尿病1例、高血压病3例。两组患者年龄、BMI、孕产次及肿瘤最大直径等基本资料比较，差异均无统计学意义（$P > 0.05$），见表15-1。

表15-1　两组患者一般资料比较（x±s）

指标	LESS组	MPLS组	t值	P值
年龄（岁）	43.10±7.80	43.95±6.44	−0.370	0.713
BMI（kg/m²）	23.64±3.28	24.23±2.53	−0.639	0.526
孕次（次）	1.85±1.09	2.40±1.43	−1.369	0.179
产次（次）	1.00±0.46	1.05±0.51	−0.326	0.746
肿瘤最大直径（cm）	6.67±1.32	6.22±0.89	1.269	0.212

2.手术方法

（1）术前准备：全套数字腹腔镜系统、光源系统、气腹系统及常规腹腔镜分离钳、双/单极电凝钳、吸引器、超声刀、持针器各1把。其他特殊手术耗材如1-0可吸收倒刺线（缝合子宫肌瘤创面）、防粘连透明质酸钠1支、硅胶引流管1根等。LESS组使用单孔通道保护套与专用port、可吸收倒刺线、30°常规腹腔镜镜头。MPLS组使用Veress针、10mm Trocar、5mm Trocar、0°或30°常规腹腔镜镜头。

两组均进行常规腹腔镜手术前准备，重点注意脐部清洁并完善肠道准备；留置导尿管并监测生命体征；术前安置肩托。

（2）麻醉、体位与手术通路的建立

1）LESS组：采用气管插管复合静脉全身麻醉，麻醉满意后取膀胱结石位（头低足高≥30°，双腿外展＜90°），必要时适度倾斜以更好地显露手术部位[3]。消毒铺单，由助手留置导尿并置入举宫器。使用巾钳提起脐孔两侧皮肤，沿脐轮纵向切开约1.5cm的切口（图15-1），向下逐层切开直至腹膜，翻开脐孔，向两侧游离皮瓣并用手指钝性扩张切口以形成足够的操作空间，置入保护套后连接单孔通道专用Port及气腹管建立人工气腹（图15-2），使压力维持在12～15mmHg（1mmHg=0.133kPa），置入30°常规腹腔镜镜头进行操作。

2）MPLS组：麻醉与体位同LESS组，切开脐孔后，用Veress针穿刺脐孔，滴水试验阳性证实Veress针已进入腹腔，此时可打开供气系统开关，向腹腔内充入CO_2气体至腹内压达12～15mmHg，先经脐孔置入10mm Trocar与腹腔镜镜头，然后在左下腹、右下腹及耻骨联合上缘2cm处置入5mm Trocar及操作器械。

3.手术探查

LESS组手术通路建立后，先探查盆腹腔的具体情况并评估手术的可行性，观察是否粘连及肌瘤的大小、位置、数目等。若有粘连，使用超声刀分离，恢复其正常解剖结构从而充分扩大手术视野并避免损伤邻近器官。在子宫肌瘤包膜与宫体交界处注入稀释后的垂体后叶素，从而促进子宫收缩，减少出血量。先使用单极电凝钳或弯剪刀去除肌瘤表面的浆肌层组织，然后超声刀去除瘤体表面的假包膜，并使用钝性、锐性相结合的方法分离肌瘤的假包膜，直至剥除瘤体（图15-3）。肌瘤直径较大时可分块切除。探查整个子宫，如仍有肌瘤存在，使用如上方法进行剥除。其中带蒂浆膜下的肌瘤需电凝后再切断，蒂部较粗者需进行缝合止血，而蒂部较细者使用双极电凝止血；对于肌壁间及无蒂浆膜下肌瘤，需先注射稀释后垂体后叶素，然后将其完整剥离[4]。将肌瘤放入自制标本袋经脐孔取出（图15-4），必要时送快速冰冻病理检查。使用可吸收倒刺线对子宫创面肌层及浆肌层进行分层缝合（图15-5），不留无效腔。LESS组主要利用棒球式缝合模式完成子宫成形，缝合完成后，使用生理盐水对盆腹腔进行冲洗（图15-6），检查创面有无出血并涂抹透明质酸钠防粘连，随后放置腹腔引流管并撤除腹腔镜器械等（图15-7），使用2-0可吸收线缝合脐部浅筋膜、4-0可吸收线重塑脐孔（图15-8），将腹腔引流管固定于脐部切口的前端，缝合完毕后在脐孔处放置酒精棉球及干净纱布进行加压包扎（图15-9）。

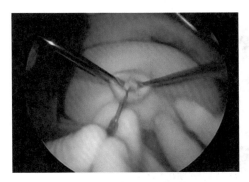

图15-1　纵向切开1.5cm切口

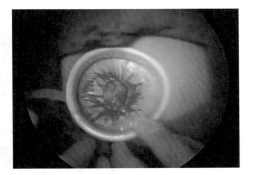

图15-2　连接Port

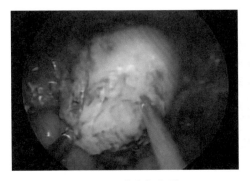

图15-3　分离假包膜

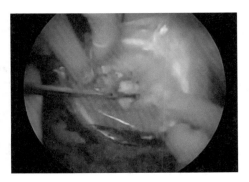

图15-4　取出标本

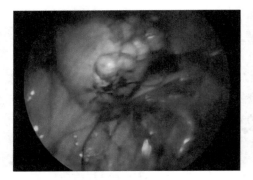 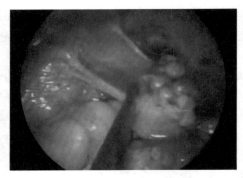

图15-5　缝合肌层及浆肌层　　　　　　图15-6　生理盐水冲洗

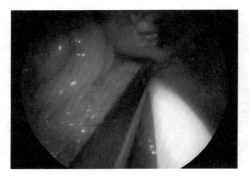 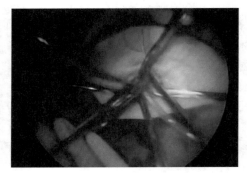

图15-7　放置引流管　　　　　　　　图15-8　重塑脐孔

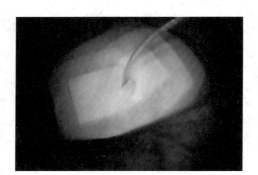

图15-9　术后切口

MPLS组手术步骤基本同上。

4. 术后处理

两组患者术后均安返病房，密切监护其生命体征、腹部切口及引流情况，并予以低流量吸氧及预防感染治疗，必要时加用镇痛药物。

5. 观察指标

比较两组手术时间（分钟）、术中出血量（mL）、血红蛋白下降值（g/L）、术后首次肛门排气时间（小时）、术后住院时间（天）、治疗费用（元）、美容评分（CS）及疼痛视觉模拟评分（VAS），由专人对以上数据进行收集并进行统计学分析。

6.统计学分析

使用SPSS25.0对数据进行统计学处理，将符合正态分布的计量资料用均数±标准差（$\bar{x}±s$）表示，组间比较采用t检验。$P<0.05$为差异有统计学意义。

（二）结果

LESS组与MPLS组两组患者手术均获成功，无中转开腹，无皮下气肿及穿刺孔周围损伤出血等并发症，术后均恢复良好，嘱定期随访。两组患者的手术时间、血红蛋白下降值以及首次肛门排气时间比较，差异均无统计学意义（$P>0.05$）。但LESS组术中出血量、治疗费用及CS评分明显高于MPLS组，而术后住院天数及术后12小时VAS评分显著低于MPLS组，差异均有统计学意义（$P<0.05$），见表15-2。

表15-2　两组患者围术期指标比较

指标	LESS组	MPLS组	t	P
手术时间（min）	89.65±28.91	84.25±23.07	0.653	0.518
术中出血量（mL）	38.75±31.33	15.00±6.69	3.316	0.003
血红蛋白下降值（g/L）	12.45±8.45	10.40±6.86	0.843	0.405
术后住院天数（d）	4.50±0.95	6.20±1.24	-4.876	0.000
术后首次肛门排气时间（h）	32.90±8.14	37.05±7.31	-1.697	0.098
治疗费用（元）	28 806.25±2195.33	22 860.35±3145.82	6.932	0.000
CS评分	21.05±1.05	17.40±0.10	11.285	0.000
术后12小时VAS评分	1.25±0.55	2.25±0.77	-4.660	0.000

（三）讨论

子宫肌瘤是女性生殖器最常见的良性肿瘤，多认为与体内雌激素分泌紊乱、性生活不协调等原因有关[5]，由平滑肌及结缔组织组成，根据肌瘤与宫壁之间的关系可将其分为肌壁间肌瘤、浆膜下肌瘤及黏膜下肌瘤，而子宫肌瘤常以混合型多见，又称为多发性肌瘤。子宫肌瘤在临床上可有阴道流血、腹部包块、下腹疼痛、白带增多、不孕、尿频及排尿困难等症状。临床上可根据患者的病史、体征及辅助检查进行诊断对于肌瘤直径较大或生长迅猛、药物治疗无效或不孕、反复流产的患者，子宫肌瘤剥除术是首选方案，不仅能有效治疗疾病，还可以保留患者的生育功能[6]，开腹手术、传统多孔腹腔镜手术及单孔腹腔镜手术均可用于子宫肌瘤剥除术。与开腹手术相比，传统多孔腹腔镜手术及单孔腹腔镜手术创伤更小、并发症少、美容效果佳[7]，因此本研究主要针对单孔腹腔镜手术及传统多孔腹腔镜手术进行对比分析。

近年来，随着患者对美观度的需求增加及医疗技术的发展，单孔腹腔镜技术已被广泛用于妇科相关疾病的诊治中[8]。1969年，Wheeless报道的经脐单孔腹腔镜输卵管结扎术是单孔腹腔镜手术的首次面世，它将传统多孔道发展成为一个孔道并置入镜头及手术器械进行操作，利用了"脐部"这一天然孔道作为手术穿刺部位，因为脐部皮肤下无脂肪及肌肉组织且血管神经分布较少，所以出血较少且疼痛感较轻微，术后通过对脐部的皮肤进行整形缝合，近一步达到了美容的效果，在广大女性患者中备受青睐[9]。随着微创手术的快速发展，单孔腹腔镜手术已经成为治疗妇科良性肿瘤的常规术式[10]。本研究结果显示：LESS组与MPLS组患者均成功完成手术，两组手术时间、血红蛋白下降值及首次肛门排气时间均无明显差异，提示无论是单孔腹腔镜手术还是传统多孔腹腔镜手术均能有效治疗子宫肌瘤；LESS组术中出血量与治疗费用高于MPLS组，可能与单孔腹腔镜手术难度相对较大并且需要专用的Port有关；LESS组术后住院时间少于MPLS组，12小时VAS评分、CS评分均明显优于MPLS组。由此可见，与传统多孔腹腔镜手术相比，单孔腹腔镜下子宫肌瘤剥除术有其自身的独特优势。单孔腹腔镜下子宫肌瘤剥除术能明显减轻患者疼痛，促进患者术后恢复，并达到更好的美容效果，值得在临床上进一步推广。

结合本研究的病例资料，笔者认为单孔腹腔镜手术在子宫肌瘤剥除术中的应用有以下几点需要注意：为了保证患者的生命安全，在进行单孔腹腔镜手术前，应先掌握手术的适应证及禁忌证，对于有严重心肺功能受损、体型肥胖、脐耻距离较大及无法耐受手术的患者，应予排除[11]；充分的术前准备及评估是手术成功的基础，通过肌瘤大小、数目、位置及分型的了解，可以预测手术的风险以便及时更改治疗方案；手术通路建立后应先判断盆腹腔的情况，进一步评估手术的安全性与可行性，当术中遇到困难时可转为传统多孔腹腔镜手术或开腹手术；对于有生育要求的患者，应避免术中热损伤对肌层的影响，尽量选择剪刀或者功率较小的模式切开肌层。同时，为了缩短手术时间、减少术中出血量，可局部注射稀释后的垂体后叶素；手术应尽量剥除所有肌瘤，对于术前未发现而在术中发现可疑恶变的肌瘤组织，应将标本尽快套袋，通过牵拉标本袋至脐孔且切口在标本袋内进行切割标本，防止肿瘤扩散，必要时应及时中转开腹[12]；单孔腹腔镜手术中，所有的器械均从一个切口进入，使得手术器械及光学系统在进行缝合、打结等操作时会相互干扰，即产生"筷子效应"[13]，因此术中应注意术者的器械操作方向与助手扶镜方向呈一上一下交错进行，从而使手术的操作空间更大，同时需要术者具有充分的耐心、熟悉女性盆腔的解剖结构并能熟练掌握所有操作器械；单孔腹腔镜属于同轴操纵，违背了传统多孔腹腔镜的三角分布原则，进一步影响了术者对于距离和深度等的判断，使得操作的准确性下降[14]。因为手术是直视视野，且镜头与手术器械之间存在干扰，使得画面稳定性也较差。所以术者需要在掌握传统多孔腹腔镜的基础上进一步适应新的模式，并练习镜下缝合、打结等操作，经历了这样一段学习曲线后，方可有效开展单孔腹腔镜手术。

本研究证实单孔腹腔镜下子宫肌瘤剥除术是安全、可行的，与传统多孔腹腔镜相比，具有减轻患者疼痛、促进恢复、美容度更佳的显著优势。随着器械的改良及技术的提高，单孔腹腔镜手术将变得更加成熟。目前单孔腹腔镜手术在其他妇科相关疾病如恶性肿瘤的诊治中应用较少[15]，其安全性与有效性仍需进一步的大样本研究予以验证。

（王慧慧　罗　春　刘　萍）

参考文献

［1］Yuk JS，Ji HY，Kim KH，et al. Single-port laparoscopically assisted-transumbilical ultraminilaparotomic myomectomy（SPLA-TUM）versus single port laparoscopicm myomectomy：a randomized controlled trial［J］. Eur J Obstet Gynecol Reprod Biol，2015，188：83-87.

［2］陈继明，胡丽娜，刘俊玲，等. 单孔腹腔镜手术在子宫内膜癌中的应用初探［J］. 中华腔镜外科杂志（电子版），2018，11（5）：318-320.

［3］纪妹，苏玥辉，赵曌，等. 经脐单孔腹腔镜手术在妇科附件手术中应用的对比研究［J］. 中国微创外科杂志，2012，12（7）：631-634.

［4］吴南顺，盛庭立，杨帆，等. 垂体后叶素液体分离法在腹腔镜下子宫肌壁间肌瘤剔除术中的应用［J］. 中国微创外科杂志，2016，16（3）：221-223.

［5］Tung SL，Chou TY，Tseng HS，et al. A retrospective study of Magnetic resonance-guided focused ultrasound ablation for uterine myoma in Taiwan［J］. Taiwan J Obstet Gynecol，2016，55（5）：646-649.

［6］陈志美. 腹腔镜与开腹子宫肌瘤剔除术治疗子宫肌瘤的随机对照研究［J］. 实用癌症杂志，2015，30（11）：1720-1722.

［7］Csatlós Eva，Rigó János，Laky Marcella，et al. Gene expression patterns of insulin-like growth factor 2 in human uterine fibroid tissues：a genetic study with clinical correlations［J］. Gynecol Obstet Invest，2013，75（3）：185-190.

［8］Lee YY，Kim TJ，Kim CJ，et al. Single port access laparoscopic adnexal surgery versus conventional laparoscopic adnexal surgery：a comparison of perioperative outcomes［J］. Eur J Obstet Gynecol Reprod Biol，2010，151（2）：181-184.

［9］刘青，关小明. 单孔腹腔镜在妇科中的应用现状及发展［J］. 实用妇产科杂志，2019，35（3）：161-163.

［10］龚瑶，秦艳，代雪林，等. 经脐单孔腹腔镜辅助下体外巨大卵巢肿瘤剥除术4例报告［J］. 中国微创外科杂志，2019，19（4）：375-377.

［11］Canes D，Desai MM，Aron M，et al. Transumbilical single-port surgery：evolution and current status［J］. Eur Urol，2008，54（5）：1020-1029.

［12］子宫肌瘤的诊治中国专家共识专家组. 子宫肌瘤的诊治中国专家共识［J］. 中华妇产科杂志，2017，52（12）：793-800.

［13］龚瑶，唐均英. 以单孔腹腔镜为例谈妇科手术入路方式的选择［J］. 中国现代手术学杂志，2020，24（2）：237-240.

［14］孙大为. 正确认识单孔腹腔镜手术在妇科的应用［J］. 中华腔镜外科杂志（电子版），2012，5（4）：1-4.

［15］Kim YW，Park BJ，Ro DY，et al. Single-port laparoscopic myomectomy using a new single-port transumbilical morcellation system：initial clinical study［J］. J Minim Invasive Gynecol，2010，17（5）：587-592.

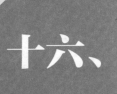

单孔宫腹腔镜联合手术与多孔宫腹腔镜联合手术治疗剖宫产术后子宫瘢痕妊娠的临床对比研究

【摘要】 目的 比较单孔宫腹腔镜联合手术与多孔宫腹腔镜联合手术治疗剖宫产术后子宫瘢痕妊娠的临床效果。方法 对2017年12月至2019年3月间行宫腹腔镜联合术治疗剖宫产术后子宫瘢痕妊娠的14例患者的临床资料进行回顾性分析，其中行单孔宫腹腔镜联合手术者7例（单孔组），行多孔宫腹腔镜联合手术者7例（多孔组）。比较两组患者手术时间、术中出血量、术后并发症、术后第一天血HCG下降率、术后血红蛋白下降水平、术后第一天体温、术后24小时疼痛视觉模拟评分、术后美容满意度评分、术后住院时间及住院费用。结果 两组患者的宫腹腔镜联合手术均顺利完成，均未发生并发症；手术时间、术中出血量、术后第一天体温、术后住院时间、术后第一天血HCG下降率、术后血红蛋白下降幅度、住院费用分别比较，差异均无统计学意义（$P > 0.05$）。术后24小时疼痛视觉模拟评分单孔组为（2.1 ± 0.9）分，多孔组为（3.9 ± 1.2）分；术后美容满意度评分单孔组为（97.7 ± 1.9）分，多孔组为（91.6 ± 2.9）分；两项观察指标分别比较，差异均有统计学意义（$P < 0.05$）。结论 单孔宫腹腔镜联合术治疗剖宫产术后子宫瘢痕妊娠是安全可行的，且较传统的多孔宫腹腔镜联合术能明显减轻患者的术后疼痛，并能达到更好的美容效果。

【关键词】 剖宫产术后子宫瘢痕妊娠；腹腔镜；宫腔镜；对比研究

单孔腹腔镜手术是近年来新兴的一种自然腔道内镜技术，具有隐藏手术瘢痕、减轻术后疼痛、促进术后康复的优势，能带给患者更多的人文关怀。目前单孔腹腔镜手术已成功应用于多种妇科疾病的治疗[1, 2]，但单孔腹腔镜手术应用于剖宫产术后子宫瘢痕妊娠（cesarean scar pregnancy，CSP）的治疗，国内未见相关报道，为探究其临床应用价值，本研究回顾性分析了单孔宫腹腔镜联合术治疗CSP的临床效果，并与多孔宫腹腔镜联合术临床效果相比较，现将结果报道如下。

（一）资料与方法

1. 研究对象

对2017年12月至2019年3月期间收治的CSP患者进行病历资料查询，其中行单孔宫腹腔镜联合术者7例（单孔组），行多孔宫腹腔镜联合术者7例（多孔组）。单孔组与多孔组在年龄、孕次、停经时间、末次剖宫产距本次发病时间、术前血红蛋白水平、术前血HCG水平等指标上分别比较，差异均无统计学意义（$P > 0.05$），见表16-1。

2.研究方法

（1）单孔组手术方法：单孔组7例患者行单孔腹腔镜监护下宫腔镜下子宫瘢痕妊娠病灶清除术，其中1例因子宫前壁与膀胱致密粘连，行单孔腹腔镜下粘连分离＋子宫整形。具体手术步骤：选用传统腹腔镜操作器械，气管内插管全身麻醉，患者取膀胱截石位，常规消毒铺单，保留导尿。纵行切开脐孔长0.5～3.0cm，将40/50切口保护圈置入脐部切口内，将6.5号无菌手套嵌入保护套与皮肤之间，用7号丝线固定，用剪刀依次剪开手套拇指、中指、小指指端，剪开长约10mm的切口，将10mm、5mm、5mm的Trocar用7号丝线依次固定于剪开的手指内，自制入路平台完成。接气腹管至气腹压力达到14～15mmHg。置入30°腹腔镜探查腹腔内情况，了解子宫下段妊娠物侵入情况，若粘连影响操作或子宫下段无法显露，则予分离粘连后，进一步明确应采取的合理手术方式。然后在腹腔镜监护下行宫腔镜检查，膨宫压力为90～100mmHg，查看宫腔内妊娠物情况并行清宫术。其中1例患者腹腔镜下见子宫前壁与膀胱致密粘连，子宫增大如妊娠40余天，钝性、锐性分离子宫前壁与膀胱致密粘连带，切开子宫膀胱反折腹膜并下推，暴露子宫下段及宫颈部分，表面未见明显凸起，双侧附件未见明显异常，遂行单孔腹腔镜监护下行宫腔镜下清宫术。术毕，转单孔腹腔镜下用2-0倒刺线连续缝合膀胱反折腹膜及子宫浆肌层，进行子宫整形。7例手术均顺利完成，术中均未发现妊娠物残留，冲洗盆腔，缝合成形脐孔。

表16-1　两组患者临床资料的比较

指标	n	年龄（岁）	孕次（次）	停经时间（d）	末次剖宫产距本病发病时间（年）	术前血红蛋白（g/L）	术前血HCG（mIU/mL）
单孔组	7	34±5	4±2	51±16	8±2	118.1±7.4	20 560±30 174
多孔组	7	30±6	5±2	74±58	6±4	114.2±19.4	9 545±6 812
P		0.1	0.3	0.3	0.2	0.6	0.4

（2）多孔组手术方法：多孔组7例CSP患者，2例行腹腔镜监护下宫腔镜下子宫下段妊娠病灶清除术；2例行腹腔镜监护下宫腔镜下子宫下段切口妊娠病灶清除＋宫腔镜下宫腔粘连电切术；1例行腹腔镜监护下宫腔镜下子宫下段切口妊娠病灶清除＋宫腔镜下宫腔憩室电切；2例行腹腔镜下子宫憩室修补术＋盆腔粘连分离＋宫腔镜下子宫下段切口妊娠组织电切术＋清宫术。具体手术步骤：麻醉方法、手术体位、消毒铺单同单孔组，Veress针穿刺脐孔，接气腹管，充入二氧化碳气体至腹内压达14～15mmHg，选脐部正中切口长约1cm，10mm Trocar穿刺脐孔，置入0°或30°腹腔镜镜头，在左右下腹相当于麦氏点处及耻骨上两到三横指处常规做三个操作孔，探查腹腔内情况，若有盆腔、肠管、大网膜粘连，则钝性、锐性分离粘连，显露子宫下段，查看妊娠病灶是否凸向盆腔。宫腔镜下手术：置入等离子30°双极宫腔镜，生理盐水膨宫，查看宫腔内妊娠病灶、切口憩室情况及是否有宫腔粘连。撤除器械后先行清宫术。若有妊娠无残留，则用90°电切环逐步电切下残余妊娠组织，修平基底部，若有宫腔粘连则用电切针逐步电切下粘连组织，恢复宫腔正常形态，电凝止血。同时可应用90°电切环逐步切除宫腔憩

室周围多余肌层组织，恢复肌层连续性。腹腔镜下手术：首先打开子宫膀胱反折腹膜，下推膀胱，显露子宫下段，在宫腔镜透光引导下定位憩室，超声刀切除憩室处薄弱组织直至肌层完整处，创面双极电凝止血，1-0可吸收线连续缝合黏膜层、浆肌层组织使子宫下段修补成形。转宫腔镜检查宫腔内憩室结构消失，检查有无妊娠物残留，若有残留则行清宫术或电切环切除病灶。

（3）观察指标：收集两组患者的临床病历资料，观察指标包括患者基本资料，手术时间、术中出血量、术后第一天体温、术后血红蛋白下降水平、术后血 HCG 下降率、术后24小时疼痛视觉模拟评分（VAS）、术后住院时间、住院费用，在住院期间及术后1个月进行随访，以百分制（0～100分）让患者对手术伤口美容满意度进行评分[3]，评分越高，表示患者满意度越高。

3.统计学方法

数据统计分析使用SPSS 16.0软件，正态分布的计量资料结果以（$\bar{x} \pm s$）表示，组间比较采用 t 检验；计数资料以率表示，计数资料的比较采用 x^2 检验。以 $P < 0.05$ 认为有统计学意义。

（二）结果

本研究共有14例CSP患者，手术均顺利完成，均未发生并发症.两组患者手术时间、术中出血量、术后第一天体温、术后住院时间、术后第一天血 HCG 下降率、术后血红蛋白下降幅度、住院费用分别比较，差异均无统计学意义（P 均大于0.05）。术后24小时疼痛视觉模拟评分及美容满意度评分，两项观察指标分别比较，差异均有统计学意义（P 均小于0.05），见表16-2。14例患者术后病理检查均见绒毛及蜕膜组织，确诊为剖宫产术后子宫瘢痕妊娠。14例患者术后每周定期复查血 HCG 水平均降至正常范围，切口均愈合良好，无手术并发症发生。其中单孔组患者脐部切口瘢痕较隐蔽，较美观，患者满意度高。

1.两组患者术中、术后情况的比较

两组患者手术均顺利完成，术中均不需要辅助操作，术后均未出现早期手术并发症。两组患者手术时间、术中出血量、术后第一天体温、术后血红蛋白下降水平、术后第一天血 HCG 下降率、术后住院时间、住院费用，两组分别比较，差异均无统计学意义（$P > 0.05$），详见表16-2。

表16-2　两组患者术中、术后情况的比较（$\bar{x} \pm s$）

分组	手术时间（min）	术中出血量（mL）	术后第一天体温（℃）	术后血红蛋白下降水平（g/L）	术后第一天血 HCG 下降率（%）	术后住院时间（d）	总住院费用（元）
单孔组	84±40	32±33	37.2±0.5	11.7±10.2	74.1±21.2	6.3±1.1	21 275.4±4 190.6
多孔组	70±18	53±68	37.3±0.2	12±13	46.9±31.1	5.6±0.8	17 709.9±2 744.7
P	0.4	0.5	0.6	0.9	0.08	0.2	0.08

2.两组患者术后24小时疼痛情况及术后一个月伤口美容满意度比较

术后24小时疼痛视觉模拟评分单孔组为（2.1±0.9）分，多孔组为（3.9±1.2）分；术后美容满意度评分单孔组为（97.7±1.9）分，多孔组为（91.6±2.9）分；两项观察指标分别比较，差异均有统计学意义（P值均小于0.05）。

（三）讨论

CSP是指妊娠物种植于前次剖宫产子宫切口瘢痕处的一种异位妊娠，是一种较罕见的剖宫产远期并发症。CSP若治疗不及时有可能引起患者大出血，严重威胁患者的生殖健康甚至生命。近年来随着剖宫产率的上升，CSP的发生率也在逐年增加。

目前对于CSP的治疗方法主要包括：药物治疗、手术治疗。药物治疗主要为局部或全身应用甲氨蝶呤，研究表明，其虽具有一定效果，但是成功率只有71%～83%，且治疗时间长，发生大出血的风险高，故单用药物治疗不作为CSP治疗的首选方法[4]。手术治疗包括：B超监护下或宫腔镜下清宫术；腹腔镜、开腹或阴式途径行妊娠物清除术、子宫瘢痕修补术；紧急情况为挽救生命行开腹或腹腔镜途径子宫切除术。由于CSP病灶局部血供丰富，行B超监护下或宫腔镜下清宫术时患者易发生大出血、子宫穿孔，导致失血性休克、子宫切除，严重者危及患者生命，因此对术者要求较高，主要用于Ⅰ型子宫瘢痕妊娠的治疗[5]；开腹或腹腔镜手术可以彻底清除妊娠物，同时还可以修复子宫瘢痕憩室，可更好的保留患者的生育功能[6]。阴式手术目前开展较少，其疗效及手术风险仍需进一步明确。还可用子宫动脉栓塞术（uterine arterial embolization，UAE）作为辅助手段，可以降低出血风险，提高治疗的成功率，但UAE术后可能会发生栓塞综合征、宫腔粘连、卵巢功能减退等不良反应及并发症[7]。目前对于CSP的诊断与治疗在国内外均无统一的标准和指南及较好的循证医学证据，缺乏大样本量的随机对照研究[8]。

随着宫腔镜、腹腔镜技术在妇科领域的广泛应用，其优势已经显而易见。有研究表明，将宫腹腔镜手术应用于剖宫产术后子宫瘢痕妊娠治疗具有出血少、住院时间短、恢复快等优点，同时可修复子宫瘢痕、保留患者生育能力、减少再发风险[9]。但是传统腹腔镜存在体表瘢痕数目多，发生腹壁血管损伤、切口疝、切口感染概率高等问题。在此背景下，单孔腹腔镜技术应运而生。经脐单孔腹腔镜技术由于其手术瘢痕隐匿于脐部皱褶中，可达到无瘢痕目的，符合人们对于美的需求。由于单孔腹腔镜手术较多孔腹腔镜手术切口数目少，因而该技术不仅降低了多孔腹腔镜手术并发症的发生率，并且具有术后疼痛轻、康复快的优点[10]。目前单孔腹腔镜技术已应用于子宫切除、卵巢囊肿剥除等多种妇科手术[3, 11, 12]，有报道显示，宫腹腔镜联合诊治子宫瘢痕妊娠是安全且有效的[13]，这与本研究是一致的。但目前应用单孔宫腹腔镜联合诊治CSP在国内鲜有报道。本研究发现，单孔组在术中出血量、术后血红蛋白下降幅度、术后住院时间、术后血HCG下降率等方面与多孔组比较无显著差异，但单孔组术后24小时疼痛模拟评分及美容满意度评分与多孔组比较具有显著差异，表明单孔宫腹联合术在治疗剖宫产术后子宫瘢痕妊娠方面不仅是安全、可行的，同时具有术后疼痛轻、患者满意度高、切口更美观的优点。由于单孔腹腔镜手术操作违背了三角分布原则，操作难度较大，故需由经验丰富、腔镜技术操作熟练的医师完成，对于肥胖、盆腔粘连较重、妊娠病灶较大且明显凸向膀胱、身体合并症较重不能耐受手术者，不建议采用单孔宫腹腔镜联合手术。

本研究的小样本数据表明，单孔宫腹联合术用于治疗CSP是安全有效的，且具有保留患者生育功能，术后疼痛轻，伤口美观的优势。由于本研究样本量较少及单孔腹腔镜作为一种新的手术方式，因此其临床价值仍需更大样本量来明确。

（董智勇　刘俊玲　罗　春）

参考文献

［1］孙大为. 正确认识单孔腹腔镜手术在妇科的应用［J］. 中华腔镜外科杂志（电子版）,2012,5（4）: 1-4.

［2］关崇丽，崔红梅，王惠玲，等. 单孔腹腔镜与传统多孔腹腔镜在妇科手术中疗效比较的Meta分析［J］. 中国内镜杂志，2015，21（4）：375-380.

［3］熊巍，孙大为，张俊吉，等. 经脐单孔腹腔镜与传统三孔腹腔镜卵巢囊肿剔除术的对比研究［J］. 中华妇产科杂志，2014，49（3）：176-178.

［4］American College of Obstetricians and Gynecologists. ACOG Practice Bulletin No. 94: Medical management of ectopic pregnancy［J］. Obstet Gynecol，2008，111（6）：1479-1485.

［5］Gao L，Huang Z，Gao J，et al. Uterine artery embolization followed by dilation and curettage within 24 hours compared with systemic methotrexate for cesarean scar pregnancy［J］. Int J Gynaecol Obstet，2014，127（2）：147-151.

［6］林安平，杨竹，蒋兴伟，等. 剖宫产瘢痕妊娠临床分型与腹腔镜手术方式的探讨［J］. 实用妇产科杂志，2014（4）：266-269.

［7］WU X，XUE X，WU X，et al. Combined laparoscopy and hysteroscopy vs. uterine curettage in the uterine artery embolization-based management of cesarean scar pregnancy：a cohort study［J］. Int J Clin Exp Med，2014，7（9）：2793-2803.

［8］中华医学会妇产科学分会计划生育学组. 剖宫产术后子宫瘢痕妊娠诊治专家共识（2016）［J］. 中华妇产科杂志，2016，51（8）：568-572.

［9］王光伟，刘晓菲，萨日娜，等. 腹腔镜手术治疗外生型剖宫产术后子宫瘢痕妊娠32例临床分析［J］. 中国内镜杂志，2014，49（1）：6-9.

［10］Lee JH，Choi JS，Jeon SW，et al. A prospective comparison of single-port laparoscopically assisted vaginal hysterectomy using transumbilical GelPort access and multiport laparoscopically assisted vaginal hysterectomy［J］. Eur J Obstet Gynecol Reprod Biol，2011，158（2）：294-297.

［11］张俊吉，孙大为，熊巍，等. 单孔腹腔镜子宫全切除术23例临床分析［J］. 中华妇产科杂志，2014（4）：287-289.

［12］吴碧辉，陶莉莉，彭绍婵，等. 单孔腹腔镜对比传统腹腔镜手术治疗输卵管妊娠的Meta分析［J］. 中国内镜杂志，2017，23（4）：35-42.

［13］骆亚平，王彦龙，杨丽. 宫腹腔镜联合诊治剖宫产术后子宫瘢痕妊娠8例临床分析［J］. 实用妇产科杂志，2012，28（12）：1070-1071.

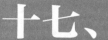

十七、 单孔腹腔镜双侧髂耻韧带固定术

【摘要】 本术式患者取膀胱截石位，气管插管全身麻醉，消毒铺单后建立经脐单孔腹腔镜入路，超声刀打开膀胱腹膜反折，下推膀胱，显露宫颈及部分阴道前壁，沿阴道前穹隆水平向两侧打开腹膜至髂外血管位置，分离疏松结缔组织，显露两侧闭锁脐韧带、闭孔神经及髂耻韧带。于网片中央以可吸收线缝合固定于宫颈及部分阴道前壁，网片两翼分别以不可吸收缝合线固定于两侧髂耻韧带。可吸收线连续缝合关闭腹膜，使腹膜将网面完全覆盖，关闭腹腔完成脐整形术。

【关键词】 经脐单孔腹腔镜手术；髂耻韧带固定术；盆腔器官脱垂

（一）手术简介

患者，女，70 岁，G2P1，绝经 20 年，自扪阴道口肿物脱出 3 个月余。查体：嘱患者用力向下屏气时，可见宫颈脱出阴道口外，距处女膜缘约1cm，阴道前壁膨出接近处女膜缘。诊断为：子宫脱垂Ⅲ期，阴道前壁膨出Ⅱ期。经充分术前准备后，于 2022 年 6 月行单孔腹腔镜下双侧髂耻韧带固定术。术中打开膀胱反折腹膜，下推膀胱，自宫颈沿两侧圆韧带向两侧显露髂耻韧带，以网片及不可吸收线行双侧髂耻韧带固定术。

（二）手术步骤

经脐单孔腹腔镜术式：麻醉消毒铺单，助手置入举宫杯。使用爱丽丝钳钳夹脐孔两侧提起脐孔，尖刀片纵行垂直切开脐孔并逐层切开进腹，置入切口保护套，连接一次性单孔腹腔镜操作软鞘管，充入 CO_2 气体使气腹压力达 15mmHg（1mmHg ≈ 0.133kPa）。置入 30°腹腔镜镜头，超声刀锐性分离盆壁粘连。超声刀小心打开膀胱反折腹膜，下推膀胱，显露宫颈及部分阴道前壁，沿阴道前穹隆水平向两侧打开腹膜至髂外血管位置，显露两侧闭锁脐韧带，以缝线悬吊闭锁脐韧带，分离疏松结缔组织，显露闭孔内肌及髂耻韧带。于网片中央以 2-0 可吸收线缝合固定于宫颈及部分阴道前壁，网片两翼分别以不可吸收缝合线固定于两侧髂耻韧带。用2-0 可吸收线连续缝合关闭腹膜，使腹膜将网面完全覆盖。充分冲洗盆腔，探查盆腹腔无异常后，撤去器械，排空气体，用可吸收线缝合脐孔下方筋膜层及脐孔皮肤并整形（图 17-1 至图 17-6）。

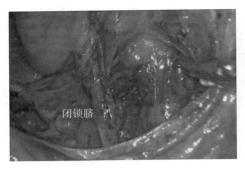

图17-1 闭锁脐韧带

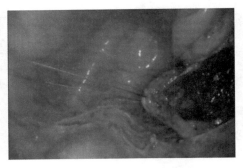

图17-2 缝线悬吊闭锁脐韧带

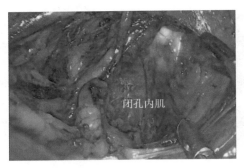

图17-3 暴露闭孔内肌

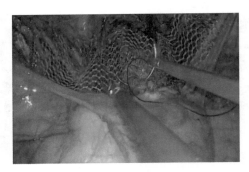

图17-4 固定网片

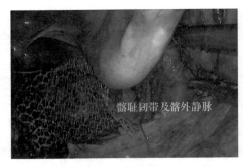

图17-5 髂耻韧带及髂外静脉

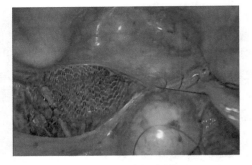

图17-6 关闭腹膜

（三）术后情况

1.手术情况

总手术时长约110分钟，术中出血量10mL，未输血。

2.术后情况

术后予预防感染、止血、预防下肢静脉血栓、补液支持等对症治疗，术后2天拔除导尿管，术后5天顺利出院，过程无特殊。

（四）讨论

盆腔器官脱垂（pelvic organ prolapse，POP）有着多种危险因素，例如年龄、子宫切除、肥胖（体质指数＞30kg/m²）、吸烟、长期慢性 Valsalva（咳嗽、劳累和举重）的刺激、多胎和阴道分娩史，以及盆底支持的遗传缺陷等[1]。有研究表明，约4.1%的80岁及80岁以上的盆腔脱垂患者具有临床症状，在一定程度上影响着女性患者的生活质量[2-4]。腹腔镜阴道骶骨固定术是目前公认的治疗中盆腔器官脱垂的标准术式，但此术式操作难度高。对于肥胖患者，亦增加阴道骶骨固定术时术野暴露的难度。随着2011年首例髂耻韧带悬吊术的报道[5]，此术式凭借其操作简单、术中出血和损伤风险小等优势，逐渐被医生应用于临床治疗，对于肥胖的患者，采取髂耻韧带悬吊术的手术难度要低于阴道骶骨固定术。

同时，笔者认为有以下几点需要注意：①术中下推膀胱时，要注意避免损伤膀胱，同时不可下推过深，显露足够的部位用于固定网片中部即可。②术中可利用缝线绕过闭锁脐韧带，于腹腔外固定缝线，以此来更好地显露手术术野。③放置网片时，要保证网面无张力覆盖进行悬吊，两侧固定完成后要关闭腹膜，使腹膜完全覆盖网片，避免网片暴露。④对于髂耻韧带悬吊部位需要显露足够的术野，同时可采用正针反缝、反针正缝、反针反缝等缝合技巧来保证悬吊的成功。

（五）术式评价

（1）本术式以髂外静脉、圆韧带及闭锁脐韧带等标志更易定位髂耻韧带。

（2）术中仅需显露髂耻韧带后外侧用于悬吊的区域，术中损伤脏器及血管可能性较小。（3）本术式操作难度较小，视野开阔，有利于临床学习及传授。

（4）据报道，髂耻韧带的强度要强于骶棘韧带及盆筋膜腱弓[6]，本术式更符合女性盆腔生理轴向，同时符合顶端支持的理念[7]。

（罗　春　王　丽　汤慧敏）

参考文献

[1] Iglesia Cheryl B，Smithling Katelyn R．Pelvic Organ Prolapse［J］．Am Fam Physician，2017，96：179-185．

[2] Nygaard I，Barber MD，Burgio KL，et al．Prevalence of symptomatic pelvic floor disorders in US women［J］．JAMA，2008，300（11）：1311-1316．

[3] Leijonhufvud Åsa，Lundholm Cecilia，Cnattingius Sven，et al．Risk of surgically managed pelvic floor dysfunction in relation to age at first delivery［J］．Am J Obstet Gynecol，2012，207（4）：3031-3037．

[4] Hendrix Susan L，Clark Amanda，Nygaard Ingrid，et al．Pelvic organ prolapse in the Women's Health Initiative：gravity and gravidity［J］．Am J Obstet Gynecol，2002，186：1160-1166．

[5] Banerjee Carolin，Noé Karl Günter，Laparoscopic pectopexy：a new technique of prolapse surgery for

obese patients ［J］. Arch Gynecol Obstet，2011，284：631-635.

［6］张莉亚，倪观太. 老年女性阴道穹窿脱垂的手术治疗进展［J］. 中国临床保健杂志,2017,20(4)：473-476.

［7］DeLancey J O. Anatomic aspects of vaginal eversion after hysterectomy［J］. Am J Obstet Gynecol，1992，166：1717-1728.

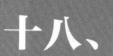

十八、右侧残角子宫合并卵巢巨大子宫内膜异位囊肿临床病例讨论

【摘要】 目的 分析残角子宫的临床特点，提升对其诊断和处理的意识。方法 对南京医科大学附属常州市第二人民医院2019年3月12日收治的一例残角子宫合并巨大卵巢子宫内膜异位囊肿患者的临床资料进行回顾性分析。结果 患者入院后行超声及全腹部CT检查，提示盆腔巨大包块，右肾缺如。行单孔腹腔镜探查术，术中所见及术后病理证实诊断：右侧残角子宫，右侧卵巢子宫内膜异位囊肿，右侧输卵管假黄色瘤性输卵管炎，右肾缺如。结论 残角子宫误诊率高，临床医生需注意排除是否合并泌尿系统畸形，术前多学科讨论对于确定最佳治疗方案至关重要，可避免不必要的开腹手术。

【关键词】 子宫内膜异位症；女性生殖道畸形；单孔腹腔镜手术

（一）病例摘要

患者，女，19岁，未婚，否认性生活史，因"痛经2年，查及腹部包块10余天"收入南京医科大学附属常州市第二人民医院。患者14岁月经初潮，近2年来月经欠规律，7天/1～2个月，量中等，有痛经，尚可忍受，偶有恶心呕吐，痛经持续数天至1个月不等，无进行性加重，未予以重视。10余天前患者体检查及腹部包块，遂来院就诊。肛门指检：外阴未婚未产型；宫颈大小正常，子宫前位且大小正常，有压痛，盆腹腔扪及一直径约25cm囊性包块，可推动，与子宫界线不清，压痛不明显，双侧附件区扪诊不满意。查体：腹部稍膨隆，全腹软，可触及一囊性包块，上界达脐耻之间，无压痛，无肌卫。腹部B超：盆腹腔巨大囊性包块（27.0cm×11.6cm×19.3cm，边界清，壁上见乳头状突起约2.3cm×1.2cm，内透声欠佳，呈细密点状），子宫右上方见一约10.5cm×4.5cm×4.7cm无回声，壁厚0.8cm，边界清，内透声欠佳，呈细密点状回声。全腹部CT：腹腔、盆腔内及右侧附件区低密度灶，考虑为双侧附件区囊腺瘤可能；右肾未显示；左侧输尿管上段稍扩张；腹腔、盆腔积液（图18-1）。肿瘤标志物：CA125：669.50U/mL（明显升高），HE4、CA19-9、CEA、AFP均在正常范围。初步诊断：盆腔巨大包块，右肾缺如。

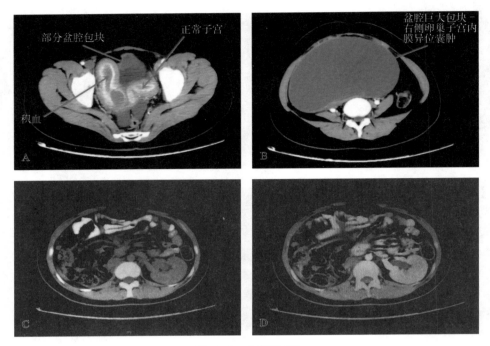

图18-1　全腹部CT

（二）多学科讨论

患者因"痛经2年，查及腹部包块10余天"入院，初步诊断：盆腔巨大包块，右肾缺如。入院后请胃肠外科、泌尿外科、妇科、超声科、放射科等相关科室进行讨论，总结诊治经验和教训，以提高对该类疾病的认识和临床诊治水平。

妇科意见：患者下腹部巨大肿块，可以是子宫增大、附件肿块、肠道或肠系膜肿块、泌尿系肿块、腹腔肿块、腹壁或腹膜后肿块。患者未婚，否认性生活史，有月经来潮，不考虑妊娠子宫或处女膜闭锁、阴道无孔横膈等完全梗阻性生殖道畸形。腹部B超提示：盆腔包块壁上见乳头状突起约2.3cm×1.2cm，内透声欠佳，呈细密点状，子宫右上方见一个约10.5cm×4.5cm×4.7cm无回声，壁厚0.8cm，内透声欠佳，呈细密点状回声，且CA125升高，超过200U/mL，目前考虑子宫内膜异位囊肿可能性大，但不能完全排除卵巢恶性肿瘤可能。患者全腹部CT提示：腹腔、盆腔内及右侧附件区低密度灶，考虑为双侧附件区囊腺瘤可能；右肾未显示；左侧输尿管上段稍扩张；腹腔、盆腔积液。肿瘤标志物：CA125显著升高，HE4、CA19-9、CEA、AFP均在正常范围，因此不能排除卵巢恶性肿瘤，应引起重视。同时，CT提示右肾未显示，考虑泌尿系畸形可能，女性生殖系统畸形常与泌尿系畸形同时存在，同时B超提示子宫右上方无回声，壁厚0.8cm，卵巢或输卵管的囊肿一般囊壁较薄，鉴于无回声包块壁厚，考虑为子宫肌层可能性大，结合患者病史和相关影像学检查，子宫右上方的无回声更倾向于残角子宫。Buttram等[1]将残角子宫分为3种类型，后来，美国生育协会（American Fertility

Society，AFS）将残角子宫与单角子宫之间的关系分为4型[2, 3]（图18-2）：Ⅰ型：有宫腔及子宫内膜，且与正常子宫相通（图18-2A）；Ⅱ型：有宫腔及子宫内膜，但与正常子宫不相通（图18-2B）；Ⅲ型：无宫腔及子宫内膜，且与正常子宫不相通（图18-2C）；第4种类型为单纯性单角子宫（图18-2D）。患者目前考虑Ⅱ型残角子宫可能性大。Ⅱ型残角子宫与正常子宫不同，宫腔有功能的内膜出现周期性出血，导致子宫积液，子宫被逐步撑大。因而，B超上表现为壁厚的无回声包块，这在逻辑上能够解释通。当然最终的诊断明确，有待于手术探查。患者无性生活史，术中可同时行宫腔镜检查，宫腔镜探头较细，可以避免损伤患者处女膜，同时可观察宫颈及宫腔的情况，协助明确诊断。

超声科意见：单角子宫（或合并残角子宫）是女性生殖道畸形中少见的一种畸形，仅以二维超声来诊断正确率低。三维超声Omni view成像不仅增加了子宫冠状面成像，而且可以自由切割图像，使单角子宫与残角子宫的关系能够立体显示，从而提高了诊断率[4]。但子宫畸形种类繁多，且部分不典型，故仍要注意其声像图上的鉴别点，从而避免漏诊或误诊。正常子宫的三维成像冠状面成像呈倒置的三角形，顶角是宫颈内口，底角是两个宫角；而超声诊断残角子宫主要是根据其解剖形态学特征：单角子宫及与之相连的发育不全的子宫。正常子宫宫底部较宽且略向外凸起，横切面上宫底部内膜宽度一般大于宫底横径的一半。Ⅰ型和Ⅲ型残角子宫，往往表现为子宫对侧的低回声包块，一般形态规则，边界清晰。Ⅱ型残角子宫的B超表现与月经是否来潮有关。有子宫内膜的残角子宫：子宫腔无积液时，一侧宫角区可见实性包块，边界清，包块中央可见内膜样回声并与子宫颈管不相通，这与双角子宫不同；宫腔有积液时，一侧宫角区可见包块，内部为液性区，其回声与巧克力囊肿相似，但液性回声周围有相对较厚的肌层环绕分布，这一点有助于与卵巢巧克力囊肿鉴别。无子宫内膜的残角子宫：子宫冠状面内膜呈"半月形"弯向一侧，另一侧宫角区可见实性包块，内部回声均匀，但无内膜样回声[2, 5]。根据患者B超检查的影像特征，结合该患者的相关病史，现考虑Ⅱ型残角子宫可能性大。单角子宫合并残角子宫Ⅱ型宫底部不对称的，较大侧为单角子宫，较小侧为残角子宫，且残角的宫腔与单角的宫腔是不相通的，三维超声图像上未见纤细的管道

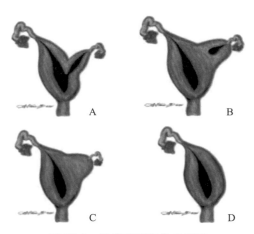

图18-2 残角子宫与单角子宫

A.Ⅰ型，单角子宫与残角子宫相通；B.Ⅱ型，单角子宫与残角子宫不通；C.Ⅲ型，单角子宫合并始基残角子宫；D.单纯性单角子宫

连接。

放射科意见：螺旋CT和彩色多普勒超声在盆腔疾病的诊断方面均具有较高的临床应用价值，但由于超声的优势，临床在妇科疾病的诊断方面可将彩色多普勒超声检查作为首选方法，螺旋CT可作为彩色多普勒超声的有利补充[6]。但CT软组织分辨率低，难以区分子宫内膜及肌层、子宫与子宫颈，不能显示宫腔形态，并且具有一定的辐射性，对育龄期妇女应慎用。MR软组织分辨率高，能显示正常的子宫肌层带状解剖结构、子宫内膜-子宫肌层的宽度和比率，能清晰地显示梗阻的不同位置及各种复杂畸形，为临床提供直观的图像。多序列成像能提示宫腔积液的性状、鉴别附件区肿块的性质，为临床提供更多的术前参考，尤其适用于合并盆腔严重并发症、不能行经阴道超声检查的少女[7]。残角子宫在MRI的特点有：子宫体积较正常子宫小，宫底部缩窄，呈梭形，残角子宫部分为均匀的子宫肌信号，未与正常的宫腔相通[8]。

泌尿外科意见：腹膜后肿瘤多位于直肠和阴道后方，与后腹壁固定，不活动，多为实性，以肉瘤最常见，也可为囊性，如畸胎瘤、脓肿等，静脉尿路造影可见输尿管移位，该患者CT提示左侧输尿管上段稍扩张，可为压迫所致；但泌尿系统肿瘤一般不会体积如此巨大，且多伴有腰痛、排尿习惯改变或尿液性质异常。该患者CT提示右肾未显示，术中建议行膀胱镜检查：如果右侧输尿管开口萎缩不可见，而左侧输尿管正常，可见喷尿，结合影像学检查，则右肾缺如诊断成立。胚胎时期生殖、泌尿系统同起源于中胚层的细胞团-泌尿生殖嵴，两系统发生发展存在明显依存关系，所以女性生殖系统畸形常合并泌尿系畸形。曾有报道，先天性三体子宫误诊为盆腔实性肿物伴左肾异位，其实是三体子宫伴左肾缺如，超声、CT、膀胱镜及泌尿系造影等检查可协助诊断[9]。

胃肠外科意见：肠系膜肿块部位较高，肿块表面光滑，左右移动度大，上下移动受限制，易误诊为卵巢肿瘤；结肠癌常位于一侧下腹部，呈条块状，略能推动，有轻压痛，患者多有下腹隐痛、便秘、腹泻或便秘-腹泻交替及粪便带血病史。该患者既往无手术史，大便正常，暂不考虑粪块嵌顿、阑尾脓肿、腹部手术或感染后继发的肠管、大网膜粘连。该患者CT提示盆腹腔包块为双侧附件区囊腺瘤可能，确诊需手术及病理。

妇科小结：在女性生殖器官的形成和发育过程中，因受到遗传和（或）环境的影响，原始性腺、内外生殖器的分化、发育可发生改变，导致各种发育异常。由于苗勒管（副中肾管）发育与午非管（中肾管）以及泌尿系发育在胚胎早期密切相关，故女性生殖道畸形也常伴有肾脏和输尿管的畸形，甚至合并骨骼、心脏、神经系统等畸形[10, 11]。对不同生殖道畸形的分类目前主要取决于结构特征和临床表现，也力求与胚胎发育学相联系，最具代表性的分类法包括美国生育协会（AFS）分类法（1988）、阴道-宫颈-子宫-附件-相关畸形（VCUAM）分类法（2005）和欧洲人类生殖与胚胎学会和欧洲妇科内镜协会（European Society of Human Reproduction and Embryology and European Association for Gynecological Endoscopy，ESHRE/ESGE）的女性生殖道先天异常分类法（2013）[2, 12-14]。参照ESHRE/ESGE分类法（图18-3），该患者属于U4级/单角子宫（a有残迹宫腔），残角子宫宫腔中的经血逆流，引起患侧卵巢子宫内膜异位囊肿，支持了子宫内膜异位症发病机制中的"经血逆流"学说。

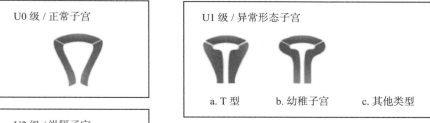

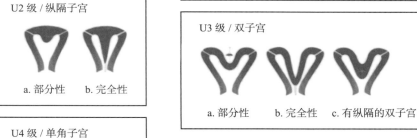

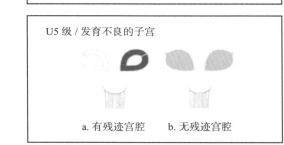

图18-3　ESHRE/ESGE 分类系统

（三）分析

　　女性生殖系统畸形是涉及处女膜、阴道、宫颈、子宫、输卵管等极其广泛的一大类先天性结构异常，常合并生殖道以外的器官畸形，最常见泌尿系统畸形。本文重点讨论残角子宫畸形，残角子宫是因一侧副中肾管发育正常，另一侧发育不全形成残角子宫，可伴有该侧泌尿系发育畸形。检查时易将残角子宫误诊为卵巢肿瘤。多数残角子宫与对侧正常宫腔不相通，仅有纤维带相连，偶尔也有两者间有狭窄管道相通者。若残角子宫内膜无功能，一般无症状，无须治疗；若内膜有周期性出血且与正常宫腔不相通时，往往因为宫腔积血而出现痛经，甚至并发子宫内膜异位症，需切除残角子宫。若妊娠发生在残角子宫内，人工流产时无法探及，至妊娠16～20周时破裂而出现典型输卵管妊娠破裂症状，若不及时手术切除破裂的残角子宫，患者可因大量出血而死亡。所以残角子宫的早期诊断非常重要，目前临床上用于诊断残角子宫的方法主要有超声、子宫输卵管造影检查、宫腹腔镜联合检查和磁共振检查。本例患者因"痛经2年，查及腹部包块10余天"入院。结合患者病史、查体、超声及CT检查，入院诊断为：盆腔巨大包块，右肾缺如。经多学科讨论，手术是最佳诊断及治疗方法，那么手术路径及范围如何选择？该患者未婚，无性生活史，如果开腹手术，手术难度大大减小，但长长的手术瘢痕对19岁的少女来说太过残忍；如果微创手术，传统腹腔镜需要4个穿刺孔，最长1cm，美容效果得到了一定改善。但盆腔包块如此巨大，性质不明，如为恶性，则需中转开腹，那么患者要留下更多的瘢痕。患者无性生活史，经阴道单孔腹腔镜不合适。经脐单孔腹腔镜探查术则满足了一切需要，根据术中情况，如为良性病变，单孔腹腔镜不仅可完成手术，也能更好地满足美容需求。如为恶性病变，则由单孔切口转为开腹也可，并不额外增加患者瘢痕，但需要有一定单孔腹腔镜手术经验的医生完成手术。

（四）结果

该患者进行了单孔腹腔镜探查术，并且预约了术中快速病理检查，单孔腹腔镜下探查见：盆腹腔见一巨大囊性包块，上下径约27cm，内见大量巧克力色液体，约700mL，吸尽囊液，将囊肿拖出单孔切口外，逐步剥离囊肿壁至剥出约1/2范围，塞入腹腔，再次单孔腹腔镜探查，囊肿来源于右侧卵巢，同侧输卵管明显积血增粗膨大，形成一大小约5.0cm×2.0cm的条索状结构，右侧输卵管与一肌性结构相连。左侧盆腔可见子宫，左侧输卵管及卵巢未见明显异常，与较小子宫左侧相连，较小子宫右侧与前述肌性结构以肌性组织相连，考虑前述肌性结构为残角子宫。行宫腔镜检查见：宫颈管未见明显占位，宫腔形态明显缩小，仅一半宫腔，左侧输卵管开口可见，内膜菲薄，右侧壁闭锁，不与残角子宫相连通。转至腹腔镜手术，切开残角子宫，内见大量巧克力色液体流出，残角子宫与盆腔腹膜致密粘连，肌层增厚，局部腺肌病样改变。膀胱镜检查见：右侧输尿管开口萎缩不可见，左侧输尿管正常，可见喷尿，结合影像学检查，右肾缺如诊断明确。术中考虑见到典型巧克力色液体，且与生殖道梗阻畸形有关，遂取消了术中快速病理检查，术中诊断右侧残角子宫合并右侧卵巢子宫内膜异位囊肿。本例患者最终接受单孔腹腔镜下右侧卵巢巧克力囊肿剥除＋右侧卵巢成形＋右侧输卵管切除＋残角子宫切除＋宫腔镜检查＋膀胱镜检查＋盆腔粘连松解术。术后病理：（右卵巢剥出物）子宫内膜样囊肿。（右残角子宫）内膜增生期，肌层平滑肌增生。（右输卵管）假黄色瘤性输卵管炎（图18-4）。术后随诊管理，予以GnRH-a治疗，目前患者无明显痛经，生活质量好，仍在门诊随诊复查中。

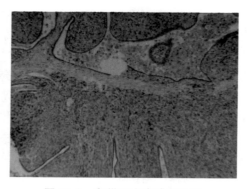

图18-4　卵巢子宫内膜样囊肿

最后需要说明的是，本案例临床处理方面存在着一定的不足之处：本案例虽然术中见到卵巢囊肿的典型巧克力样液体，且术后病理最终明确为卵巢子宫内膜样囊肿，临床结局良好；但临床上需要引起重视的是，卵巢子宫内膜异位囊肿仍然存在恶性变的可能，卵巢来源的肿物常规行术中快速病理检查更为妥当。术中快速病理能有效降低意外发现的卵巢恶性肿瘤的漏诊率，并减少二次手术的可能，避免患者承受不必要的身心痛苦和经济负担。这是本案例需要改进的地方，希望引起广大临床医生的重视。

（曹　颖　鲍明月　黄海伟）

参考文献

［1］Buttram VJ，Gibbons WE．Mullerian anomalies：a proposed classification．（An analysis of 144 cases）［J］．Fertilsteril，1979，32（1）：40-46．

［2］Khati NJ，Frazier AA，Brindle KA．The unicorn ate uterus and its variants［J］．Journal of Ultrasound in Medicine，2012，31（2）：319-331．

［3］邓姗．女性生殖道畸形新分类［J］．中国实用妇科与产科杂志，2018，34（4）：361-367．

［4］4）郭俊，李梅，朱学平．经阴道三维超声 Omni view 对单角子宫（或合并残角子宫）的诊断价值［J］．现代实用医学，2018，30（8）：1016-1018，封 3．

［5］张蔚，毛林，刘珍，等．残角子宫的诊治进展［J］．妇产与遗传（电子版），2015，5（2）：50-54．

［6］万向飞，张吉红．螺旋 CT 及彩色多普勒超声在盆腔疾病诊断中的应用价值分析［J］．齐齐哈尔医学院学报，2017，38（13）：1511-1512．

［7］吴琛，陈玲，赵宇，等．MR 在女性梗阻性生殖道畸形中的诊断价值［J］．临床放射学杂志，2018，37（10）：1674-1678．

［8］胡玉芳，刘光俊，杨新官．MRI 在女性生殖系统畸形中的诊断价值［J］．中国临床医学影像杂志，2018，29（8）：580-583．

［9］王文芳，荆娟，张宝莲．先天性三体子宫误诊为盆腔实性肿物伴左肾异位1例［J］．中国超声诊断杂志，2000，1（2）：109．

［10］Behr SC，Courtier JL，Qayyum A．Imaging of mullerian duct anomalies［J］．Radio graphics，2012，32（6）：E233-E250．

［11］Santos XM，Krishnamurthy R，Bercow-Pratt JL，et al．The utility of ultrasound and magnetic resonance imaging versus surgery for the characterization of mullerian anomalies in the pediatric and adolescent population［J］．J Pediatr Adolesc Gynecol，2012，25（3）：181-184．

［12］The American Fertility Society classifications of adnexal adhesions，distal tubal occlusion tubal occlusion secondary to tubal ligation tubal pregnancies mullerian anomalies and intrauterine adhesions［J］．Fertil Steril，1988，49（6）：944-955．

［13］Grimbizis GF，Gordts S，Di Spiezio SA，et al．The ESHRE/ESGE consensus on the classification of female genital tract congenital anomalies［J］．Hum Reprod，2013，28（8）：2032-2044．

［14］Oppelt P，Renner SP，Brucker S，et al．The VCUAM（Vagina Cervix Uterus Adnex-associated Malformation）classification：a new classification for enital malformations［J］．Fertil Steril，2005，84（5）：1493-1497．

十九、单孔腹腔镜下卵巢子宫内膜异位囊肿剥除术临床分析

【摘要】 目的 探讨单孔腹腔镜下卵巢子宫内膜异位囊肿剥除术的可行性与安全性。**方法** 对2018年3月至2019年4月接受卵巢子宫内膜异位囊肿剥除术的47例患者的临床病理资料进行回顾性分析,其中采用经脐Triport平台联合常规腹腔镜手术器械行单孔腹腔镜下卵巢子宫内膜异位囊肿剥除术者14例(单孔组),行多孔腹腔镜下卵巢子宫内膜异位囊肿剥除术者33例(多孔组),比较两组患者手术时间、手术并发症、术中出血量、术后血红蛋白(Hb)下降幅度、术后24小时发热的最高体温及美容评分(CS)、术后住院时间。**结果** 两组患者的腹腔镜手术均顺利完成;术后24小时发热的最高体温、手术时间[单孔组患者为(129±49)分钟,多孔组为(105±38)分钟],分别比较,差异均无统计学意义(P均>0.05)。术后Hb下降幅度、术中出血量、术后总住院时间、CS评分单孔组患者为(22.5±2.6)分,多孔组为(17.2±2.3)分;4项观察指标分别比较,差异均有统计学意义(P均<0.05)。**结论** 单孔腹腔镜卵巢内膜样囊肿剥除术是安全、可行的,且手术切口美观,手术效果确切。

【关键词】 单孔腹腔镜手术;卵巢内膜样囊肿剥除术;卵巢囊肿

内膜异位症(endometriosis,EMS)是指有功能的子宫内膜组织(腺体和间质)出现在子宫腔以外的部位而引起的病症。EMS可累及全身各个部位,而卵巢是最常见的受侵部位。EMS侵犯一侧或双侧卵巢而形成卵巢巧克力囊肿,主要表现为痛经、不孕及盆腔包块,严重影响患者的生活质量[1]。目前,腹腔镜手术作为微创手术已成为卵巢巧克力囊肿首选的手术方式[2],但是传统的腹腔镜手术依然会在患者的腹壁上留下3~4处瘢痕。近年来,随着腹腔镜手术技能的不断提高,更为微创美观的单孔腹腔镜手术(LESS)越来越受到患者尤其是年轻女性的欢迎[3]。2018年3月至2019年4月采用单孔腹腔镜手术治疗14例卵巢内膜样囊肿患者,取得满意效果,并与行传统多孔腹腔镜手术(multi-port laparoscopic surgery,MPLS)的33例患者进行比较,对该术式的可行性和效果进行评估。

(一)一般资料

对2018年3月至2019年4月收治的卵巢内膜样囊肿剥除术患者进行病历资料查询。纳入标准:①卵巢良性囊肿。②患者年龄为21~53岁。③卵巢囊肿直径<10cm。排除标准:卵巢恶性肿瘤。纳入14例单孔腹腔镜卵巢内膜样囊肿剥除术患者(单孔组),

根据纳入标准及排除标准为其匹配33例多孔腹腔镜卵巢内膜样囊肿剥除术患者（多孔组）。

（二）方法

1.术前准备

对两组患者均完善术前检查，排除腹腔镜手术禁忌。术前行妇科检查，判断卵巢囊肿的活动度，评估盆腔粘连情况。完善常规术前准备，做好脐孔清洁，完善肠道准备，术前留置导尿管，监测生命体征，备好常规腹腔镜手术器械，术前患者安置肩托，术中患者取平卧并头低足高位。

2.手术方法

（1）LESS组：全身麻醉下，患者取仰卧头低足高位，消毒铺巾后置入举宫器（无性生活史者除外）。沿脐轮方向取纵行单切口2.0cm，逐层切开皮肤、皮下组织、筋膜及腹膜，置入4.0～5.0cm规格切口保护圈，外接Triport套管，连接气腹管建立人工气腹，见图19-1。置入10.0mm 30°腹腔镜镜头及传统腹腔镜器械进行操作。具体剥除卵巢囊肿手术步骤与传统腹腔镜相同。卵巢囊肿剥除术毕，缝合卵巢创面止血。剥除的卵巢囊肿经入路一次性完整取出。最后用可吸收线逐层缝合脐部切口。

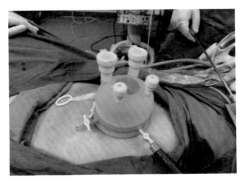

图19-1　构建通道

（2）MPLS组：采用传统MPLS术，沿脐轮下缘做10.0mm纵行切口，Veress针穿刺建立人工气腹，先后置入10.0mm Trocar及腹腔镜镜头，监测下于左右下腹及耻骨联合上分别做5.0mm切口，置入5.0mm Trocar。完成卵巢囊肿剥除术后，缝合卵巢创面止血，并将标本经脐部切口取出。同法缝合脐部切口。其余切口仅以3-0丝线缝合。

3.观察指标

包括术后血红蛋白（Hb）下降幅度、手术时间、术中出血量、手术并发症、总住院时间、CS评分。

4.统计学方法

使用SPSS 18.0软件对数据进行统计学处理。正态分布的计量资料结果以平均数±标准差表示，组间比较采用t检验；计数资料以率表示，计数资料的比较采用卡方检验；

等级资料采用非参数检验的秩和检验。以 $P < 0.05$ 为差异有统计学意义。

（三）结果

1.两组患者一般临床资料的比较

单孔组与多孔组患者的一般临床资料，包括平均年龄［分别为（30.4±7.0）岁、（29.3±5.0）岁］、BMI（kg/m²）、腹部手术史（其中LESS组有5例，MPLS组有15例）分别比较，差异均无统计学意义（P 分别为0.998、0.582、＞0.05），见表19-1。

表19-1　两组患者一般资料比较

组别	年龄（岁）	BMI（kg/m²）	既往腹部手术史（例）
LESS 组（$n = 14$）	33.64±7.397	23.72±2.93	5
MPLS 组（$n = 33$）	36.64±7.254	23.12±3.61	15
P	0.998	0.582	＞0.05

2.两组患者手术相关指标比较

两组患者手术均成功，无中转开腹者，LESS 组术中无增加操作孔者。两组患者术后均发生并发症1例，LESS组发生1例小肠损伤，MPLS组发生1例输尿管损伤，无统计学意义（$P > 0.05$）。两组手术时间相比，LESS组（129±49）分钟，MPLS组为（105±38）分钟，无统计学意义（P 为0.077）。LESS组术中出血量较MPLS组多，术后血红蛋白降低程度更大，差异有统计学意义（P 分别为0.023、0.017），见表19-2。

表19-2　两组患者围术期相关指标比较

组别	手术时间（min）	术后24h发热的最高体温（℃）	术后住院（d）	术中出血量（mL）	术前血红蛋白降低（g/L）
LESS组（$n = 14$）	129±49	37.4±0.3	5.86±1.16	57.50±41.91	18.86±10.77
MPLS组（$n = 33$）	105±38	37.3±0.3	7.48±1.46	27.58±24.21	11.03±9.47
P	0.077	0.651	0.001	0.023	0.017

3.两组患者术后指标比较

两组患者术后24小时发热的最高体温，差异无统计学意义（P 分别为0.651）。术后住院时间比较，差异有统计学意义（P 为0.001），见表19-2。CS评分单孔组患者为（22.5±2.6）分，多孔组为（17.2±2.3）分，差异有统计学意义（$P < 0.05$）。单孔组切口美观满意度显著高于多孔组。

（四）讨论

卵巢内膜样囊肿是子宫内膜异位症中最为常见的类型。作为激素依赖性疾病，卵巢内膜样囊肿多发于年轻女性，可累及单侧或双侧卵巢。手术或药物治疗后容易复发是卵巢内膜样囊肿的一大特点。鉴于腹腔镜手术的微创性和美观性，目前治疗卵巢内膜样囊肿首选腹腔镜手术，该手术适宜于绝大多数患者的囊肿剥除[4]。

传统腹腔镜下卵巢囊肿剥除术一般采用3～4个穿刺孔，术后患者腹壁留下3～4处瘢痕[4]。随着腹腔镜技术和手术器械的不断进步，临床医生致力于减少手术切口的数量与长度，以求达到术后腹壁无瘢痕的效果。鉴于此，经脐单孔腹腔镜手术（LESS）应运而生。年轻女性对美容的要求更高，更为苛刻，因而LESS这一新术式更加受到年轻患者的欢迎[4]。而卵巢内膜样囊肿在年轻患者中发病率更高，LESS似乎在卵巢内膜样囊肿剥除术中的应用前景更为广阔。

与传统腹腔镜手术相比，LESS卵巢囊肿剥除手术具有明显的优势：术后恢复快，住院时间短、脐部切口愈合基本无瘢痕[5-8]。但是采用LESS手术时，腹腔镜与手术器械几乎平行进入术野，缺乏传统三孔或四孔腹腔镜手术的操作角度。LESS存在着所谓的"筷子效应"，相比常规腹腔镜手术，LESS难度更大，对手术器械及术者的手术技巧要求更高[9-12]。本研究中LESS组术中出血量较MPLS组多、手术前后血红蛋白降低程度大（$P < 0.05$）。相比传统腹腔镜手术，LESS手术视角狭小，造成出血点不能及时发现，或因操作角度困难，不能快速及时电凝止血，LESS手术并非对所有患者都适用。

卵巢内膜样囊肿往往与盆腔侧腹壁、阔韧带后叶、子宫骶骨韧带、盆底腹膜及肠管等部位存在不同程度的粘连，致使盆底解剖发生改变。所以，卵巢内膜样囊肿手术难度一般较大，手术时应先分离盆腔粘连及肠粘连，恢复卵巢的正常解剖位置，以免剥离时伤及输尿管及盆腔血管[13]。既往的研究认为[14, 15]，对于盆腔严重粘连的患者，LESS存在极大的局限性，不建议对这些患者行此类手术。但是，本研究运用Jeon等手术理念[16]，亦顺利完成LESS卵巢内膜样囊肿剥除术，手术顺利，患者均恢复良好。由此可见，在手术技能不断提高、手术经验不断积累后，在选择合适病例的情况下，采用LESS进行卵巢内膜样囊肿剥除术亦是可行的。

目前，微创手术的理念已为患者和术者所推崇，并广泛应用于妇产科的各种手术。腹腔镜具有创伤小、恢复快、复发率低、痛苦小等优点，而LESS比传统腹腔镜手术更加微创，更加符合美容要求，因而其日益受到患者的青睐。本研究初步证实，单孔腹腔镜应用于卵巢内膜样囊肿剥除术应是安全可行的，但是，LESS卵巢内膜样囊肿手术相对困难，故应在掌握手术适应证、掌握娴熟的腔镜手术技巧的前提下再开展此类手术。相信随着腔镜器械的不断改进及手术技术的不断提高，该手术将会在临床上得到越来越普遍的推广与应用。

（鲍明月　魏炜炜　施如霞）

参考文献

［1］Minson FP，Abrão MS，Sardá JJ，et al．Importance of quality of life assessment in patients with endometriosis［J］．Rev Bras Ginecol Obstet，2012，34（1）：11-15．

［2］王德莹，徐爱丽，陈秀慧，等．腹腔镜下联合垂体后叶素行卵巢巧克力囊肿剥除术的临床分析［J］．现代生物医学进展，2012，12（26）：5106-5108．

［3］Fader AN，Rojas-Espaillat L，Ibeanu O，et al．Laparoendoscopic single-site surgery（LESS）in gynecology：a multi-institutional evaluation［J］．Am J Obstet Gynecol，2010，203（5）：1-6．

［4］Kim YW．Single port transumbilical myomectomy and ovarian cystectomy［J］．J Minim Invasive Gynecol，2009，16（6）：74．

［5］Lim MC，Kim TJ，Kang S，et al．Embryonic natural orifice transumbilical endoscopic surgery（E-NOTES）for adnexal tumors［J］．Surg Endosc，2009，23（11）：2445-2449．

［6］Escober PE，Starks DC，Fader AN，et al．Single-port risk-reducing salpingo-oophorectomy with and without hysterectomy：surgical outcomes and learning curve analysis［J］．Gynecol Oncol，2010，119（1）：43-47．

［7］Russell PA，Michael LN，Vrunda B．Applying single-incision laparoscopic surgery to gyn practice：What's involved［J］．OBG Management，2011，23（4）：28-36．

［8］Jeon HG，Jeong W，Oh CK，et al．Initial experience with 50 laparoendoscopic single site surgeries using a homemade，single port device at a single center［J］．J Urol，2010，183（5）：1866-1871．

［9］Buckley Ⅲ FP，Vassaur H，Monsivais S，et al．Single-incision laparoscopic appendectomy versus traditional three-port laparoscopic appendectomy：an analysis of outcomes at a single institution［J］．Surg Endosc，2014，28：626-630．

［10］Pontarelli EM，Emami C，Nguyen NX，et al．Single-incision laparoscopic resection of ovarian masses in children：a preliminary report［J］．Pediatr Surg Int，2013，29：715-718．

［11］陈继明，丁屹，杨璐，等．单孔三通道法行单孔腹腔镜手术治疗妇科良性肿瘤［J/CD］．中华腔镜外科杂志（电子版），2014，7（5）：410-413．

［12］国晓梅，曹亚琼，周丽，等．经脐单孔腹腔镜妇科手术32例［J/CD］．中华腔镜外科杂志（电子版），2012，5（2）：115-117．

［13］魏庆英，米建锋．腹腔镜卵巢巧克力囊肿剥除术46例报告［J］．腹腔镜外科杂志，2012，17（12）：957-959．

［14］Buckley Ⅲ FP，Vassaur H，Monsivais S，et al．Comparison of outcomes for single-incision laparoscopic inguinal herniorrhaphy and traditional three-port laparoscopic herniorrhaphy at a single institution［J］．Surg Endosc，2014，28：30-35．

［15］Chew MH，Chang MH，Tan WS，et al．Conventional laparoscopic versus single-incision laparoscopic right hemicolectomy：a case cohort comparison of short-term outcomes in 144 consecutive cases［J］．Surg Endosc，2013，27：471-477．

［16］Jeon HG，Jeong W，Oh CK，et al．Initial experience with 50 laparoendoscopic single site surgeries using a homemade，single port device at a single center［J］．J Urol，2010，183（5）：1866-1871．

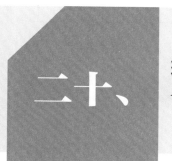

二十、 经阴道自然腔道单孔腹腔镜输卵管切除术的初期临床报告

【摘要】 目的 总结初期开展经阴道单孔腹腔镜（V-NOTES）输卵管切除术的临床经验，初步探讨该术式的安全性和可行性。方法 回顾性分析2018年1月至12月开展的V-NOTES输卵管切除术患者的临床资料，并选择同期传统腹腔镜输卵管切除术患者作为对照。两组输卵管妊娠患者共18例，每组9例患者，分别应用V-NOTES输卵管切除术及传统腹腔镜输卵管切除术。统计分析患者的一般情况、手术时间、术中出血量、术后肠道功能恢复时间、术后住院天数、疼痛评分（VAS）、美容评分。结果 18例手术均成功完成，术中术后未发生并发症。两组间数据比较，术中出血量、术后住院天数差异无统计学意义（$P > 0.05$）。V-NOTES组的疼痛评分低于传统腹腔镜组 [（1.55±0.53）vs（4.22±0.44）]，V-NOTES组美容评分高于传统腹腔镜组 [（8.56±0.53）vs（5.11±0.78）]，V-NOTES组术后肠道功能恢复时间短于传统腹腔镜组 [（9.89±1.69）vs（14.56±1.94）]，差异均有统计学意义（$P < 0.01$），但传统腹腔镜组手术时间短于V-NOTES组（$P < 0.05$），差异有统计学意义。术后随访所有患者均无明显不适自觉症状，大小便正常，阴道创面愈合良好。传统腹腔镜患者所有穿刺孔皮肤愈合良好。结论 V-NOTES输卵管切除术可能安全可行。相比传统腹腔镜术式，V-NOTES在降低疼痛评分、美容评分及减少术后肠道功能恢复时间方面存在明显优势；而初期开展时期，V-NOTES手术时间略长于传统腹腔镜。

【关键词】 经自然腔道内镜手术；经阴道途径；输卵管切除术；异位妊娠

输卵管妊娠作为妇产科最常见的急腹症，往往需要急诊手术处理。近年来，随着腹腔镜技术的不断发展与广泛应用，腹腔镜手术已成为诊治输卵管妊娠的首选方法[1, 2]。传统的腹腔镜输卵管切除术一般采用3～4个穿刺孔，术后患者腹壁留下3～4处小瘢痕。随着腹腔镜技术和器械的不断进步，妇科医生致力于减少切口数量及长度，甚至力求腹壁无瘢痕的手术效果，因而经脐单孔腹腔镜手术（LESS）及经阴道单孔腹腔镜手术（vagina-natural orifice transluminal endoscopic surgery，V-NOTES）应运而生，尤其是V-NOTES手术这一新术式格外受到年轻患者的欢迎[3, 4]。与传统开腹手术或多孔腹腔镜手术相比，V-NOTES的优点有术后腹壁无瘢痕、疼痛轻、恢复快、美容效果好。鉴于V-NOTES的诸多优点，目前该术式在临床上的应用越来越普遍。但是，V-NOTES手术作为近几年才发展起来的术式，相对于传统开腹及腹腔镜手术，具有更大的手术难度。因手术器械与手术技术的限制，V-NOTES的应用目前尚处在探索阶段[5-7]。本文将回顾性分析V-NOTES输卵管切除术的临床应用资料，结合笔者自身的临床经验，论述

V-NOTES在输卵管妊娠中的应用，以期对准备开展V-NOTES手术的术者提供借鉴。

（一）资料与方法

1.临床资料

选取2018年1月至12月开展的V-NOTES输卵管切除术患者的临床资料，并选择同期传统腹腔镜输卵管切除术患者作为对照。两组输卵管妊娠患者共18例，每组9例患者，分别应用V-NOTES输卵管切除术及传统腹腔镜输卵管切除术。本研究纳入妊娠囊直径≥4cm或≥3.5cm伴胎心搏动，不适合保守治疗，但生命体征稳定的输卵管妊娠患者，排除生命体征不稳定或有腹腔内出血征象者。其中，V-NOTES组9例，平均年龄30.11岁，平均体质指数22.38kg/m²；9例术前经阴道超声及血HCG检测，诊断为输卵管妊娠，其中左侧3例，右侧6例，对侧输卵管正常；9例患者分娩均为经阴道顺产；2例有双侧输卵管结扎史，3例宫内留有节育器。传统腹腔镜组9例，平均年龄31.11岁，平均体质指数21.92kg/m²；9例术前经阴道超声及血HCG检测，诊断为输卵管妊娠，其中左侧3例，右侧6例，对侧输卵管正常；5例患者分娩为经阴道顺产，2例患者为剖宫产，2例未曾生育；4例宫内留有节育器。所有病例术前均获患者及家属知情同意，均经医院伦理委员会批准执行。

2.手术方法

V-NOTES手术组：患者采用全身麻醉，使用普通膀胱镜及传统腹腔镜操作器械：5mm套管，30°膀胱镜镜头。腹腔镜及膀胱镜，5mm无损伤分离钳，5mm吸引器，5mm超声刀。全身麻醉，截石位。分离阴道前壁黏膜与宫颈，上推膀胱直至膀胱腹膜反折处。穿刺形成操作孔，置入切口保护圈，固定6号半橡胶手套，剪开其中3个指套，置入并固定Trocar，由此置入5mm膀胱镜镜头，充分显露患侧输卵管，超声刀凝切离断并双极电凝补充凝固。自操作孔取出标本。创面彻底止血，冲洗创面确认无活动性出血，用2-0可吸收线缝合腹膜及阴道前壁，术毕置入碘附纱布压迫止血，24小时后取出。传统腹腔镜手术组：患者采用膀胱截石位，全身麻醉后，采用常规光学成像系统及操作器械，术中经脐正中穿刺1cm形成腹腔镜视频操作孔。左右下腹部及耻骨联合上三指分别穿刺形成0.5cm的操作孔。余手术步骤同前，术后留置导尿24小时。

3.数据采集与随访

收集两组患者临床资料，如年龄、体质指数、手术时间、术中失血量、术后并发症、术后肠道功能恢复时间、术后疼痛视觉模拟评分法（VAS）评分，术后住院天数、围术期并发症、术后病理结果、术后1周、1个月、3个月门诊复查情况，同时评估美容评分，如有特殊情况，适当增加随访次数。随访时询问患者术前、术后病情改善情况，自觉症状，排尿、排便情况，阴道分泌物，观察阴道切口愈合情况。

4.观察指标

统计并分析患者一般情况及手术相关数据、术后恢复情况。①手术时间：V-NOTES手术由开始置入导尿管至完成阴道前穹隆切口缝合时间；后者为脐部切口开始至完全缝合腹壁穿刺孔结束。②术中出血量：由手术开始至手术结束过程中吸引器吸出的液体量减去冲洗过程中消耗的液体量。③术后肠道功能恢复时间：手术结束至第一次肛门排气时间。④术后住院天数：手术后第一天至出院天数。⑤疼痛视觉模拟评分：按照患者参考疼痛评估表格，根据自主感觉并进行打分评估疼痛程度（0～10分）。⑥美容评分：0～10分，数值越高说明患者对手术美容效果越满意。

5. 统计学方法

应用统计学软件SPSS 17.0分析数据，计量资料以均数±标准差表示，组间数据经检验满足正态分布，进行独立样本 t 检验，以 $P < 0.05$ 时组间差异有统计学意义。

（二）结果

本研究18例输卵管妊娠手术均成功完成，术中、术后未发生并发症。患者一般情况无统计学差异（表20-1）。

表20-1　V-NOTES组与传统腹腔镜组患者一般情况对比

组别	n	BMI（kg/m²）	年龄（岁）
V-NOTES组	9	22.37 ± 4.40	30.11 ± 4.68
传统腹腔镜组	9	21.92 ± 2.73	31.11 ± 5.28
t		0.263	−0.425
P		> 0.05	> 0.05

V-NOTES平均手术时间组明显长于传统腹腔镜组（ $P < 0.05$ ）；术中平均出血量，V-NOTES组与传统腹腔镜组无明显差异（ $P > 0.05$ ）；术后平均肠道功能恢复时间，V-NOTES组明显短于传统腹腔镜组（ $P < 0.01$ ）；术后平均住院日，两组无明显差异（ $P > 0.05$ ）；术后VAS评分，V-NOTES组明显低于传统腹腔镜组（ $P < 0.01$ ）；平均美容评分，V-NOTES组明显高于传统腹腔镜组（ $P < 0.01$ ）（表20-2）。两组术中出血量、术后住院天数差异无统计学意义。但V-NOTES组在疼痛评分、美容评分及术后肠道功能恢复时间方面与传统腹腔镜组相比存在明显优势。而在技术开展初期，V-NOTES研究手术时间明显长于传统腹腔镜组，差异有统计学意义（ $P < 0.05$ ）。本组随访时间30～60天，平均40.6天。术后所有患者均无明显自觉症状，大小便正常，阴道创面愈合良好。传统腹腔镜患者所有穿刺孔皮肤愈合良好。无盆腔和腹腔逆行感染、阴道血肿、子宫脱垂、排尿不畅及持续性异位妊娠等并发症发生。术后所有病例病理检查报告

表20-2　V-NOTES组与传统腹腔镜组手术相关情况对比

组别	术中出血量（mL）	手术时间（min）	VAS（分）	肠道功能恢复时间（h）	术后住院天数（d）	美容评分（分）
V-NOTES组	20.00±12.99	102.78±29.38	1.55±0.53	9.89±1.69	5.33±1.94	8.56±0.53
传统腹腔镜组	26.67±12.50	72.22± 31.93	4.22±0.44	14.56±1.94	4.56±0.53	5.11±0.78
t	−1.109	2.113	−11.642	−5.434	1.163	10.960
P	> 0.05	< 0.05	< 0.000 1	< 0.000 1	> 0.05	< 0.000 1

证实病灶中均可见绒毛组织，HCG下降满意。

（三）讨论

NOTES手术近年来被逐渐应用于外科及妇科疾病的诊疗。与传统腹腔镜手术相比，NOTES的优点有术后腹壁无瘢痕、疼痛轻、恢复快、美容效果好。但因手术器械的限制，NOTES的应用受到限制。随着手术器械的不断改进与腔镜技术的不断提高，经阴道单孔腹腔镜技术亦逐渐应用于临床。与普通腹腔镜及经脐单孔腹腔镜相比，V-NOTES手术创伤更小、疼痛更轻、术后恢复更快、腹壁无切口。笔者所在医院前期顺利完成了一系列经脐单孔腹腔镜妇科手术，在此基础上，从V-NOTES输卵管切除术开始，逐步成功实施了一系列V-NOTES妇科手术[8-14]。与经脐单孔腹腔镜技术相比，V-NOTES手术无腹壁切口，而阴道被认为是进行妇科手术的理想入路。与腹部切口相比，经阴道切口美容效果自然更好，同时可以预防腹部切口疝等并发症的发生，且不影响患者正常的性生活。

1. 分析V-NOTES手术时间一般较传统腹腔镜手术时间长的原因

①V-NOTES手术入路的建立和伤口缝合较传统腔镜手术明显复杂，耗时更长，这一点在前入路病例中尤为显著。②V-NOTES手术专用Port的放置比传统腔镜放置Trocar复杂费时。③V-NOTES手术主要的操作器械均经阴道通道的3个孔置入，相距近，操作时易在体内外产生干扰，比采用传统腹腔镜器械操作困难，但随着操作者手术的熟练程度，V-NOTES手术时间将有望明显缩短。

2. V-NOTES手术患者的选择

V-NOTES手术主要适用于有性生活史的患者，尤其适用于已婚已育、阴道条件较好的成年女性患者[15]。但以下情况不建议采用V-NOTES手术：①阴道狭窄，手术操作受限。②切除标本过大，无法经阴道操作孔取出。③既往有盆腹腔手术史的患者应慎用，局部解剖结构可能发生变异，术中易致周围脏器损伤等。④体型过度肥胖或心肺功能较差者为V-NOTES手术相对禁忌。⑤严重的盆腔感染及阴道炎症情况下不宜行经阴道手术治疗。为防止术后腹腔及阴道感染，术前宜用碘附及过氧化氢冲洗阴道2天。术后予碘附纱布填塞阴道，24小时后取出，可有效防止术后阴道出血及阴道感染。

3. V-NOTES手术切口及入路选择

V-NOTES手术需经阴道通路进入腹腔，分为前入路与后入路两种路径。笔者团队因阴式手术操作习惯，前期V-NOTES主要采用前入路方式，而前入路需要下推膀胱，相对复杂，故本组资料显示V-NOTES手术时间明显长于传统术式；此外，前入路下推膀胱时，如组织层次不对，容易损伤膀胱，采用此入路进行手术的医生应熟悉阴式操作。阴道后入路相对安全简单，但是手术视野的显露相对较差，原因在于子宫附件的重力作用，阴道通路不能有效支撑，为解决这一问题，在采用后入路操作通道手术时建议放置阴道支撑环。此外，选择后入路时，应选择适当的后穹隆切开位置，过高或过低均不合适，离宫颈距离太远容易损伤肠管，距离太接近宫颈会造成层次不清无法进入盆腔；笔者团队的建议是宫颈阴道黏膜交界下方1.5～2.0cm处做2.5～4cm横行阴道切口。本研究采用外科切口保护套连接一次性手套自制入路平台，进行VNOTES输卵管妊娠手术，经济方便，符合卫生经济学。尽管对于一般的手术，这样的入路平台能够满足需要，但是相对于专用Port，自制手套平台操作不便利，入路通道容易塌陷，时常导致视野较差，操作困难，且手术标本提取不便。故对于相对复杂的V-NOTES手术，建议采用专用Port进行手术。

总之，开展V-NOTES输卵管妊娠手术，术者应具有丰富的阴式手术与单孔腹腔镜手术经验。由于V-NOTES手术是解剖逆行，卵巢位于视野的近处，输卵管位于视野的远处，故开展此类手术医生应学会逆向思维，熟悉妇科盆腔解剖和手术操作，尤其是对于直线视野、"筷子效应"和器械干扰应具有很好的适应能力，才能保证手术顺利完成。V-NOTES手术术式新颖，目前仍处在探索阶段，尚不能取代传统腹腔镜手术，其在输卵管妊娠手术中的应用价值与安全性仍然需要大样本、多中心的临床研究予以证实。

（陆冰颖　肖惠超　高红艳）

参考文献

［1］谢幸，孔北华，段涛，等. 妇产科学（第9版）［M］. 北京：人民卫生出版社，2018.

［2］Zhang Y，Chen J，Lu W，et al. Clinical characteristics of persistent ectopic pregnancy after salpingostomy and influence on ongoing pregnancy［J］. Obstet Gynaecol Res，2017，43（3）：564-570.

［3］刘海元，陈欣，孙大为，等. 经阴道自然腔道内镜手术在异位妊娠中的应用八例分析［J/CD］. 中华腔镜外科杂志（电子版），2018，11（1）：20-23.

［4］中国医师协会妇产科分会妇科单孔腹腔镜手术（包括NOTES）专家技术协作组. 中国大陆妇科单孔腹腔镜及NOTES手术的探索发展及现状［J/CD］. 中华腔镜外科杂志（电子版），2018，11（1）：1-3.

［5］Buckley FP 3rd，Vassaur H，Monsivais S，et al. Singleincision laparoscopic appendectomy versus traditional three-port laparoscopic appendectomy：an analysis of outcomes at a single institution［J］. Surg Endosc，2014，28（2）：626-630.

［6］Pontarelli EM，Emami C，Nguyen NX，et al. Single-incision laparoscopic resection of ovarian masses in children：a preliminary report［J］. Pediatr Surg Int，2013，29（7）：715-718.

［7］Chew MH，Chang MH，Tan WS，et al. Conventional laparoscopic versus single-incision laparoscopic right hemicolectomy：a case cohort comparison of short-term outcomes in 144 consecutive cases［J］. Surg Endosc，2013，27（2）：471-477.

［8］陈继明，胡丽娜，刘俊玲，等. 单孔腹腔镜手术在子宫内膜癌中的应用初探［J/CD］. 中华腔镜外科杂志（电子版），2018，11（5）：318-320.

［9］陈继明，丁屹，杨璐，等. 单孔三通道法行单孔腹腔镜手术治疗妇科良性肿瘤［J/CD］. 中华腔镜外科杂志（电子版），2014，7（5）：410-413.

［10］张闻熙，张洪，陈继明. 异位妊娠患者经阴道自然腔道内镜手术的围术期护理［J］. 实用临床医药，2018，22（22）：142-144.

［11］陈坤，王婷，梁柳婵，等. 单孔腹腔镜腹膜代阴道成形术治疗MRKH综合征［J/CD］. 中华腔镜外科杂志（电子版），2018，11（6）382-384.

［12］王秋娟，任玉玲，高红艳，等. 单孔三通道法行腹腔镜输卵管切除术初探［J/CD］. 中华腔镜外科杂志（电子版），2015，8（6）：434-438.

［13］高红艳，王清，任玉玲，等. 单孔三通道法行单孔腹腔镜全子宫切除术初探［J/CD］. 中华腔镜

外科杂志（电子版），2017，10（3）：179-181.

[14] Chen J，Lin X，Gao X，et al. Application of laparoendoscopic single-site surgery using conventional laparoscopic instruments in gynecological diseases [J]. Int J Clin Exp Med，2016，9（7）：13099-13104.

[15] Baekelandt J，Vercammen J. IMELDA transvaginal approach to ectopic pregnancy：diagnosis by transvaginal hydrolaparoscopy and treatment by transvaginal natural orifice transluminal endoscopic surgery [J]. Fertility and Sterility，2017，107（1）：1-2.

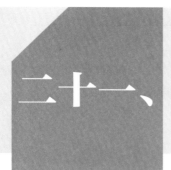

二十一、经阴道单孔腹腔镜手术在卵巢良性肿瘤中的应用

【摘要】 目的 探讨经阴道单孔腹腔镜手术（V-NOTES）治疗卵巢良性肿瘤的可行性与安全性。**方法** 回顾分析2017年12月至2019年10月收治的40例卵巢良性肿瘤患者的临床资料，根据手术方式分为V-NOTES组（$n=20$）与经脐单孔腹腔镜手术（TU-LESS）组（$n=20$），对比分析两组手术时间、术中出血量、血红蛋白变化值、术后48小时最高体温、术后首次肛门排气时间、术后住院时间、治疗费用、疼痛视觉模拟评分及美容评分。**结果** 两组手术均顺利完成。两组手术时间、术中出血量、血红蛋白变化值、术后48小时最高体温、术后住院时间及住院费用差异无统计学意义，但V-NOTES组首次肛门排气时间、疼痛评分、美容评分优于TU-LESS组。**结论** 与TU-LESS相比，V-NOTES治疗卵巢良性肿瘤疼痛轻、术后康复快、美容效果好。

【关键词】 卵巢肿瘤；腹腔镜检查；单孔；经阴道

卵巢肿瘤是女性生殖系统最常见的肿瘤之一，在女性生殖系统肿瘤中发病率约占30%[1]，多见于育龄期女性，且以良性肿瘤居多，因其发展缓慢，早期多无症状，常在妇科检查时被发现。卵巢肿瘤一经发现，常需手术治疗[2]，并根据患者年龄、生育要求及双侧卵巢情况决定手术范围。目前，对于卵巢良性肿瘤，临床上多选择手术切除。随着腹腔镜技术的不断成熟，腹腔镜手术已被广泛应用于卵巢良性肿瘤的治疗，其中经脐单孔腹腔镜手术（transumbilical laparoendoscopic single site surgery，TU-LESS）治疗效果良好，可缩短住院时间，减轻术后疼痛感，提高美观度，安全可行；而经阴道单孔腹腔镜手术（transvaginal natural orifice transluminal endoscopic surgery，V-NOTES）是经阴道这一自然腔道的全新微创治疗方式，与TU-LESS相比，具有康复快、腹部无瘢痕、更美观的优势[3]。近年来随着单孔手术技术的提升，V-NOTES在妇科也逐渐开展[4-6]。本研究回顾性分析了40例卵巢良性肿瘤患者的临床资料，并对V-NOTES组（$n=20$）与TU-LESS组（$n=20$）患者的一般资料及围术期相关指标进行了统计学分析，以评估V-NOTES的安全性与可行性。

（一）资料与方法

1.临床资料

本研究中，20例患者行V-NOTES（V-NOTES组），20例患者行TU-LESS（TU-LESS组），两组患者临床资料的差异无统计学意义，见表21-1。纳入标准：年龄<70岁，

BMI＜30kg/m²，无严重高血压、糖尿病等病史，生命体征平稳，心肺功能评估良好，能耐受手术，无明显手术禁忌证。排除标准：脊柱、骨盆异常，无法取截石位；有盆腹腔手术史，可能导致严重盆腔粘连、穿刺困难的肥胖患者[7]，不能耐受手术者。

表21-1 两组患者一般资料的比较（$\bar{x}\pm s$）

组别	年龄（岁）	BMI（kg/m²）	孕次（n）	产次（n）	肿瘤最大径（cm）
V-NOTES组	33.45±8.75	21.22±3.26	2.00±1.21	0.95±0.69	4.71±2.15
TU-LESS组	35.65±14.46	22.11±3.18	1.75±1.41	0.80±0.62	6.66±4.07
t	−1.11	−0.87	0.60	0.73	−1.89
P	0.28	0.39	0.55	0.47	0.07

2.手术方法

（1）术前准备：两组患者均行常规腹腔镜术前准备，术前留置导尿管，检测生命体征，备好常规腹腔镜手术器械，其中V-NOTES组术前1天需禁饮食，冲洗阴道及阴部，备皮，不进行灌肠[8]，TU-LESS组患者重点注意脐部清洁，并完善肠道准备。

（2）手术器械与耗材：单孔通道保护套与专用Port、30°常规腹腔镜、光源、气腹系统及常规腹腔镜分离钳、双/单极电凝钳、超声刀、吸引器、持针器。其他特殊手术耗材如3-0可吸收倒刺线（缝合卵巢），防粘连透明质酸钠1支，取物袋1个。

（3）麻醉、体位与手术通路的建立：V-NOTES组采用气管插管全身麻醉，患者取膀胱截石位，消毒铺单，由助手留置导尿管，宫颈钳钳夹宫颈后唇并向前向上提拉，于宫颈上方约1cm注射生理盐水形成水垫，以起到分离宫颈-膀胱间隙及宫颈-直肠间隙的作用，同时也能收缩血管、减少术中出血。显露阴道前穹隆或后穹隆，具体根据影像学提示的病灶部位、大小、质地等进行选择，本研究以阴道后穹隆为例。宫颈下方约1cm处以组织钳提起阴道皱襞，横行切开约2cm，用示指钝性下推直肠，切开子宫-直肠窝腹膜进入盆腔，使用经阴道单孔专用Port（图21-1），置入硅胶密封圈，卷至紧绷后安装Port上盖，然后充气形成气腹至15mmHg，置入30°常规腹腔镜镜头。TU-LESS组的麻醉与体位同V-NOTES组，消毒铺单，由助手导尿并置入举宫器（无性生活者

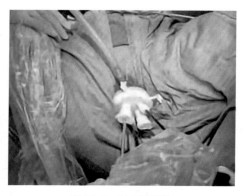

图21-1　V-NOTES

除外），术者与助手各持一把巾钳于脐孔两侧提起皮肤，并于脐轮上或下方纵行切开约1.5cm，向下逐层切开，直至腹膜，用手指钝性扩张切口后放入保护套，并连接单孔通道专用Port，建立气腹（图21-2），压力维持在12～15mmHg，置入30°常规腹腔镜。

（4）手术探查与程序：麻醉生效且通路建立后，置入腹腔镜探查盆腹腔粘连及各脏器情况，如果存在粘连，则用超声刀分离，恢复正常解剖结构。重点观察双侧卵巢并判断肿瘤位置、大小及数量，判断手术方案是否可行，必要时增加通道或中转开腹，以保证患者安全。生理盐水冲洗盆腹腔，并留取送检。充分暴露患侧卵巢肿瘤后，用剪刀沿囊肿长轴剪开部分皮质（图21-3），并用分离钳将皮质与肿瘤壁进行钝性分离（图21-4），如果存在出血，则用双极电凝钳对出血点进行点状电凝。待肿瘤完整剥除后，用3-0可吸收倒刺缝线缝合剩余卵巢组织，行卵巢成形术（图21-5）。将标本用自制标本袋经切口取出（图21-6），送快速冰冻病理检查，结果均为卵巢良性肿瘤。用大量生理盐水冲洗盆腹腔，全面探查盆腹腔情况，确定无出血点、病灶残留后撤除器械，关闭气腹，准备缝合。V-NOTES组用3-0可吸收线连续缝合关闭腹膜，2-0可吸收线连续缝合阴道壁切口[9]（图21-7）。TU-LESS组则需先用2-0可吸收线缝合脐部皮下组织，再用4-0可吸收线重塑脐孔（图21-8），并加压包扎（图21-9）。

（5）术后观察与处理：患者安返病房后，密切观察患者的生命体征及阴道出血、渗液情况，予以低流量吸氧、补液及营养支持，必要时予以镇痛药物。其中V-NOTES组

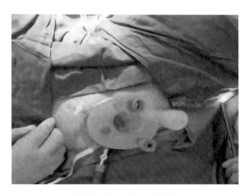

图21-2　TU-LESS

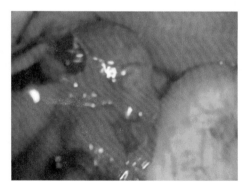

图21-3　剪开囊肿皮质

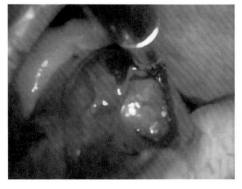

图21-4　钝性分离

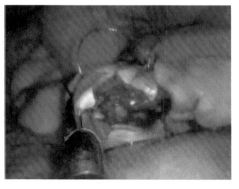

图21-5　卵巢成形术

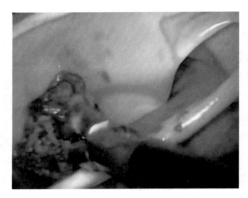
图21-6　取出标本

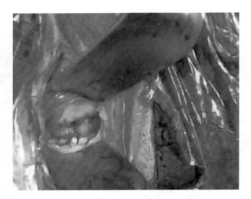
图21-7　连续缝合阴道壁切口

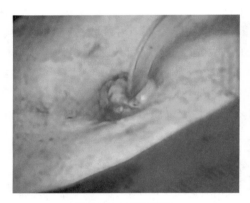
图21-8　重塑脐孔

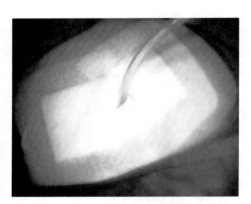
图21-9　加压包扎

术后第1天常规使用抗生素，每天会阴清洁，定期阴道碘附擦洗。TU-LESS组术后不常规使用抗生素，但对于有感染等高危因素的患者，可酌情使用抗生素，并于术后第2天清洁换药，必要时重复换药。

3.观察指标

观察两组手术完成情况，对比分析两组手术时间、术中出血量、血红蛋白变化值、术后48小时最高体温、术后首次肛门排气时间、术后住院时间、治疗费用、疼痛视觉模拟评分法（VAS）评分、美观满意度评分（cosmetic score，CS），并进行统计学分析。

4.统计学处理

应用SPSS 25.0软件进行数据分析，将符合正态分布的计量资料以平均数±标准差（$\bar{x}\pm s$）表示，组间比较采用t检验，$P < 0.05$为差异有统计学意义。

（二）结果

1.两组手术及病理情况

手术均顺利完成，术中未增加其他通道，无中转开腹。其中V-NOTES组1例膀胱损伤，TU-LESS组1例腹膜后血肿，经处理后均转归良好。术后病理示：31例成熟性畸胎瘤，4例浆液性囊腺瘤，4例黏液性囊腺瘤，1例卵泡膜细胞瘤。术后患者均恢复良好，对治疗效果满意。

2.两组患者手术及术后指标的比较

两组手术时间、术中出血量、血红蛋白变化值、术后48小时最高体温、术后住院时间及治疗费用差异无统计学意义（$P > 0.05$）。V-NOTES组首次肛门排气时间早于TU-LESS组（$P < 0.05$），VAS评分低于TU-LESS组（$P < 0.05$），CS评分高于TU-LESS组（$P < 0.05$）。见表21-2。

表21-2　两组患者围术期资料的比较（$\bar{x} \pm s$）

组别	手术时间（min）	术中出血量（mL）	血红蛋白变化值（g/L）	术后48小时最高体温（℃）	术后住院时间（d）	CS	首次肛门排气时间（h）	治疗费用（元）	术后12h VAS
V-NOTES组	99.35±43.26	25.00±24.12	12.15±5.24	37.47±0.41	5.15±2.32	21.95±1.40	17.85±3.50	24 771.70±2 260.52	0.65±0.49
TU-LESS组	88.50±28.66	29.5±26.18	9.05±6.23	37.31±0.21	5.25±2.20	21.00±1.45	22.50±3.22	25 772.70±3 592.13	1.95±0.51
t	0.94	-0.06	1.70	1.55	-0.14	2.11	-4.37	-0.98	-8.22
P	0.36	0.55	0.10	0.13	0.89	0.04	<0.01	0.33	<0.01

（三）讨论

卵巢良性肿瘤是女性生殖系统常见肿瘤，患者常伴有尿频、腹胀及便秘等症状[10]，如治疗不及时，可导致感染、破裂甚至坏死。大部分卵巢肿瘤诊断后往往需手术处理。随着微创手术的不断进步，腹腔镜手术已成为卵巢良性肿瘤的常规术式。1969年Wheeless使用带有偏移目镜的腹腔镜，经1cm孔道使用活检钳夹持输卵管完成输卵管绝育术，开创了单孔腹腔镜手术的先河。根据入路的不同，可将单孔手术分为TU-LESS与V-NOTES[11]等。其中V-NOTES是使用内镜经阴道进入盆腹腔等进行操作，其切口隐匿在阴道内，腹部无创伤，术后康复较快，深受广大患者的欢迎，且与其他自然体腔相比，经阴道对脏器的损伤可能更小[12]。V-NOTES需术者具备腹腔镜手术经验及阴式手术的基础。与阴式手术相比，V-NOTES降低了腹腔感染率，同时在腹腔镜的配合下，可探查上腹部及双侧附件情况，扩大了手术适应证，是对阴式手术的改良与提高；与TU-LESS相比，V-NOTES操作时手柄展开不受腹壁的限制，器械操作更加灵活，手术更加顺畅[13]，同时也做到了真正的"无瘢痕"，满足了患者对切口美容的要求。但V-NOTES需注意以下方面：①患者的选择。这对手术成功非常重要。对于有盆腹腔手术史可能导致严重盆腔粘连及阴道特别深的患者，手术通路的建立较困难，术中视野受限，使V-NOTES手术难度加大，因此不建议此类患者行V-NOTES。②术前完善的准备工作，这对手术的成功也至关重要，应确保患者生命体征平稳，心肺功能评估良好，能耐受手术，无明显手术禁忌证是基本要求。为使手术顺利开展，手术前

1天需禁饮食、冲洗阴道及阴部备皮。③麻醉生效且通路建立后，需先探查盆腹腔情况，并判断手术方案是否可行，术中出现困难时，可增加通道或中转开腹，以保证患者安全。④V-NOTES经阴道穹隆入路时有损伤肠管及膀胱的风险，因此切开阴道皱襞后，先用示指钝性下推直肠，若通过膀胱宫颈间隙进入，则需上推膀胱组织，直至找到反折腹膜。⑤与传统腹腔镜相比，V-NOTES操作空间有限，在缝合、打结等操作时器械间容易相互干扰，即存在"筷子效应"，使手术难度增加，对术者的操作要求也更高，因此术中应尽量保证镜头与操作者一上一下、分开操作，从而为手术提供更大的空间。⑥V-NOTES与传统腹腔镜手术的视角相反，是自下而上仰视子宫及双侧附件等，术者需要一定熟悉与适应的时间，因此V-NOTES推广较慢[14]。

为保证患者的安全，术者应先熟练掌握TU-LESS与阴式手术，适应V-NOTES的手术视角并练习镜下缝合、打结等操作，经历了这样的学习曲线后，才能有效开展V-NOTES；与传统术式相比，V-NOTES手术时间可能较长，原因可能与V-NOTES手术入路的重建相对复杂有关，但当技术进一步成熟、经历学习曲线后，V-NOTES手术时间可进一步缩短。TU-LESS充分利用了脐孔这一天然通道，术后通过对脐孔的整形缝合，也可达到美容效果，受到女性患者的青睐。施行TU-LESS时，患者的选择及术前准备是必要的，因器械均由一个切口操作，因此"筷子效应"也是不可避免的，且此术式属于同轴操作，违背了传统腹腔镜的三角分布原则，影响了术者对距离、深度的精确判断[15]，因此术者需要在熟练掌握器械并了解女性盆腔解剖的同时，对镜下各种操作多加练习，经历一段学习曲线后方可顺利开展TU-LESS。本研究结果显示，TU-LESS与V-NOTES手术时间差异无统计学意义。可见，在技术成熟的情况下，与TU-LESS相比，V-NOTES并不明显延长手术时间与麻醉时间。术中的电凝止血与缝合可能破坏卵巢血管，大部分研究已证实，相较电凝止血，缝合能有效减轻手术对卵巢功能的损伤，但缝合是V-NOTES与TU-LESS中相对困难的操作，因此术者需掌握足够的解剖学知识，准确辨认卵巢与肿瘤组织后精细分离，尽量减少术中出血，并选择合适的止血方式。

本研究主要对比了V-NOTES与TU-LESS治疗卵巢良性肿瘤的围术期相关指标，结果显示，两组患者手术时间、术中出血量、血红蛋白变化值、术后48小时最高体温、术后住院时间及治疗费用差异无统计学意义，由此可见，相较TU-LESS组，V-NOTES组同样能取得良好的诊疗效果。但V-NOTES组首次肛门排气时间、VAS评分低于TU-LESS组，可能与V-NOTES对肠管的损伤更小，术后胃肠道功能恢复较快，腹腔感染率低等因素有关[12]。虽然TU-LESS通过术后对脐孔的整形缝合，可达到美容效果，V-NOTES的切口隐匿在阴道内，做到了真正的"无瘢痕"，因此V-NOTES组CS明显高于TU-LESS组。以上结果表明，与TU-LESS相比，V-NOTES可使患者疼痛减轻、康复更快、美容效果更佳。

总之，V-NOTES仍处于不断探索与发展的阶段，通过器械的改良及经验的积累，假以时日，V-NOTES有望凭借其康复快、疼痛轻、腹部无瘢痕、美观的优势为卵巢良性肿瘤等妇科疾病患者带来更大的获益。当然，V-NOTES在卵巢良性肿瘤及其他妇科领域的应用价值仍需更多高质量、大样本的研究加以验证。

（孙慧婷　鞠华妹　施如霞）

参考文献

［1］刘进，刘九平. 腹腔镜治疗卵巢良性肿瘤的有效性及安全性［J］. 当代医学，2019，25（9）：152-153.

［2］袁英，华克勤. 腹腔镜卵巢内膜样囊肿剥除术对卵巢功能影响的研究进展［J］. 中国妇幼保健，2014，29（10）：1634-1636.

［3］朱一萍，赵栋，隋孟松，等. 经阴道自然腔道内镜卵巢囊肿剥除术十例临床分析［J/CD］. 中华腔镜外科杂志（电子版），2018，11（1）：24-27.

［4］Ahn KH，Song JY，Kim SH，et al. Transvaginal single-port natural orifice transluminal endoscopic surgery for benign uterine adnexal pathologies［J］. J Minim Invasive Gynecol，2012，19（5）：631-635.

［5］Lee CL，Wu KY，Su H，et al. Transvaginal natural-orifice transluminal endoscopic surgery（NOTES）in adnexal procedures［J］. J Minim Invasive Gynecol，2012，19（4）：509-513.

［6］Yang YS，Hur MH，Oh KY，et al. Transvaginal natural orifice transluminal endoscopic surgery for adnexal masses［J］. J Obstet Gynaecol Res，2013，39（12）：1604-1609.

［7］陈继明，胡丽娜，刘俊玲，等. 单孔腹腔镜手术在子宫内膜癌中的应用初探［J/CD］. 中华腔镜外科杂志（电子版），2018，11（5）：318-320.

［8］吉梅，朱一萍，葛蓓蕾，等. 后入路法经阴道自然腔道内镜子宫肌瘤切除术的临床研究［J/CD］. 中华腔镜外科杂志（电子版），2019，12（3）：138-141.

［9］吴佳智，陈继明，王兆霞，等. 常州金坛地区首例V-NOTES单孔腹腔镜手术治疗妇科良性肿瘤［J/CD］. 实用妇科内分泌电子杂志，2019，6（17）：194-196.

［10］Chi AC，McGuire BB，Nadler RB. Modern guidelines for bowel preparation and antimicrobial prophylaxis for open and laparoscopic urologic surgery［J］. Urol Clin North Am，2015，42（4）：429-440.

［11］刘海元，孙大为，张俊吉，等.《妇科单孔腔镜手术技术专家共识》解读［J/CD］. 中华腔镜外科杂志（电子版），2017，10（1）：1-6.

［12］Santos BF，Auyang ED，Hungness ES，et al. Preoperative ultrasound measurements predict the feasibility of gallbladder extraction during transgastric natural orifice translumenal endoscopic surgery cholecystectomy［J］. Surg Endosc，2011，25（4）：1168-1175.

［13］王媛，孙大为，刘海元，等. 经阴道自然腔道内镜手术在妇科手术中的应用及技巧总结［J］. 中国计划生育和妇产科，2019，11（3）：17-21，25.

［14］Moris DN，Bramis KJ，Mantonakis EI，et al. Surgery via natural orifices in human beings：yesterday，today，tomorrow［J］. Am JSurg，2012，204（1）：93-102.

［15］孙大为. 正确认识单孔腹腔镜手术在妇科的应用［J/CD］. 中华腔镜外科杂志（电子版），2012，5（4）：1-4.

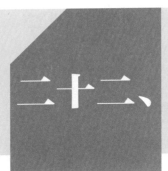

二十二、经阴道单孔腹腔镜全子宫切除术的可行性与安全性：一项单中心回顾性研究

【摘要】 **目的** 探讨经阴道单孔腹腔镜手术（V-NOTES）进行全子宫切除的可行性与安全性。**方法** 选择2019年6月至2020年6月期间收治的75例因子宫肌瘤行全子宫切除术的患者的相关资料进行回顾性分析，根据手术方式将其分为两组，其中传统多孔腹腔镜下全子宫切除术（MPLS）组纳入45例，经阴道单孔腹腔镜下子宫全切术（V-NOTES）组纳入30例，观察两组患者的手术时间、术中出血量、术后排气时间、术后下床时间、住院时间、治疗费用、术后6小时ADL评分、美容评分、疼痛评分及并发症等相关指标。**结果** 围术期相关指标方面：相比于MPLS组，V-NOTES组的治疗总费用和美容评分上显著优于MPLS组，但手术时间较长，HB下降值更大，差异均有统计学意义（$P < 0.05$），而两组患者的术中出血量、术后排气时间、下床时间、术后6小时ADL评分、住院时间等无明显差异（$P > 0.05$）。术后疼痛方面：术后1、6、12、24小时的疼痛评分（VAS评分），V-NOTES组均低于MPLS组（$P < 0.05$）。术后并发症方面：V-NOTES组并发症发生率显著低于MPLS组（$P < 0.05$）。**结论** 全子宫切除术患者的治疗中，经阴道单孔腹腔镜与传统腹腔镜一样，均能取得令人满意的疗效及预后，且二者各具优缺点，其中V-NOTES手术具有治疗费用较低、术后并发症发生率低、疼痛更轻、伤口更美观的显著优点。

【关键词】 全子宫切除术；经阴道单孔腹腔镜手术；传统腹腔镜手术

近年来，经阴道单孔腹腔镜手术（vagina-natural orifice transluminal endoscopic surgery，V-NOTES）这一新颖的手术方式凭借其微创化及美容效果佳等优势受到了大家的推崇，相对于传统的开腹手术与传统的腹腔镜手术（Multi-port laparoscopic surgery，MPLS），V-NOTES被称为"第三代外科手术"[1]。其中NOTES是指采用内镜设备经自然体腔如口腔、食管、胃、结（直）肠、阴道、膀胱等通道进入盆腹腔、胸腔进行手术操作。相对于其他体腔，经阴道进行内镜下操作，对正常脏器的损伤可能性更小，在妇科领域的应用也更加广泛。且妇科医生对阴道及女性盆腔的解剖更加熟悉，有着较为丰富的阴式手术经验，凭借这得天独厚的优势，未来V-NOTES手术在妇科的应用也必然具有更为广阔的前景[1, 2]。目前经阴道单孔技术已经用于适应证把控得当的妇科常见良性疾病手术中，且已总结出系统和可重复的经验技巧，手术安全性也较为可靠，这为今后的手术技术研究学习和开展大规模临床试验奠定了坚实的基础。

随着医疗技术的进步与发展，腹腔镜技术已在临床上得到广泛应用，但腹腔镜技术设备要求高、操作难度大、适应范围较小，在临床中的推广使用受到一定限制[3]。而近几年随着手术理念的革新，V-NOTES手术凭借其适应性广、并发症少、安全性高、恢复快等优势逐步在外科领域显露头角。本文将以此展开研究，通过对患者临床病历资料进行回顾性分析，从而比较经阴道单孔腹腔镜全子宫全切术及传统多空腹腔镜全子宫切除术的临床可行性与安全性。

（一）资料与方法

1. 资料

（1）研究对象：本研究纳入了2019年6月至2020年6月收治的75例因子宫肌瘤行全子宫切除术的患者相关数据，根据手术方式分为两组，其中30例患者采用经阴道单孔腹腔镜手术进行治疗（V-NOTES组），45例患者采用传统多孔腹腔镜手术进行治疗（MPLS组）。

（2）纳入与排除标准：①纳入标准：所有患者均经超声、宫腔镜、病理学等相关检查确诊；有全子宫切除手术指征；子宫肌瘤直径不超过8cm；无生育需求且经药物治疗后效果不佳者；患者对本研究方法、目的均知情，自愿签署同意书。②排除标准：子宫肌瘤恶性病变者；合并严重心肝肾功能障碍者；合并严重凝血功能异常者；既往有多次盆腔手术史的患者；临床资料不完整者。

2. 手术方法

（1）MPLS组手术方法：患者取膀胱截石位，行全身麻醉，排空膀胱，并放置举宫杯，选择肚脐处做一切口，长约10mm，用气腹针进行穿刺后，建立CO_2气腹，保持压力为13 ～ 15mmHg。于下腹壁无血管区反麦氏点、脐旁5cm、麦氏点各做一个5mm切口，将套管置入后连接腹腔镜系统。借助腹腔镜充分评估腹盆腔内情况，排除禁忌后，使用双极电凝将双侧子宫圆韧带和卵巢固有韧带完全切断，逆行分离子宫动脉，分离到髂内动脉分出处，用双极电凝切断。然后对双侧子宫主韧带和骶韧带进行离断，使用单极电钩把子宫膀胱腹膜切开，往下推动膀胱，助手往上推动穹隆杯，再将前穹隆顶起，沿其顶端将阴道壁切断，全子宫切下后自阴道取出，缝合阴道残端，冲洗盆腔，检查止血，取出器械，手术完成[4]。

（2）V-NOTES组手术方法：患者取膀胱截石位，将两侧小阴唇缝合固定在外侧皮肤上，使宫颈得到充分暴露。再用Allis钳把宫颈夹持住，先注射稀释的肾上腺素或生理盐水以形成水垫，用电刀在距宫颈阴道交界处上1.5cm左右切开阴道前壁，上推膀胱后打开膀胱腹膜反折，进入腹腔；在距宫颈阴道交界处1.5cm左右切开阴道后壁，沿宫颈后壁向上分离宫颈、阴道黏膜，打开子宫直肠反折腹膜，进入腹腔。用S形拉钩充分暴露手术视野，紧贴宫颈分别钳夹切断双侧宫骶韧带、主韧带，以7号线双重缝合，直至双侧子宫动静脉水平。置入Port后进行腹腔镜操作，依次切断输卵管、卵巢韧带、子宫阔韧带、圆韧带等，剥离子宫，经阴道Port取出子宫，检查并确认无子宫残留、无出血后，缝合腹膜、阴道壁，手术完成[5]。

3. 观察与评估指标

（1）基线资料：基线资料中的孕产次、BMI及年龄均以医院智慧病历系统查询后获得，子宫重量则由专人取出标本后进行称重并记录。

（2）围术期指标：围术期指标中的手术时间、血红蛋白（Hemoglobin，Hb）下降值、术中出血量、术后排气时间、术后下床时间、住院时间、治疗费用等均由医院病历系统及科室相关登记表格直接查询或经计算后获得。其中手术时长计算的是从麻醉完成至手术结束的时间；血红蛋白下降值统计的是患者术前与术后第一天血红蛋白的差值；治疗费用为未经医疗保险等报销的原始总费用。

（3）相关评分：术后1、6、12、24小时疼痛评分（VAS）[6]，由专人在术后对应时间点对患者进行评分与登记。VAS评分在临床上被用于患者疼痛的评估，其量表采用0～10的连续数字表示，分值越低，代表患者疼痛感越轻[7, 8]；CS由专人在术后第4～6周进行随访并登记，其分值由身体意象问卷（Body Image Questionnaire，BIQ）中的6～8题进行评估，分值为3～24分，评分越高，表示患者对创口的美容效果越满意[9, 10]；术后6小时ADL（activities of daily living）评分在临床中被用于评定患者术后日常生活能力，包含饮食、穿衣、洗漱、行走、大小便等多方面能力，目前采用的是国际改良版BARTHEL评分，分值为0～100分，评分越高，则代表对日常生活影响越小[11, 12]。

（4）手术并发症：由专人在术后对出现发热、阴道壁血肿、阴道残端出血、膀胱损伤、输尿管损伤、皮下气肿及其他相关并发症的患者进行登记。

4.统计学分析

本研究数据通过SPSS 26.0软件进行分析处理，基线资料、围术期间指标、相关评分等计量资料用"$\bar{x}\pm s$"表示，采用独立样本t检验，$P<0.05$代表差异有统计学意义；用"%"表示并发症等计数资料，采用x^2检验，$P<0.05$代表差异有统计学意义。

5.技术路线图（图22-1）

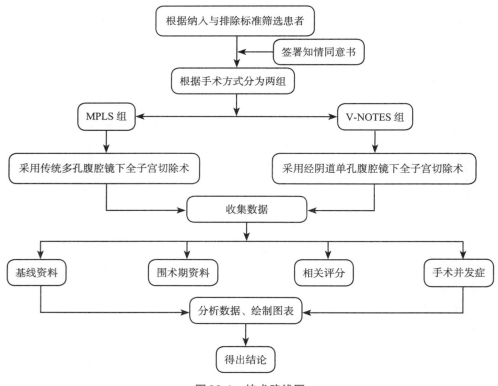

图22-1 技术路线图

（二）结果

1.两组患者的基线资料

本研究共纳入75例因子宫肌瘤行全子宫切除术的患者，其中MPLS组45例，V-NOTES组30例，对两组患者的基线资料进行统计学分析，其平均年龄、子宫平均重量（g）、孕次、BMI（kg/m²）等差异均无统计学意义（$P > 0.05$），而年龄、产次之间的差异具有统计学意义（$P < 0.05$），但这两项指标对本研究所探讨的相关数据无明显影响，故认为两组数据仍具有可比性，详见表22-1。

表22-1 基线资料比较

一般资料	MPLS组	V-NOTES组	P值
年龄（岁）	51.180±5.001	40.470±12.540	0.000
BMI（kg/m²）	23.820±2.670	22.700±3.440	0.060
孕次	3.090±1.240	2.730±1.310	0.620
产次	1.360±0.530	1.570±0.820	0.000
子宫重量（g）	319.770±31.290	321.180±30.450	0.602

2.两组患者围术期相关指标

两组患者的术中出血量、排气时间、下床时间，住院时间等均无显著差异（$P > 0.05$），V-NOTES组的手术时间显著长于MPLS组、Hb下降值显著大于MPLS组，但其治疗费用则显著低于MPLS组，差异均有统计学意义（$P < 0.05$），详见表22-2。

表22-2 两种手术方式的围术期指标比较（$\bar{x}±s$）

指标	MPLS组	V-NOTES组	P值
手术时长（min）	103.240±22.860	122.800±46.990	0.000
术中出血（mL）	44.110±43.270	33.500±36.440	0.810
Hb下降值（g/L）	6.250±4.190	13.900±8.310	0.001
住院天数（d）	9.870±3.990	6.370±3.860	0.490
排气时间（h）	27.180±10.120	16.830±13.110	0.360
治疗费用（元）	14 053.970±2 367.690	10 822.830±3 627.200	0.001

3.两组患者相关评分情况

术后不同时间段，V-NOTES组患者术后1、6、12、24小时的疼痛评分均明显低于MPLS组、CS评分高于MPLS组，差异均有统计学意义（$P < 0.05$），但两组患者的术后6小时ADL评分无显著差异（$P > 0.05$），详见表22-3。

表22-3　两组患者术后相关评分比较（$\bar{x} \pm s$）

指标	MPLS组	V-NOTES组	P
1h VAS评分	5.63±1.42	3.59±0.71	0.010
6h VAS评分	4.58±0.61	2.33±0.45	0.013
12h VAS评分	2.74±0.55	1.09±0.26	0.007
24h VAS评分	1.33±0.29	0.24±0.08	0.490
CS评分	17.62±0.58	20.7±0.92	0.001
术后6h ADL评分	48.22±9.95	53.67±9.19	0.730

4.两组患者术后并发症

V-NOTES组患者术后并发症发生率（6.66%）显著低于MPLS组（20%），差异有统计学意义（$P < 0.05$），其中V-NOTES组术后出现阴道壁血肿、阴道残端出血及膀胱损伤各1例，MPLS组术后出现发热3例、阴道壁血肿2例、阴道残端出血、膀胱损伤、输尿管损失及皮下气肿各1例，详见表22-4。

表22-4　两组患者术后并发症情况比较

并发症	MPLS组	V-NOTES组	P
发热	3（6.66）	0（0）	-
阴道壁血肿	2（4.44）	1（3.33）	-
阴道残端出血	1（2.22）	1（3.33）	-
膀胱损伤	1（2.22）	1（3.33）	-
输尿管损伤	1（2.22）	0（0）	-
皮下气肿	1（2.22）	0（0）	-
总发生率（%）	9（20）	3（10）	0.002

（三）讨论

本研究挑选了因子宫肌瘤行全子宫切除术的患者进行研究，因子宫肌瘤是临床的常见病，其患病率呈现不断上升且年轻化趋势[13，14]，更加有利于临床数据的收集。对于子宫肌瘤，现有治疗方案主要有药物治疗、手术治疗等，而手术是最有效最直接的治疗方式，若患者无生育要求，则可采取子宫全切术，子宫全切术有效避免复发风险，达到根治的目的[15]。而子宫全切手术中，包括开腹手术、阴式全子宫切除术、传统腹腔镜下全子宫切除术、经阴道单孔腹腔镜下全子宫切除术等术式，目前，传统开腹手术由于其创伤大、恢复慢、并发症多的缺点逐渐被更先进微创手术技术所取代[16]，而本文则通过对患者临床数据的对比分析，来探讨经阴道单孔腹腔镜全子宫切除术的可行性与安全性。

笔者团队的研究表明，全子宫切除术患者的治疗中，经阴道单孔腹腔镜与传统腹腔镜均取得令人满意的疗效及预后，且两者各具优缺点，其中V-NOTES组具有治疗费用较低、疼痛更轻、伤口更美观的显著优点，在术后各时间段的疼痛评分上均低于腹腔镜手术，且并发症发生率也更低。有研究表明[17, 18]，腹腔镜手术对神经、血管、韧带等组织均造成不同程度的损伤，可能引起术后激素分泌异常，从而对患者性欲、性生活质量产生不良影响，而V-NOTES对机体相对损伤小，从疼痛及美容等多方面对患者起到了一定安慰作用，从而改善了患者的主观感受，避免产生心理障碍，最终达到提高性生活质量的目的，同时还可有效降低患者术后相关并发症的发生风险。本研究中，观察组患者术后膀胱损伤、阴道壁血肿、阴道残端出血等相关并发症发生率相比对照组均明显更低，差异存在统计学意义，与Rakotomahenina等学者[18]的研究结果保持良好一致性。

结合本研究的结果，关于V-NOTES在临床应用中的优缺点笔者做出如下总结：阴道切口的扩展性相对较好，无须旋切器粉碎标本，因此更加有利于较大标本如子宫的取出，拓展了其适用证；V-NOTES做到了真正的体表"无瘢痕化"，满足了新时代女性患者对于美容度的追求；阴道穹隆处由内脏神经支配，因此切口疼痛较轻，与传统腹腔镜相比避免了腹壁切口感染、腹壁切口疝等并发症的发生；V-NOTES对胃肠道的影响更小，可有效促进胃肠动力更好更快地恢复，从而缩短排气时间，有利于术后快速康复。该术式所需麻醉深度较浅，减少了麻醉风险，结合V-NOTSE减轻疼痛的优点，使得患者能够较早下床活动，间接减少了术后肺不张和肺部感染的发生率，且缩短了术后住院时间和康复时间[19]。笔者团队的研究结果也表明V-NOTES手术的缺点主要表现在手术时间较长、Hb下降值较大等方面，主要考虑V-NOTES与MPLS的传统视野相反，是自下而上的仰视子宫及双附件，增加了术者的操作难度，虽然阴道的延展性较好，但其较为狭窄，经此放置V-NOTES专用Port较为困难，尤其是对于刚开展此手术的医生，因此在建立进入盆腔的入路、术毕缝合阴道壁上的切口这两个步骤上耗时较长，且术中缝合止血等操作相对缓慢，使得手术总时间较长，Hb下降值较大，因此术者需要更多的时间取熟悉与适应的，这也正是V-NOTES推广相对较慢的原因之一[20]。

阴式手术是妇科全子宫切除患者的常用术式，与之相比，V-NOTES具有显著优势，阴式全子宫切除术虽然不开腹、损伤小、恢复快，但是有一定的局限性，如视野较小，增加了显露难度，尤其是阴道狭窄、盆腔粘连、过度肥胖等患者经阴道手术失败率较高，可能需要中转开腹手术治疗，而V-NOTES使手术变得直视化，可清晰地观察整个盆腔，使手术变得简单起来，手术操作相对更简洁，且镜下能量平台的使用减少了术后出血的风险，更有利于术后恢复[21]，因此V-NOTES一定程度上扩大了阴式手术的适应证，是对阴式手术的改善与创新[22, 23]。

我国医疗器械研发的不断创新与进步，使得妇科医生的微创理念得以实现。但其发展也受到设备、器械、技术等多方面制约，因此完善与改进现有腹腔镜设备与器械，也是国内企业与妇科内镜医生共同的责任，以利于更好地为广大女性患者服务。而一项新技术的开展与推广离不开阶梯式的培训，V-NOTES的培训同样需要经过盆腔模拟器、动物模型、手术观摩、导师指导等一系列操作进行训练。只有在掌握器械并了解女性盆腔解剖的同时，对镜下各种操作多加练习，经历一段学习曲线后方可顺利开展该项新技术[22]。

本研究证明了与 MPLS 相比，V-NOTES 手术具有并发症少、安全性高、疼痛较轻、恢复较快等显著优势，但目前例数较少。该技术对患者术后性生活及阴道分娩等的影响特别是远期潜在的影响，尚缺乏循证依据阐明患者获益的程度。因此，我们应充分重视医学伦理，准确把握应用指征，对患者手术知情时除应告知其美容无瘢痕等优势之外，也应同时详细解释其潜在风险。受时间及其他因素限制，本研究未能对患者进行长期随访，未能评估患者性生活质量改善效果。因此期待在今后的研究中增加样本量，延长患者随访时间，更加全面、深入地开展循证研究。

（秦潘连　王慧慧　陈卫民）

参考文献

［1］Baekelandt J．Transvaginal natural orifice transluminal endoscopic surgery：a new approach to ovarian cystectomy［J］．Fertil Steril，2018，109（2）：366．

［2］Basol G，Cora AO，Gundogdu EC，et al．Hysterectomy via transvaginal natural orifice transluminal endoscopic surgery versus single-port laparoscopy：Comparison of early outcomes［J］．J Obstet Gynaecol Res，2021，47（9）：3288-3296．

［3］Balgobin S，Maldonado PA，Chin K，et al．Safety of manual morcellation after vaginal or laparoscopic-assisted vaginal hysterectomy［J］．J Minim Invasive Gynecol，2016，23（4）：542-547．

［4］MacKoul P，Baxi R，Danilyants N，et al．Laparoscopic-assisted myomectomy with bilateral uterine artery occlusion/ligation［J］．J Minim Invasive Gynecol，2019，26（5）：856-864．

［5］Lee S，Park J，Chung D．Comparison of the transumbilical and transvaginal morcellation for large uterus at the time of single port access total laparoscopic hysterectomy［J］．Journal of Minimally Invasive Gynecology，2018，25（7）：254-255．

［6］Mohammed NH，Al-Taie A，Albasry Z．Evaluation of goserelin effectiveness based on assessment of inflammatory cytokines and symptoms in uterine leiomyoma［J］．Int J Clin Pharm，2020，42（3）：931-937．

［7］Temtanakitpaisan T，Wu KY，Huang CY，et al．The outcomes of transvaginal NOTES hysterectomy in various uterine sizes［J］．Taiwanese Journal of Obstetrics and Gynecology，2018，57（6）：842-845．

［8］Wang X，Li J，Hua K，et al．Transvaginal natural orifice transluminal endoscopic surgery（V-NOTES）hysterectomy for uterus weighing ≥1kg［J］．BMC Surg，2020，20（1）：234．

［9］Dunker MS，Stiggelbout AM，van Hogezand RA，et al．Cosmesis and body image after laparoscopic-assisted and open ileocolic resection for Crohn's disease［J］．Surgical Endoscopy，1998，12（11）：1334-1340．

［10］Yanishi M，Kinoshita H，Yoshida T，et al．Comparison of cosmesis and body image after laparoendoscopic single-site versus conventional laparoscopic donor nephrectomy［J］．Transplantation Proceedings，2016，48（3）：729-733．

［11］Gosman-Hedstrom G，Svensson E．Parallel reliability of the functional independence measure and the Barthel ADL index［J］．Disabil Rehabi，2000，22（8）：702-710．

［12］Wallace D，Duncan PW，Lai SM，Comparison of the responsiveness of the Barthel Index and the motor component of the functional independence measure in stroke：the impact of using different methods for measuring responsiveness ［J］. J Clin Epidemiol，2002，55（9）：922-928.

［13］Athey RA，Kershaw V，Radley S. Systematic review of sexual function in older women ［J］. Eur J Obstet Gynecol Reprod Biol，2021，267：198-204.

［14］Săsăran V，Turdean S，Mărginean C，et al. Transvaginal ultrasound combined with strain-ratio elastography for the concomitant diagnosis of uterine fibroids and adenomyosis：a pilot study ［J］. J Clin Med，2022，11（13）：3757.

［15］Sandberg EM，Twijnstra ARH，Driessen SRC，et al. Total laparoscopic hysterectomy versus vaginal hysterectomy：a systematic review and meta-analysis ［J］. J Minim Invasive Gynecol，2017，24（2）：206-217.

［16］Rodriguez-Triana VM，Kwan L，Kelly M，et al. Quality of life after laparoscopic and open abdominal myomectomy ［J］. J Minim Invasive Gynecol，2021，28（4）：817-823.

［17］Ferreira H，Smith AV，Kulkarni N，et al. Hysterectomy and salpingo-oophorectomy by transvaginal natural orifice transluminal endoscopic surgery（V-Notes）：video technical report ［J］. Journal of Minimally Invasive Gynecology，2019，26（7）：204-205.

［18］Rakotomahenina H，Rajaonarison J，Wong L，et al. Myomectomy：technique and current indications ［J］. Minerva Ginecol，2017，69（4）：357-369.

［19］Baekelandt JF，De Mulder PA，Le Roy I，et al. Transvaginal natural orifice transluminal endoscopic surgery（V-NOTES）adnexectomy for benign pathology compared with laparoscopic excision（NOTABLE）：a protocol for a randomised controlled trial ［J］. Bmj Open，2018，8（1）：59-62.

［20］Moris DN，Bramis KJ，Mantonakis EI，et al. Surgery via natural orifices in human beings：yesterday，today，tomorrow ［J］. Am J Surg，2012，204（1）：93-102.

［21］Yi YX，Zhang W，Zhou Q，et al. Laparoscopic-assisted vaginal hysterectomy vs abdominal hysterectomy for benign disease：a meta-analysis of randomized controlled trials ［J］. Eur J Obstet Gynecol Reprod Biol，2011，159（1）：1-18.

［22］Li CB，Hua KQ. Transvaginal natural orifice transluminal endoscopic surgery（V-NOTES）in gynecologic surgeries：A systematic review ［J］. Asian J Surg，2020，43（1）：44-51.

［23］Kapurubandara S，Lowenstein L，Salvay H，et al. Consensus on safe implementation of vaginal natural orifice transluminal endoscopic surgery（V-NOTES）［J］. Eur J Obstet Gynecol Reprod Biol，2021，263：216-222.

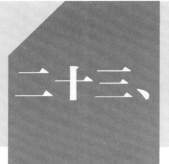

二十三、常州金坛地区首例V-NOTES单孔腹腔镜手术治疗妇科良性肿瘤

【摘要】 目的　本文报道常州市金坛地区首例经阴道单孔腹腔镜手术（V-NOTES）治疗妇科良性肿瘤的病例，并初步探讨V-NOTES在妇科微创领域中的应用。**方法**　回顾性分析本例接受V-NOTES手术患者的临床资料并进行总结分析。患者为23岁女性，因发现左侧附件包块5年余入院，B超提示为左侧卵巢畸胎瘤。行V-NOTES手术，取阴道前穹隆切口约1.5cm，采用经阴道单孔腹腔镜手术完成左侧卵巢肿瘤剥除术＋卵巢成形术。**结果**　手术成功完成，手术总时长约60分钟，经阴道单孔腹腔镜手术时间45分钟，手术通道的建立及阴道的重建耗时15分钟。术中未中转开腹，且未增加其他手术通道。术中出血约15mL，未留置腹腔引流管。患者手术当日即离床活动，肠蠕动于术后1天即恢复，术后1天拔除尿管，患者能自行解便。术后阴道切口愈合良好，未留体表瘢痕。术后病理报告为左侧卵巢囊性成熟性畸胎瘤。患者恢复情况良好，对治疗效果十分满意。**结论**　在严格把握手术适应证的前提下，如相关技术娴熟，经阴道单孔腹腔镜手术亦可有效处理卵巢良性肿瘤等妇科疾病。更为微创化、美观化的V-NOTES手术必将更受患者青睐。

【关键词】 单孔腹腔镜手术；经阴道；妇科良性肿瘤

经阴道单孔腹腔镜手术（vagina-natural orifice transluminal endoscopic surgery，V-NOTES）是指经阴道这一自然腔道对妇科疾病进行治疗的微创手术。作为一种全新的微创治疗方式，V-NOTES除了具有传统阴道手术微创的优势外，还有效克服了阴道手术暴露及操作困难的缺点，具有手术视野清晰、操作方便的优点。与传统开腹手术或多孔腹腔镜手术相比，V-NOTES的最大优点为术后腹壁无瘢痕、疼痛轻、恢复快、美容效果好。但因手术器械与手术技术的限制，V-NOTES的应用目前尚处在探索阶段，此术式对主刀医生的技术有较高的要求，必须具有非常熟练的传统腹腔镜手术基础[1, 2]。作为基层医院，金坛市第二人民医院充分依托医联体的协助指导，不断开展新技术。2019年1月18日，在南京医科大学附属常州第二人民医院妇产科专家的指导下，对1例左侧卵巢肿瘤的患者进行V-NOTES患侧卵巢肿瘤剥除术＋卵巢修补术，手术成功，并取得良好效果。现予以报道如下。

（一）资料与方法

1.临床资料

患者为23岁已婚女性，因"超声检查发现左侧卵巢肿物5年余"入院。患者体检时

B超发现左侧附件区混合性包块，考虑诊断为左卵巢畸胎瘤。相关肿瘤指标检测未见明显异常。妇科检查：左侧附件区域可扪及一包块，质中，边界尚清，活动度度可，未及明显压痛。术前相关检查排除手术禁忌，拟行腹腔镜下左侧卵巢肿瘤剥除术。鉴于患者年轻，且无手术史，经过术前讨论，并与患者及其家属充分沟通后，拟采用V-NOTES技术为该患者进行"患侧卵巢肿瘤剥除术＋卵巢修补术"。术前准备严格消毒阴道，术前2～3天开始予以流质饮食并做好肠道清洁准备。

2.手术方法

（1）手术器械：腹腔镜系统、专用单孔Port，30°腹腔镜镜头及常规腹腔镜分离钳2把，常规腹腔镜剪刀1把，双极电凝钳1把，吸引器设备1套，腹腔镜持针器1把，3-0可吸收倒齿缝线1根。

（2）麻醉、体位、手术通路的建立：采用气管内插管全身麻醉，采取头低足高膀胱截石位。常规消毒铺巾后，爱丽丝钳钳夹宫颈前后唇，采用生理盐水在宫颈上约1cm注射形成水垫，在膀胱宫颈附着处稍下方切开，找准膀胱宫颈间隙，上推膀胱组织，直至找到反折腹膜。剪开腹膜，并用4号丝线缝合标记。进入腹腔，以卵圆钳推送经阴道单孔手术专用Port，建立手术通道，充入CO_2气体形成气腹，使腹腔内压力维持在12mmHg。放置腹腔镜，探查盆腹腔，通过Port放置手术操作器械进行手术。

（3）术中探查与手术程序：术中放置腹腔镜头探查盆腔：可见子宫前位，大小正常，左侧卵巢明显增大，见一肿瘤，约4cm×3cm×2cm。右侧卵巢及双侧输卵管外观未见明显异常。举宫器操纵子宫，将子宫摆向右侧，显露左侧卵巢，2把分离钳对向钳夹患侧卵巢，剪刀剪开卵巢皮质后，采用分离钳逐步完整的剥除卵巢肿瘤，自制套袋收纳标本，自阴道操作通路完整取出，并送病理。以3-0可吸收倒齿缝线缝合重塑患侧卵巢。采用生理盐水对盆腹腔进行冲洗，吸引器吸净冲洗液后，检查手术创面未见明显活动性出血，取出经阴道单孔手术Port，2-0可吸收线缝合腹膜，将切开的阴道前壁缝合于宫颈前唇，关闭手术通路，查无出血，用一块碘附纱布填塞阴道，手术结束。手术操作见图23-1至图23-4。

（4）术后观察与临床处理：患者术后安全返回病房，术后监护仪监测患者生命体征变化及阴道出血情况，予以低流量吸氧，术后6小时适当床上活动，给予预防感染、补液及营养支持治疗，维持水、电解质平衡。如患者伤口疼痛明显，酌情给予镇痛药物。术后一天取出阴道纱布，并消毒阴道伤口。

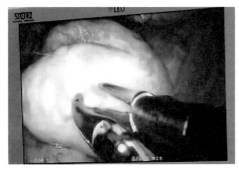

图23-1　剪开卵巢皮质

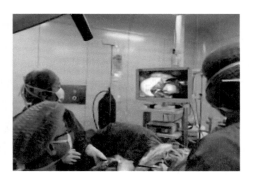

图23-2　V-NOTES手术操作模式

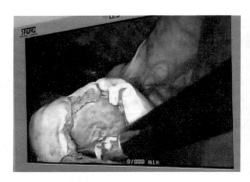
图23-3　剥出卵巢肿瘤

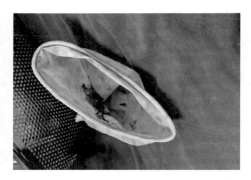
图23-4　取出标本

（二）结果

该患者手术顺利完成，整个手术耗时约60分钟，经阴道单孔腹腔镜手术时间45分钟，术中建立单孔手术通路及重建阴道切口部分耗时约15分钟。术中未中转开腹，未额外增加其他手术通道。术中未损伤邻近脏器及盆腔血管、神经等组织。术中出血约15mL，术后无须放置腹腔引流管。患者于术后1天恢复肠蠕动，术后1天拔除尿管后，患者自行排尿。术后患者疼痛评分2分，无须给予镇痛药。术后常规病理报告：左侧卵巢囊性成熟性畸胎瘤。患者术后阴道伤口愈合良好，术后体表未留瘢痕。患者术后恢复良好，未发生明显并发症，对治疗效果满意，目前患者仍在随访中。

（三）讨论

相对于传统的开腹手术与经典的腹腔镜手术，经自然腔道内镜手术（natural orifice transluminal endoscopic surgery，NOTES）被称为"第三代外科手术"[1]。NOTES是指采用内镜设备经自然体腔如口腔、食管、胃、结（直）肠、阴道、膀胱等通道进入盆腹腔、胸腔进行手术操作[3]。相对于其他体腔，经阴道进行内镜下操作，对正常内脏器的损伤可能性更小[3]。而妇产科医生对阴道及女性盆腔的解剖更加熟悉，因而经阴道内镜手术在妇产科应用必然具有更为广阔的前景[1, 2]。

鉴于V-NOTES的诸多优点，目前该术式在临床上的应用越来越普遍。V-NOTES具有得天独厚的美容效果，已受到越来越多临床医生与患者的欢迎，目前已有许多医院进行了该类手术。但是，V-NOTES手术是近几年发展起来的先进术式，相对于传统开腹及腹腔镜手术，具有更大的难度。作为基层医院，常州市金坛区第二人民医院依托医联体单位南京医科大学附属常州第二人民医院的技术力量，在开展经脐单孔腹腔镜的基础上，又成功开展了经阴道单孔腹腔镜手术，大大促进了科室微创技术的进步与提升[4-7]。

本研究结果表明，在上级医联体单位的技术指导下，在前期成功开展经脐单孔腹腔镜手术的基础上，基层单位妇产科采用经阴道PORT进行V-NOTES卵巢肿瘤剥除术是完全可行的，且是安全有效的。与传统的腹腔镜手术及经脐单孔腹腔镜手术相比，V-NOTES具有明显的优势：患者术后疼痛感轻、恢复快，住院时间短、腹部无瘢痕[5]。但是，目前 V-NOTES 手术尚处在探索阶段，因而相对于传统术式，V-NOTES 的手术时间可能更长，手术难度相对更大，且 V-NOTES 往往需要专用的手术设备，术者必须具备相应的手术技巧。结合本例相关资料，笔者认为：V-NOTES 手术虽具有创伤更小、康复更快、术后无瘢痕等优点，但由于其存在手术操作难度大、手术时间相对较长等缺点，目前主要用于一些较为简单的手术。需要注意的是，在基层单位早期开展 V-NOTES 手术时，应选择合适的病例，才能确保手术成功，保障患者安全。对于既往存在盆腹腔手术史、子宫内膜异位症等可能引起严重盆腔粘连的患者，V-NOTES 存在较大的局限性，手术操作通道建立存在着困难，且容易误伤周围组织，目前不建议对这些患者进行 V-NOTES[8-10]。此外，由于 V-NOTES 手术操作的难度较大，建议在开展 V-NOTES 之前，应熟练开展经脐单孔腹腔镜手术，尤其是单孔手术下的缝合技巧，再逐步过渡到 V-NOTES 手术，以保证手术的顺利完成及患者的生命安全。

总之，V-NOTES 的开展可进一步满足广大女性患者追求微创与美容的要求。但由于操作技术与器械设备的限制，目前 V-NOTES 仅可用于部分妇科疾病的处理。基层单位应充分利用医联体上级单位的技术优势，有条不紊地促进 V-NOTES 的开展，让更多的患者从中受益。

（王兆霞　蒋　青　陈　洁）

参考文献

[1] 朱一萍，赵栋，隋孟松，等. 经阴道自然腔道内镜卵巢囊肿剥除术十例临床分析 [J/CD]. 中华腔镜外科杂志（电子版），2018，11（1）：24-27.

[2] 张俊吉，戴毅，孙大为，等. 经阴道自然腔道内镜手术全子宫切除12例：可行性和安全性分析 [J/CD]. 中华腔镜外科杂志（电子版），2018，11（3）：153-156.

[3] Santos BF, Auyang ED, Hungness ES, et al. Preoperativeultrasound measurements predict the feasibility of gallbladder extraction during transgastric natural orifice translumenal endoscopic surgery cholecystectomy [J]. Surgical Endoscopy, 2011, 25（4）: 1168-1175.

[4] 陈继明，丁屹，杨璐，等. 单孔三通道法行单孔腹腔镜手术治疗妇科良性肿瘤 [J/CD]. 中华腔镜外科杂志（电子版），2014，7（5）：410-413.

[5] 王秋娟，任玉玲，高红艳，等. 单孔三通道法行腹腔镜输卵管切除术初探 [J/CD]. 中华腔镜外科杂志（电子版），2015，8（6）：434-438.

[6] 高红艳，王清，任玉玲，等. 单孔三通道法行单孔腹腔镜全子宫切除术初探 [J/CD]. 中华腔镜外科杂志（电子版），2017，10（3）：179-181.

[7] Jiming Chen, Hongyan Gao, Yi Ding, et al. Application of laparoendoscopic single-site surgery using conventional laparoscopic instruments in gynecological diseases [J]. Int J Clin Exp Med, 2016, 9（7）: 13099-13104.

[8] Kim YW. Single port transumbilical myomectomy and ovariancys tectomy [J]. J Minim Invasive Gynecol, 2009, 16（6）: 74.

[9] Escobar PE, Starks DC, Fader AN, et al. Singleport risk-reducing salpingo-oophorectomy with and without hysterectomy: surgical outcomes and learning curve analysis[J]. Gynecol Oncol, 2010, 119（1）: 43-47.

[10] Russell PA, Michael LN, Vrunda B. Applying single-incision laparoscopic surgery to gyn practice: What's involved [J]. OBG Management, 2011, 23（4）: 28-36.

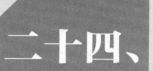

二十四、基层医院经自然通道单孔腹腔镜手术治疗妇科良性肿瘤的初步探索

【摘要】 目的 初步探讨作为基层医院实施经自然腔道单孔腹腔镜术式治疗妇科良性肿瘤的安全性与可行性。方法 回顾性分析2018年5月至2019年7月常州市金坛区第二人民医院妇产科实施的经自然通道单孔腹腔镜手术的6例妇科良性肿瘤的患者的临床资料。本组3例患者采取V-NOTES术式，3例患者采取TU-LESS术式，均在南京医科大学附属常州第二人民医院专家指导下完成。TU-LESS术式纵行垂直切开脐孔及上下缘长1.5～2.0cm，V-NOTES术式注射水垫后选取前穹隆或后穹窿进入膀胱宫颈间隙或直肠子宫间隙。均使用单孔腹腔镜专用Port，采取常规腹腔镜器械完成手术。结果 本组6例患者手术均顺利完成，术中均未增加操作切口中转传统腹腔镜手术亦未中转经腹术式。术中操作未伤及邻近脏器如膀胱、输尿管、神经及大血管等，术后1天拔除导尿管后无并发症发生，术后1～1.5天排气，术后第一天体温在37.1～37.4℃，伤口愈合良好、无切口疝发生。结论 借助医联体政策的支持，基层医院在上级医院的指导下采取经自然腔道单孔腹腔镜术式治疗妇科良性肿瘤是安全、有效的。

【关键词】 单孔腹腔镜手术；自然通道；卵巢良性肿瘤；子宫肌瘤

妇科肿瘤作为妇科的热点问题一直深受妇产科医务工作者的关注。妇科良性肿瘤因其近年来发病率逐步提高，且发现时多因下腹隐痛及阴道流血等临床表现就诊。子宫肌瘤、卵巢畸胎瘤及输卵管系膜囊肿等作为妇科常见良性疾病，可发生在任何年龄，但育龄期最为多见[1]。妇科良性肿瘤以手术作为主要治疗手段，传统的经腹手术因其创伤大，术后瘢痕明显等因素，逐渐由创伤小、术后瘢痕少的腹腔镜技术所取代。随着腹腔镜技术的飞速发展，以及妇科单孔腹腔镜手术的兴起[2]，经自然腔道内镜手术（NOTES）因术后几乎"无"瘢痕、创伤小及恢复快等诸多优点已有渐渐取代传统腹腔镜的趋势。自然腔道有口腔、鼻腔、胃、肛门、脐孔及女性独有的阴道等。经阴道单孔腹腔镜手术（V-NOTES）及经脐单孔腹腔镜手术（TU-LESS）是妇科单孔腹腔镜手术主要应用的两种入路途径。经脐入路单孔手术术后脐孔重建，伤口愈合后瘢痕皱缩于天然脐孔皱褶中；而阴道入路单孔手术在阴道伤口愈合后体表无瘢痕可见。此两种单孔术式的临床效果皆"无"瘢痕而广受年轻女性患者的青睐，且其具有手术创伤小、术后恢复快等优点，值得被广泛推广。

然而，经自然通道单孔腹腔镜手术作为一种全新的先进手术模式，目前主要在一些较大的医疗中心实施。常州市金坛区第二人民医院作为二级医院，主要面对的患者为妇科良性疾病。作为基层医院，能否有效开展经自然通道的单孔腹腔镜手术，让更多的普通百姓享受先进技术的福利，值得积极思考与探索。随着国家医疗联合体（医联体）政策的实施[3]，不仅可以有效实施"分级诊疗"，充分利用中国医疗卫生资源的同时使优质医疗资源向基层下沉，还可以促进基层医院的发展。南京医科大学附属常州第二人民医院作为金坛区第二人民医院的医联体互助单位，充分响应党和国家的政策，派遣有着丰富单孔腹腔镜妇科手术经验的专家[4-7]多次指导笔者单位进行手术及开展新技术。在上级单位的指导下，笔者单位将经自然腔道内镜手术应用于妇科良性肿瘤，并已取得良好的临床效果[8]，予以报道如下。

（一）资料与方法

1. 一般资料

回顾性分析2018年5月至2019年7月于常州市金坛区第二人民医院妇产科实施经自然通道单孔腹腔镜手术的6例妇科良性肿瘤的患者的临床资料。本组患者手术均在南京医科大学附属常州第二人民医院专家指导下完成。本组6名患者，年龄17～37岁，均已生育。其中3名患者接受V-NOTES手术，3名患者接受TU-LESS手术，术前均知情同意。6例手术均顺利完成，患者具体资料见表24-1。

2. 病例选择

（1）病例选择标准：无导致重度盆腔粘连的手术史；影像学提示附件包块直径≤10cm，无明显恶性肿瘤特征；一般情况良好无慢性病或无重大疾病；BMI≤30kg/m²；术前相关检查无手术及麻醉禁忌证；签署知情同意书。

（2）病例排除标准：卵巢子宫内膜样囊肿导致严重盆腔粘连患者；心肺功能不可耐受手术者；有TU-LESS或V-NOTES术式相关禁忌证；有精神类疾病或服用相关药物史；长期服用阿司匹林等抗凝药物史；妇科恶性肿瘤。

3. 手术方法

（1）术前准备：入院后完善相关辅助检查（如三大常规、肿瘤指标及影像学检查等）排除手术禁忌证，术前3天给予流质饮食且术前1天晚22点开始禁食，术前1天行肠道准备，备皮，术前3天始行脐孔及阴道消毒擦洗，备手术所需器械及耗材。为了保证术野，患者体位选取膀胱截石位（头低足高≥30°同时双腿外展＜90°）且臀部超出手术床下缘达5～10cm。行TU-LESS术式时，助手消毒导尿后可放置简易举宫器以配合手术。

（2）手术入路平台的建立

1）TU-LESS术式：巾钳两侧提起脐孔，垂直纵行逐层切开至腹腔，切口长度为切开脐孔及上下缘，直径为1.5～2.0cm。手指或中弯血管钳钝性扩张切口后放置切口保护套，连接单孔专用Port，接入CO_2气体至压力达12～15mmHg（1mmHg＝0.133kPa）。

2）V-NOTES术式：宫颈钳钳夹宫颈前唇或后唇，注射器在距离宫颈约1cm处注射生理盐水形成水垫，根据肿块相对位置选取前穹隆或后穹隆进入膀胱宫颈间隙或直肠子宫间隙。剪开腹膜后用丝线缝合标记小弯血管钳固定。卵圆钳推送放置切口保护套，放置阴道环支撑阴道创造操作空间，安装单孔专用Port，连接CO_2气体至压力达12～15mmHg。

表24-1　本组患者的一般临床资料

序号	诊断	年龄（岁）	生育史	BMI（kg/m²）	术前相关指标
1	子宫肌瘤	37	1-0-0-1	26.95	CEA：1.05ng/mL CA125：17.53U/mL HCG＜0.5mIU/mL
2	左侧卵巢畸胎瘤＋双侧输卵管系膜囊肿＋轻度贫血	23	1-0-2-1	16.71	CEA：0.44ng/mL AFP：1.28IU/mL CA125：13.04U/mL CA19-9：5.62U/mL HCG：1.18mIU/mL
3	右侧卵巢畸胎瘤	31	2-0-1-2	23.63	CEA：1.260ng/mL AFP：0.650ng/mL CA125：14.790kU/L CA19-9：7.510kU/L HCG：1.030ng/mL
4	右侧卵巢畸胎瘤＋盆腔寄生性畸胎瘤＋乙肝病毒携带	29	1-0-0-1	24.45	CEA：2.25ng/mL AFP：0.56IU/mL CA125：16.48U/mL CA19-9：＜0.600U/ml HCG＜0.50mIU/mL HE4：31.75pmol/L
5	右侧输卵管系膜囊肿	17	1-0-0-1	23.44	CEA：1.12ng/mL AFP：0.94IU/mL CA125：20.58U/mL CA19-9：46.73U/mL HCG＜0.50mIU/mL HE4：30.6poml/L
6	右侧卵巢成熟性囊性畸胎瘤	23	0-0-0-0	16.9	CEA：0.73ng/mL AFP：0.59IU/mL CA125：7.36U/mL CA19-9：10.01U/mL HCG：1.07mIU/mL

　　（3）手术器械与耗材：腹腔镜全套系统，气腹平台及光源系统，单孔腹腔镜手术专用Port，3-0可吸收倒刺线，腹腔镜常规器械及30°腔镜镜头（提供多角度视野），常规外科器械及阴式器械各1套，手术所需其他耗材（如可吸收缝合线、引流管等）。

　　（4）麻醉及体位：均采用气管插管全身麻醉，患者体位取膀胱截石位（头低足高≥30°，同时双腿外展达80°～90°）且臀部超出手术床下缘达5～10cm，于手术台患者肩部处安装肩托防止患者滑落跌伤。

　　（5）手术步骤

　　1）TU-LESS术式：麻醉满意摆好体位后，以阴道及脐孔为重点消毒部位完成妇科常规腹腔镜术式消毒，留置导尿，放置简易举宫器以便手术时协助显露术野。以 TU-LESS 术式入路方式建立气腹平台，置入腔镜镜头判断盆腔粘连及病灶所在，恢复正常解剖结构。①若为卵巢囊肿，分离钳钳夹卵巢囊肿表面，剪刀剪开囊肿表面，沿卵巢皮质及囊肿囊壁之间小心分离囊肿（若囊肿壁破裂，需仔细冲洗盆腹腔防止残留），待完整剥离囊肿后以 3-0 可吸收倒刺线缝扎卵巢止血并行卵巢成形术，经自制标本袋取出囊肿，冲洗盆腔观察卵巢无出血，探查对侧卵巢是否存在病灶。②若为子宫肌瘤，于子宫肌瘤及子宫肌层之间注射稀释后垂体后叶素，以超声刀或单极电凝钩切开瘤体表面浆肌层，钝锐性剥离子宫肌瘤并去除多余浆肌层，同法剥离其余子宫肌瘤，自制标本袋取出病灶，若瘤体直径大于腹壁切口，可在标本袋中于腹壁切口处手术刀环切瘤体取出。③若为输卵管系膜囊肿，可剪刀剪开囊壁，吸净囊液，剥离囊肿，合理利用超声刀及单双极电凝止血。标本袋取出标本。待标本取出后大量生理盐水冲洗盆腹腔，仔细探查盆腹腔有无病灶残留，撤除器械及切口保护套，排空腹腔气体，可吸收线缝合腹部筋膜并皮内缝合脐部皮肤行脐整形术。术毕，酒精纱布及干纱布加压包扎，敷贴覆盖。

2）V-NOTES 术式：麻醉满意后，消毒留置导尿，患者摆好体位，根据影像学判断以 V-NOTES 前入路或后入路。建立气腹平台后放置 30° 腔镜镜头进入腹腔，判断病灶所在部位及个数，并探查盆腔及盆腔壁有无种植病灶。①若为卵巢囊肿，对向钳夹剪开囊壁，剥离囊肿后套于标本袋中取出。如囊肿较大，韧带松弛，亦可将囊肿拖出盆腔至切口保护套处剪刀剪开囊肿壁，小心完整剥离囊肿，可吸收线缝扎卵巢止血，将卵巢放回盆腔后安装 Port，探查盆腔发现盆腔寄生性畸胎瘤病灶，钳夹囊肿表皮后吸净囊液，分离囊肿与盆腔壁粘连处，取出病灶。②若为输卵管系膜囊肿，剪开囊壁后吸净囊液，剥离囊肿，电凝止血。方法基本同 TU-LESS 术式。取出标本套袋。仔细探查盆腔及腹腔情况，清除病灶及残留，生理盐水冲洗，撤除器械及保护套，排空气体。可吸收线缝合膀胱宫颈间隙腹膜或直肠子宫陷凹腹膜，关闭宫颈前或后穹隆。判断无出血后阴道填塞碘附纱布一块，术后 24～48 小时取出。

（6）术后观察与临床处理：患者术毕于苏醒室复苏，判定体征平稳后返回病房，予以 24 小时心电监护，同时给予低流量吸氧，并预防感染、补液、预防血栓及对症支持治疗，维持水、电解质平衡。鼓励患者尽早下床活动。V-NOTES 术式：术后 1 天取出纱布，术后连续 3 天阴道过氧化氢及碘附冲洗消毒并观察阴道伤口情况。TU-LESS 术式：术后伤口定期清洁换药以预防感染。

（二）结果

本组 6 例患者手术均顺利完成，术中均未增加操作切口中转传统腹腔镜手术亦未中转为经腹术式。术中操作未伤及邻近脏器如膀胱、输尿管、神经及大血管等，手术时长（109.17±41.16）分钟、术中出血量（50±50.20）mL、术前血红蛋白（123.33±12.93）g/L、术后血红蛋白（111.17±10.03）g/L。详见表格 24-2。术后 1 天拔除导尿管后无尿潴留发生，术后 1～1.5 天肛门排气，术后第一天体温 37.1～37.4℃，伤口愈合良好，无切口疝发生。患者均对手术效果满意，目前患者均在门诊随访中。

表24-2　本组患者围术期结果

序号	手术名称	手术时间 （min）	术中出血量 （mL）	术后住院 （d）	术前/术后Hb （g/L）
1	经脐单孔腹腔镜下子宫肌瘤剥除＋取环术	180	150	7	127/116
2	经阴道单孔腹腔镜下左侧卵巢囊肿剥除术＋双侧输卵管系膜囊肿剥除术	100	30	5	108/98
3	经脐单孔腹腔镜下右侧卵巢囊肿剥除术	65	20	6	138/123
4	经阴道单孔腹腔镜下右侧卵巢囊肿剥除术＋右侧卵巢成形术＋盆腔寄生性畸胎瘤切除术	110	50	5	138/119
5	经阴道单孔腹腔镜下右侧输卵管系膜囊肿剥除术	125	20	5	115/110
6	经脐单孔腹腔镜下右侧卵巢囊肿剥除术＋卵巢成形术	75	30	6	114/101

（三）讨论

妇科良性肿瘤发病率远高于恶性肿瘤，尤其是卵巢良性肿瘤在基层医院尤为常见，明显多于卵巢恶性肿瘤[9]。卵巢作为女性的性腺，其重要性不言而喻，卵巢肿瘤又以育龄期高发；随着现在年轻人晚婚晚育以及中国生育水平的下降[10-12]，而卵巢肿瘤的剥除不可避免会损伤卵巢正常组织，由此可见对于育龄期尤其未生育女性而言，手术方式的微创化是十分必要的。妇科良性肿瘤有生长缓慢、早期可无临床症状等特点，多数由体检发现病灶或者伴随阴道流血、下腹隐痛、压迫膀胱引起尿频尿急等临床症状至医院就诊发现。子宫肌瘤、卵巢畸胎瘤及输卵管系膜囊肿等作为妇科常见良性疾病，往往需要手术干预[1]。传统的经腹手术创伤大，术后瘢痕明显。而近几年妇科单孔腹腔镜手术的兴起[2]，为广大年轻爱美的女性患者带来希望。经自然通道单孔腹腔镜手术具有手术创伤小、术后恢复快等优点，在临床上应用日益广泛。

金坛区第二人民医院为二级医院，主要面对的患者为妇科良性疾病。作为基层医院，能否有效开展经自然通道的单孔腹腔镜手术，让更多的基层普通百姓享受先进的医疗技术，值得积极思考与探索。随着医联体的建立，将一定区域内的不同层级医疗机构整合，通过各机构内医务人员信息互动及资源共享等方式，能有效形成"分级诊疗"的格局，在合理利用医疗资源同时将优质资源带动至基层医疗单位，并在一定方面解决了现阶段我国医疗系统"挂号难、治病贵及大病小病全去三甲医院"等问题。

作为基层二级医院，金坛区第二人民医院虽无三甲医院的医疗资源，但也有着丰富的传统腹腔镜及经腹术式治疗妇科良性疾病的经验。在医学飞速发展的今天，对卵巢及子宫良性肿瘤的治疗方式不断更新，如何更加微创化是值得每一位妇科医生思考的问题。随着NOTES理念的提出[13]，NOTES一直作为临床热点被不断探索创新和完善，因其有创伤小、恢复快及"无"瘢痕等诸多优点，掌握这项技术是每位妇科微创手术医生的目标。为了让更多患者都拥有享受这种术式的权利，NOTES不应只存在于三甲医院中，作为基层医院更应顺应大趋势，率先向上级医院学习这项新技术，这也符合医联体将"优质资源带动至基层医院"这一理念。金坛区第二人民医院为南京医科大学附属常州第二人民医院医联体单位，在上级单位专家的指导下，积极探索经自然腔道内镜手术应用于妇科良性肿瘤的治疗，取得了满意的临床治疗效果。

但NOTES术式自身有着一定的难度，笔者通过本组6例患者手术的实施，有着以下见解与体会：①对于肿瘤的剥除，应利用单孔腹腔镜的优势，尽可能创伤小的完整剥离肿瘤。单孔腹腔镜可以配合标本袋的使用更好地遵循"无瘤原则"，一定程度避免了肿瘤于腹腔再次种植的可能。就子宫肌瘤剥除手术而言，传统腹腔镜下瘤体过大的子宫肌瘤取出需使用旋切器，一定程度上增加了子宫肌瘤腹腔种植概率，甚至导致子宫肉瘤的腹腔内广泛播散[14-16]。TU-LESS及V-NOTES均可通过取物袋将病灶标本套袋从切口取出，从而有效减少肿瘤播散的风险。而对于附件区良性肿瘤/囊肿手术而言，在条件允许的情况下，可直接将肿瘤/囊肿牵拉至切口保护套外口处，在直视条件下进行肿瘤或囊肿的剥离和卵巢缝合成形，一方面可有效规避腹腔镜缝合困难的问题；另一方面，直视下缝合快速精准，止血牢靠，有助于年轻患者卵巢功能的保护。此外，直视下操作，有助于降低肿瘤/囊肿破裂的风险，减少肿瘤的播散，这更符合"无瘤原则"的手术理念。因此可以认为，对于某些条件较好的患者，经自然通道的单孔腹腔镜手术综合了腹腔镜的微创美观与传统开放手术操作便利的优势。②NOTES手术的开展存在一定的困难，原因主要在于"筷子效应"和"同轴平行操作干扰"的存在。可在丰富的传统腹腔镜技术的积累下，利用腔镜模拟器反复练习单孔腹腔镜缝合等基本操作。通过操作器械与镜头"一上一下"形成相对小的操作三角及"一长一短"的操作器械等小技巧进行避免或减少"筷子效应"。而"同轴平行"所导致画面立体感低的问题可通过采用30°腹腔镜镜头及长期经验积累逐步解决。③剥离卵巢肿瘤时，虽然损伤卵巢不可避免，但应尽可能保留正常卵巢组织，可使用倒刺线快速缝合卵巢减少失血量，尽可能避免使用双极电凝卵巢止血，防止热损伤影响残余卵巢组织功能。④TU-LESS术式及V-NOTES术式在关腹时，要注意层次清晰，需要扎实的基本功保证缝合无腔隙，若有腔隙残留血液会滋生细菌影响伤口愈合，缝合不紧密亦会增加切口疝的概率。⑤医联体的存在可以带来上级医院对基层医院的帮扶与技术指导，但作为基层医院不可过分依赖于上级医院而止步不前，应积极学习积累经验并完善自身医疗技术。⑥V-NOTES术式视野显露相对欠佳，而TU-LESS术式可以由助手利用举宫器显露视野，V-NOTES缺乏显露视野的器械，使用腹腔镜器械操作难度相对增加，若设计出相关术式配套器械或许V-NOTES术式将会有更好的推广前景。

综上所述，经自然通道单孔腹腔镜手术具有创伤小、术后恢复快、"无"瘢痕等优点。大量数据证明经自然通道单孔腹腔镜手术在良性疾病中可以取得良好效果。本文结果显示，在医联体政策支持下，基层医院一样可以采取经自然通道单孔腹腔镜术式治疗妇科良性肿瘤。相信在不断学习进步中，基层医院或许可以进一步熟练掌握经自然通道单孔腹腔镜术式，在完成"分级诊疗"任务的同时让更多的基层患者享受到最前沿的医疗技术。

（陆　佳　贠艳丽　胡丽娜）

参考文献

［1］孙东梅. 71例慢性卵巢囊肿患者临床疗效观察［J］. 中国医药导报，2010，07（29）：160.

［2］Pelosi MA，Pelosi MA. Laparoscopic hysterectomy with bilateral salpingo-oophorectomy using a single umbilical puncture［J］. N J Med，1991，88（10）：721-726.

［3］陈皓阳，闫如玉，高镜雅，等. 政策工具视角下我国医联体建设政策量化分析［J］. 中国卫生经济，2019，38（11）：4.

［4］陈继明，丁屹，杨璐，等. 单孔三通道法行单孔腹腔镜手术治疗妇科良性肿瘤［J］. 中华腔镜外科杂志（电子版），2014，7（5）：410-413.

［5］陈继明，胡丽娜，刘俊玲，等. 单孔腹腔镜手术在子宫内膜癌中的应用初探［J］. 中华腔镜外科杂志（电子版），2018，11（5）：318-320.

［6］陈继明，刘俊玲，陆冰颖，等. 5mm微切口单孔腹腔镜全子宫切除术初探［J］. 中华腔镜外科杂志（电子版），2019，12（2）：118-121.

［7］Jiming Chen，Hongyan Gao，Yi Ding，et al. Application of laparoendoscopic single-site surgery using conventional laparoscopic instruments in gynecological diseases［J］. Int J Clin Exp Med，2016，9（7）：13099-13104.

［8］吴佳智，陈继明，王兆霞，等. 常州金坛地区首例V-NOTES单孔腹腔镜手术治疗妇科良性肿瘤［J］. 实用妇科内分泌电子杂志，2019，6（17）：194-196.

［9］Ates S，Sevket O，Sudolmus S，et al. Granulosa cell tumor presenting with ovarian torsion and de novo borderline mucinous ovarian tumor in the contralateral ovary［J］. Eur J Gynaecol Oncol，2015，36（3）：354-355.

［10］马忠东，王建平. "子女组合偏好"与选择生育：1990年代中国生育水平下降和子女组合序列的变化［J］. 人口研究，2009，33（5）：23-35.

［11］王广州，周玉娇，张楠. 低生育陷阱：中国当前的低生育风险及未来人口形势判断［J］. 青年探索，2018，（5）：15-27.

［12］刘丰，胡春龙. 育龄延迟、教育回报率极化与生育配套政策［J］. 财经研究，2018，44（8）：31-45.

［13］Kalloo AN，Singh VK，Jagannath SB，et al. Flexible transgastric peritoneoscopy: a novel approach to diagnostic and therapeutic interventions in the peritoneal cavity［J］. Gastrointest Endosc，2004，60（1）：114-117.

［14］Seidman MA，Oduyebo T，Muto MG，et al. Peritoneal dissemination complicating morcellation of uterine mesenchymal neoplasms［J］. PLoS One，2012，7（11）：e50058.

［15］Park JY，Park SK，Kim DY，et al. The impact of tumor morcellation during surgery on the prognosis of patients with apparently early uterine leiomyosarcoma［J］. Gynecol Oncol，2011，122（2）：255-259.

［16］Miyake T，Enomoto T，Ueda Y，et al. A case of disseminated peritoneal leiomyomatosis developing after laparoscope-assisted myomectomy［J］. Gynecol Obstet Invest，2009，67（2）：96-102.

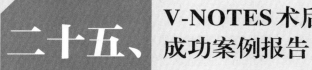

二十五、 V-NOTES术后足月妊娠经阴道分娩成功案例报告

【摘要】 目的 初步探讨经阴道自然腔道内镜手术（V-NOTES）术后经阴道分娩的安全性和可行性。方法 回顾性分析在南京医科大学附属常州第二人民医院妇科行V-NOTES术后经阴道分娩患者的临床资料并进行总结分析。患者27岁，2019年2月25日因诊断为右侧输卵管异位妊娠，接受V-NOTES右侧输卵管切除术，术后恢复良好，阴道后穹隆切口愈合良好。患者术后成功妊娠，于2020年9月9日经阴道分娩。结果 该产妇成功分娩1个体质量3 600g的健康男婴，母子情况良好，阴道后穹隆切口处未出现新的撕裂伤，定期随访结果良好。结论 在严格把握手术适应证与禁忌证的前提下，如果术者的手术技术娴熟，行V-NOTES治疗妇科疾病后的患者经阴道分娩可能是安全、可行的。

【关键词】 经阴道途径；单孔腹腔镜；阴道分娩；足月妊娠

经阴道自然腔道内镜手术（V-NOTES）为经阴道自然腔道内镜技术，是指将内镜通过阴道这一人体自然腔道进入体腔进行诊断及手术治疗的微创手术方式[1]。近年来，随着微创外科的飞速发展和医师人文关怀理念的提升，V-NOTES逐步被用于各类妇科手术中，因其皮肤无瘢痕、术后疼痛轻、恢复快，以及更加微创、美观等独特优点，受到了越来越多的年轻女性和妇科医生的欢迎[2]。同时，随着V-NOTES的不断成熟及该技术在我国的迅速推广，对于此类手术，医师的操作熟练度不断提高，使得该术式的并发症（如入路相关并发症、出血和邻近器官的损伤概率）也不断下降[3, 4]。V-NOTES在妇科手术中的安全、可行性已经得到证实，但该技术对术后经阴道分娩的影响尚缺乏循证医学依据以阐明对患者的受益程度。V-NOTES术后经阴道分娩还在论证阶段，还需要更多数据的支持[3]。鉴于目前相关的临床病例报道较少，笔者将南京医科大学附属常州第二人民医院于2020年9月9日成功实施1例经V-NOTES异位妊娠切除术后经阴道分娩并取得良好效果的病例报道如下。

（一）资料与方法

1.一般资料

患者，27岁，已婚，2019年2月25日因"停经43天，阴道少量流血1周"入院，末次月经时间为2019年1月13日。体格检查见右侧附件区增厚并有压痛；检查血HCG：685.30mIU/mL；经阴道超声提示：紧贴右侧卵巢旁见不均回声，大小约4.8cm×2.1cm×3.2cm，边界清；CDFI：可见点状回声。拟诊断为右侧输卵管异位妊娠。

根据患者对切口美观的强烈需求及临床医师的建议，拟对患者行经阴道单孔腹腔镜右侧输卵管切除术。术前 Hb：122.00g/L。手术在阴道后穹隆正中近宫颈处做横行切口，深达黏膜下层，Allis 钳分别钳夹切口上下部，打开子宫直肠反折腹膜，进入腹腔，可见右侧输卵管稍迂曲，壶腹部至伞端呈紫蓝色膨大4.0cm×2.5cm×2.5cm，双极与剪刀配合，逐步凝切右侧输卵管系膜至峡部，缝合子宫直肠反折腹膜，封闭阴道后穹隆。手术顺利，术后病理为输卵管腔内见滋养叶细胞，与临床诊断相符。术后2天血 HCG：83mIU/mL，Hb：113g/L；手术切口无活动性出血、无红肿及渗液。患者术后定期随访，阴道后穹隆切口愈合良好，阴道壁无缩窄及明显瘢痕，无阴道异常出血或异常分泌物，性功能正常无疼痛，患者对治疗效果满意。

患者自2019年11月开始妊娠，于2020年9月9日因"停经40周4天，无产兆"入院。体格检查可见妊娠腹隆与孕周相符，10分钟未及宫缩；髂前上棘间径24cm，髂棘间径 27cm，骶耻外径19cm，坐骨结节间径9cm；宫高38cm，腹围94cm，左枕前（LOA），胎心率145次/分，胎心音强度中等，先露头，先露位置-3，半入盆，胎膜未破，宫颈质软，宫颈位置居中，宫颈容受80%，宫口未开。一般产前超声检查：宫内可见1个胎儿，胎位为头位，双顶径9.7cm，头围34.8cm，腹围36.8cm，一侧股骨长7.6cm，胎心151次/分，心律齐，检查过程见胎动，胎盘位于前壁，厚约3.8cm，成熟度为Ⅱ＋级，胎盘下缘远离宫颈内口，脐动脉血流S/D：1.86，RI：0.46，PI：0.64；羊水指数：12.0cm，提示单活胎，头位晚孕。

2. 方法

（1）经阴道单孔腹腔镜异位妊娠手术的后入路建立：常规消毒铺巾后，宫颈钳或Alis 钳钳夹宫颈后唇，充分上提宫颈，并显露阴道后穹隆，在宫颈下方1.5～2.0cm处做一小切口，气腹针水平穿刺进入腹腔，向两侧延长阴道后穹隆做切口至3～4cm，进入盆腹腔，置入阴道专用 Port，建立气腹。

（2）V-NOTES 输卵管妊娠输卵管切除术的手术步骤：①探查盆腔及腹腔，清除血块及不凝血。②找到异位妊娠之输卵管。③沿输卵管系膜分次电凝切断。④沿输卵管系膜完整切除输卵管。⑤将切除的输卵管直接自阴道操作通道取出。⑥掀开阴道单孔 Port 外盖，快速方便取出标本。⑦冲洗创面，探查手术野，无活动性出血。⑧腹膜及阴道后穹隆切口以2-0可吸收线连续缝合。⑨阴道内填塞碘附纱布压迫，次日取出（图25-1至图25-6）。

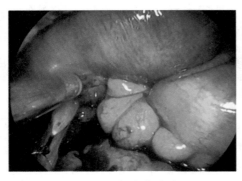
图25-1　探查盆腹腔

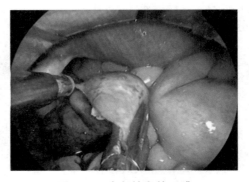
图25-2　电凝输卵管系膜

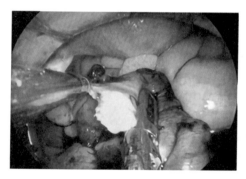

图25-3 切除输卵管

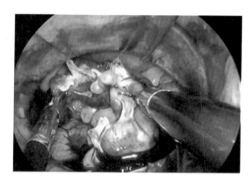

图25-4 取出标本

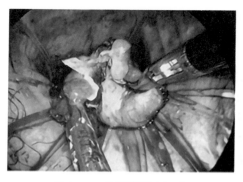

图25-5 从阴道取出标本

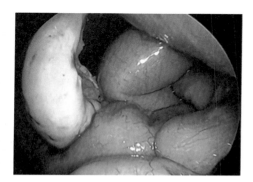

图25-6 探查术野

（3）分娩过程：该孕妇满足阴道分娩适应证，通过水囊引产、人工破膜引产及缩宫素引产并采用镇痛分娩方式，产程进展顺利，在会阴侧切保护下经阴道成功分娩1个男婴，胎盘、胎膜完整，产时出血量200mL。新生儿为单胎、活产男性，出生体质量3 600g；Apgar评分为1分钟：9分，5分钟：10分，新生儿未见明显异常。产后24小时出血量270mL，复查血常规Hb：118g/L。

（二）结果

该孕妇在V-NOTES术后足月妊娠，经阴道成功分娩1个健康的男婴，在分娩过程中未见阴道壁及阴道后穹隆的裂伤，出院时检查会阴侧切伤口愈合理想，阴道复旧良好，阴道后穹隆手术瘢痕处无裂伤、出血、异常排液等现象，定期随访未见异常。

（三）讨论

1. V-NOTES 的优势与劣势

近年来，随着人们对美观和微创越来越重视，传统妇科手术已从传统开腹手术转变为腔镜手术，并由传统腹腔镜手术转变为单孔腹腔镜手术，并以此基础上发展出了经阴道单孔腹腔镜技术、经脐微切口单孔腹腔镜技术及机器人辅助下经阴道单孔腹腔镜技术[4]。1994 年，Wilk[5]首次提出了经自然腔道内镜手术的基本概念。2007 年，Bessler

等[6]提出经阴道腹腔镜手术进行胆囊切除。现在可经 V-NOTES 进行子宫内膜癌的全面分期手术，逐步实现了无腹壁瘢痕手术治疗妇科良（恶）性疾病的愿望[7]。V-NOTES 是单孔腹腔镜与传统阴式手术的结合，它兼具两者共同的优点，同时弥补了两者存在的不足。它不仅秉承了传统经阴式手术的腹壁无瘢痕的优势，还通过使用单孔腹腔镜弥补了传统阴式手术视野和操作空间局限的缺点，能够更好地诊治盆、腹腔的疾病，经阴式单孔腹腔镜技术还减轻了经脐单孔腹腔镜手术带来的"筷子效应"，并且出血少、愈合快。但是，它的缺点也不容忽视。V-NOTES 是通过经阴道途径进入盆、腹腔，相比传统腔镜技术，该术式将 Ⅰ 类切口转变为 Ⅱ 类切口，增加了手术感染的概率[8]。对于一些直肠子宫陷凹存在严重粘连的患者，通过阴道后穹隆经直肠子宫陷凹进入腹腔，常因为解剖关系不清导致手术进展往往比较困难。过大的切口可能引起直肠前壁在排便过程中脱垂的现象[9]。部分需要通过阴道前穹隆进入腹腔来治疗的疾病，会出现因为术者技术不熟练而造成损伤膀胱的事件[10]。同时，相对于开腹或传统腔镜手术，V-NOTES 对术者的技术要求更高，学习周期更长。

2. V-NOTES 术后患者行经阴道分娩可能是安全、可行的

V-NOTES 因其无腹壁瘢痕、创伤小及术后恢复快等特点，获得越来越多年轻患者和妇科医师的青睐。考虑到这些患者将来往往都有生育的需求，所以对于她们日后妊娠是选择经阴道分娩还是选择剖宫产的方式提出了疑问。V-NOTES 根据不同的疾病情况可采用不同的手术入路方式，有前穹隆、后穹隆或阴式全子宫切除后，在前穹隆切口、后穹隆切口及阴道残端建立入路平台。现在妇科领域，国内外均有 V-NOTES 行妇科良性附件手术、子宫肌瘤剔除术、阴道骶骨固定术、全子宫切除术，甚至早期子宫内膜癌分期手术的报道，初步证实 V-NOTES 途径是安全、可行的[2, 11]。但是，关于 V-NOTES 术后患者能否成功经阴道分娩还需要进一步论证。本例患者因右侧输卵管异位妊娠于 2019 年 2 月 25 日行经 V-NOTES 右侧输卵管切除术，术后恢复良好；2020 年 9 月 9 日成功经阴道分娩 1 个体质量 3 600g 的足月妊娠男婴，可初步证明经 V-NOTES 术后患者经阴道分娩可能是安全、可行的。本例患者采用经阴道后穹隆的"安全三角"区域为手术入路，最小化对患者的损伤风险[12]。患者取膀胱截石位，该体位使得阴道后穹隆与子宫直肠陷凹紧贴在一起，仅隔阴道壁和腹膜。子宫直肠陷凹又称道格拉斯陷凹，为盆腔内位置最深、最低的凹陷，临床上常以此入路行阴道后穹隆穿刺术，以诊断相关妇科疾病；可经过直肠子宫陷凹逆行进行剖宫产手术[13]。所以，由阴道后穹隆经子宫直肠陷凹进入腹腔并没有涉及重要的血管、神经及解剖结构的改变[14]。阴道壁为黏膜组织，切口正常愈合后不遗留瘢痕组织，延展性几乎与正常阴道后穹隆无异。但是，临床上也有未经 V-NOTES 的患者足月妊娠，在阴道分娩时发生阴道后穹隆的撕裂[15]。本例患者为足月妊娠产妇，分娩出的新生儿体质量 3 600g，可以初步说明经 V-NOTES 术后的患者，在满足阴道分娩适应证的情况下，早产，甚至足月产的孕妇经阴道分娩可能是安全、可行的。同时，该新生儿为体质量 3 600g 的健康男婴，分娩后 Apgar 评分 1 分钟为 9 分、5 分钟为 10 分，无缺氧表现。在满足经阴道分娩适应证的情况下，孕妇在行 V-NOTES 术后经阴道分娩可能是安全、可行的。2017 年，有泌尿外科的学者认为 V-NOTES 能有效治疗泌尿外科原发疾病且对妊娠和生育功能无不良影响[3]。但由于相关类似的妇科病例还很少，因此需要更多的临床案例进一步论证行 V-NOTES 术后经阴

道分娩是否安全、可行及其相关适应证和禁忌证。

3. V-NOTES 术后患者经阴道分娩可能存在的问题

虽然本例患者经 V-NOTES 术后经阴道分娩是成功的，但是有些问题仍然值得进一步探讨。①经 V-NOTES 术后间隔多长时间可以选择经阴道分娩？本例患者从实施 V-NOTES 到成功阴道分娩间隔了 18 个月，在更短的间隔时间能否行阴道分娩还需要更多的临床研究证实。在妊娠期经脐单孔手术治疗妇科良性疾病可以在更短的时间间隔实现分娩且不影响分娩方式，但是 V-NOTES 术后在相对较短的时间能否采用经阴道分娩的方式完成生产，还有待进一步研究明确。②阴道为一相对污染的环境，切口感染导致的切口愈合不良可导致阴道后穹隆的手术瘢痕处弹性较差，易发生破裂。同时在阴道分娩的过程中，胎儿在宫缩时通过子宫下段着力于后穹隆部，长时间的宫缩会使后穹隆部发生缺血、缺氧，可能会诱发后穹隆的破裂[16]。这一点在临床上应引起重视。③手术过程中导致的直肠子宫陷凹粘连是否影响妊娠期子宫峡部转化为子宫下段？本例患者在妊娠期间的定期产检中发现子宫峡部正常地转变为子宫下段。④在第二产程的过程中，需要指导孕妇深呼吸并向下屏气用力以增加腹压，对胎儿施加向下的力量，手术切口愈合不良可能诱发穿刺孔疝或盆腔器官脱垂的并发症，并且经阴道手术切口Ⅱ类切口，手术切口处于一个相对有菌的环境，切口感染导致的切口愈合不良可能会促使穿刺孔疝的发生，但尚未看到会增加穹隆疝风险的报道[17]。这些问题都可能导致经 V-NOTES 术后患者分娩时剖宫产率的增加，所以对此类患者的长期随访统计和数据分析是非常重要的，有利于帮助她们选择最适合的分娩方式。

总之，V-NOTES 满足了医师和患者对微创、美观的要求，这一技术将会在妇科领域发挥越来越重要的作用，这就使得我们要对该术式的远期潜在风险要有充分的认知并加以预防。在临床诊治决策中，行 V-NOTES 治疗妇科疾病不应成为影响患者远期分娩方式的重要因素，这对控制剖宫产率也有着重要影响。本结果初步说明，行 V-NOTES 治疗妇科疾病后，患者经阴道分娩可能是安全、可行的。但是，这一结论还需要更多的临床研究给予进一步的探索和证实。

（张守枫　陈　尧　单武林）

参考文献

[1] Kalloo AN，Singh VK，Jagannath SB，et al. Flexible transgastric peritoneoscopy：a novel approach to diagnostic and therapeutic interventions in the peritoneal cavity[J]. Gastrointestl Endosc，2004，60（1）：114-117.

[2] 关小明，陈琳，郑莹. 妇科经自然腔道内镜手术[J]. 中国实用妇科与产科杂志，2019，35（12）：1305-1307.

[3] 孙大为. 中国大陆妇科经阴道自然腔道内镜手术的发展和特点[J]. 中国实用妇科与产科杂志，2019，35（12）：1297-1299.

[4] 吴纯华，李力，刘娟. 妇科经自然腔道内镜手术并发症预防与处理[J]. 中国实用妇科与产科杂志，2019，35（12）：1326-1329.

[5] Wilk PJ. Method for use in intra-abdominal surgery[J]. US Patent，1994，5（1）：297-536.

[6] Bessler M，Stevens PD，Milone L，et al. Transvaginal laparoscopically　assisted　endoscopic

cholecystectomy: a hybrid approach to natural orifice surgery [J]. Gastrointest Endosc,2007,66（6）: 1243-1245.

[7] 王延洲，姚远洋，李宇迪，等. 经阴道自然腔道内镜手术治疗子宫内膜癌的可行性和安全性分析 [J/CD]. 中华腔镜外科杂志（电子版），2018，11（6）：335-338.

[8] Tolcher MC，Kalogera E，Hopkins M R，et al. Safety of culdotomy as a surgical approach: implications for natural orifice transluminal endoscopic surgery [J]. JSLS，2012，16（3）：413-420.

[9] Harlaar JJ，Kleinrensink GJ，Hop WC，et al. The anatomical limits of the posterior vaginal vault toward its use as route for intra-abdominal procedures [J]. Surg Endosc，2008，22（8）：1910-1912.

[10] Lee CL，Wu KY，Su H，et al. Hysterectomy by transvaginal natural orifice transluminal endoscopic surgery（NOTES）: a series of 137 patients [J]. J Minim Invasive Gynecol，2014，21（5）：818-824.

[11] Leblanc E，Narducci F，Bresson L，et al. Fluorescence-assisted sentinel（SND）and pelvic node dissections by single-port transvaginal laparoscopic surgery，for the management of an endometrial carcinoma（EC）in an elderly obese patient [J]. Gynecol Oncol，2016，143（3）：686-687.

[12] Roberts K，Solomon D，Bell R，et al. "Triangle of safety": anatomic considerations in transvaginal natural orifice surgery [J]. Surg Endosc，2013，27（8）：2963-2965.

[13] Selman AE. Author's replyre: caesarean hysterectomy for placenta praevia/ accreta using an approach via the pouch of douglas [J]. BJOG，2016，123（10）：1712-1713.

[14] 陈丽华，居灵玉. 足月分娩和中期妊娠引产致阴道后穹窿裂伤六例报告 [J]. 九江学院学报 （自然科学版），1994，9（3）：207-208.

[15] 陈继明，刘俊玲，陆冰颖，等. 5mm微切口单孔腹腔镜全子宫切除术初探 [J/CD]. 中华腔镜外科杂志（电子版），2019，12（2）：118-121.

[16] 赵云霞. 足月分娩后穹窿破裂与腹腔相通1例分析 [J]. 中国实用医药，2012，7（20）：192-193.

[17] 韩璐. 经阴道自然腔道内镜手术在妇科领域的应用发展现状与展望 [J]. 中国实用妇科与产科杂志，2019，35（12）：1300-1304.

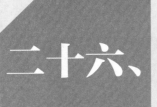

二十六、单孔腹腔镜手术在特殊部位（FIGO 8型）子宫肌瘤中的应用

【摘要】 本术式患者采用膀胱截石位，气管直视下静脉插管全身麻醉，消毒铺单后经脐创建入路，挂缝卵巢暴露手术视野，纵行切开子宫平滑肌瘤表面浆膜层，将子宫平滑肌瘤提拉，逐层剥去子宫平滑肌瘤包膜，辨识输尿管走行及子宫动脉，避免输尿管及血管损伤，双极电凝子宫平滑肌瘤表面包膜血管，并充分电凝基底部，避免瘤床出血。充分冲洗盆腔腹腔后在瘤床处加止血纱布，剪除悬吊卵巢缝线，再次探查腹腔和瘤床是否有出血和渗血情况，可吸收线逐层缝合关腹，闭合腹腔后完成脐部整形术。

【关键词】 经脐单孔腹腔镜手术；子宫肌瘤剥除术；特殊部位子宫肌瘤

（一）患者资料

患者，女，32岁，平素月经规则，6～7天/27～28天，月经量中等，无明显痛经，白带正常，末次月经时间为2022年9月26日，G0P0，体检查及盆腔肿物半月余，盆腔磁共振示右侧团块状混杂信号影，最大截面约6.7cm×4.2cm，考虑肌瘤或性索间质肿瘤可能。拟诊断为"盆腔肿物"。经充分术前准备，排除手术禁忌后于2022年10月行单孔腹腔镜下子宫肌瘤剥除术。术中探查见子宫正常大小，子宫后壁右侧阔韧带肌瘤一枚，大小约6cm×6cm×5cm，边界清，双侧卵巢及输卵管外观无明显异常。打开右侧阔韧带后叶腹膜，完整钝性将肌瘤剥出，沿着根部进行凝切，将肌瘤完整地切开、剥离、套袋后彻底取出。手术后剖视，切面可见清晰的涡状结构。

（二）手术步骤

麻醉消毒铺单，助手置入举宫器。使用爱丽丝钳钳夹脐孔后提起，使用尖刀片纵向切开脐孔，分层逐步进腹，置入切口保护套，连接一次性单孔操作软鞘管，充入气体CO_2使气腹压力达15mmHg（1mmHg≈0.133kPa）。置入30°腹腔镜镜头，超声刀锐性分离盆腔粘连。以可吸收线悬吊右侧附件于腹壁露出右侧阔韧带处，纵行切开阔韧带肌瘤表面浆膜层，逐层提拉剥除包膜，辨识右侧输尿管及子宫动脉走行，避免损伤，充分电凝肌瘤表面包膜血管、基底部，避免瘤床出血，完整切除，使之恢复正常。反复冲洗盆腔，套袋后将子宫肌瘤完整取出。查看瘤床是否有出血、渗血并在瘤床内填充止血纱，剪除悬吊右侧附件的可吸收线，再次探查盆腔及瘤床是否有出血渗血，取出所有器械，排出CO_2气体，以可吸收线逐层关腹，脐整形（具体见图26-1至图26-9）。

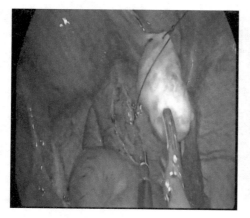

图26-1　悬吊卵巢，显露术野

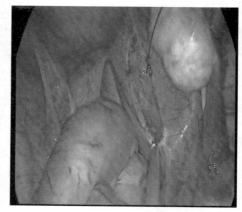

图26-2　切开浆膜层

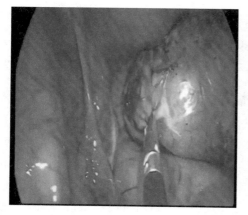

图26-3　逐层切开子宫肌瘤包膜

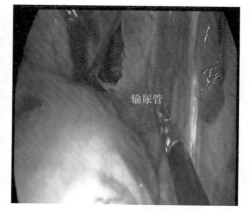

图26-4　输尿管走行

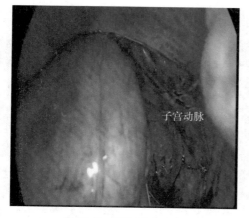

图26-5　子宫动脉走行

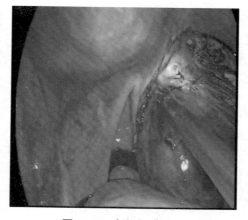

图26-6　电凝包膜血管

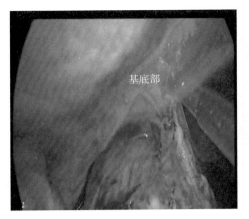

图 26-7　充分电凝基底部

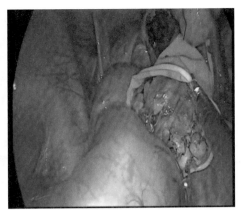

图 26-8　取出子宫肌瘤

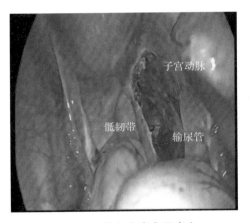

图 26-9　检查瘤床有无出血

（三）术后情况

1. 手术情况

总的手术时长约 50 分钟，术中盆腹腔出血量 5mL，未输血。

2. 术后情况

术后需立即及时积极予以预防感染、止血、预防下肢静脉血栓、补液与营养支持等临床综合对症辅助治疗，术后 1 天拔除导尿管，术后 5 天顺利出院，过程无特殊。

（四）讨论

子宫肌瘤是以增生的子宫平滑肌组织为主的女性常见疾病，是良性肿瘤。在育龄期妇女患病率约达 25%。目前发病机制尚未明确，遗传易感性、性激素水平等因素对其可能有一定影响。现有的报道高危因素包含妇女年龄超过 40 岁、初潮年龄低于

11岁、无生育史、晚育、体质指数高、多囊卵巢综合征、激素治疗及有子宫肌瘤家族史者等[1]。大部分可无明显症状，其症状与肌瘤部位、生长速度及有无变性关系密切。本案例涉及的肌瘤位于阔韧带，子宫肌瘤中阔韧带肌瘤发生率约占2.0%，属间胚叶肿瘤。临床症状多数不典型，常在体检时发现，根据肌瘤起源不同，可分为真性和假性阔韧带肌瘤[2,3]。由于子宫阔韧带肌瘤位置较为隐蔽，当其嵌顿于盆腔或上升至腹腔，可能会出现宫颈的上移甚至消失，妇科检查时宫颈暴露困难，应高度警惕阔韧带肌瘤的可能[4]。由于阔韧带肌瘤生长速度快，增大后会压迫患者的膀胱、输尿管等，可破坏患者周围脏器及解剖结构，因此，对于上述特殊部位的子宫肌瘤，一经诊断应尽早干预[5]。目前，特殊部位子宫肌瘤手术的患者，可采用宫腹腔镜手术的微创介入治疗，以达到有效切除子宫肌瘤，最大限度保留较为完整的子宫[6]，由于此部位靠近宫颈，肌瘤血供较丰富、生长快、阻力小，因此术后应长期密切随访。

笔者认为仍有几点需要注意：①由于其部位特殊，完整显露子宫肌瘤时，需注意输尿管及子宫动脉的走行，以免造成损伤。②对于阔韧带的基底需充分电凝止血，避免瘤床出血和渗血。③术中可用缝线吊挂附件在腹壁上固定缝合，以更好地显露手术视野。④术中应遵循无瘤原则，将子宫肌瘤放入标本袋后取出，以减少碎屑脱落、种植等可能。

（五）术式评价

1.目前子宫肌瘤分型

根据目前美国的国际妇产科联盟国际分类法（International Federation of Gynecology and Obstetrics，FIGO）提出的子宫肌瘤九型分类法，分型要点如下。0型：有肌瘤蒂的或位于黏膜子宫黏膜下部位的肌瘤；Ⅰ型：无蒂黏膜下肌瘤，向肌层扩展≤50%；Ⅱ型：无蒂黏膜下肌瘤，向肌层扩展>50%；Ⅲ型：肌壁间肌瘤，位置靠近宫腔，瘤体外缘距子宫浆膜层≥5mm；Ⅳ型：肌壁间肌瘤，位置靠近子宫浆膜层，瘤体外缘距子宫浆膜层<5mm；Ⅴ型：肌瘤贯穿全部子宫肌层；Ⅵ型：肌瘤突向浆膜；Ⅶ型：肌瘤完全位于浆膜下（有蒂）；Ⅷ型：其他特殊类型或部位的肌瘤（子宫颈、宫角、阔韧带肌瘤）[6]。

2.手术要点

完整暴露子宫肌瘤时应注意输尿管及子宫动脉走行，避免损伤；基底部应充分电凝止血，避免瘤床出血及渗血。

3.Ⅷ型子宫肌瘤

位置较为特殊，临床患病率较低，可作为临床学习及传授技术的案例。

4.单孔腹腔镜治疗特殊部位子宫肌瘤的注意事项

①根据肌瘤位置选取合适的单孔腹部切口，以保证视野完整和灵活操作。②术中尽可能创造手术空间，以充分显露术野。③根据肌瘤位置不同，正确选择合适的切口。④掌握盆腔解剖特点，子宫动脉、输尿管走行，减少手术时间及术中出血。⑤注意保护子宫动静脉、输尿管等，避免手术并发症。⑥注意脐部伤口的准确对合与愈合。

（唐　斌　杜　雨　郑　虹）

参考文献

[1] 子宫肌瘤的诊治中国专家共识专家组. 子宫肌瘤的诊治中国专家共识 [J]. 中华妇产科杂志，2017，52（12）：793-800.

[2] 郝敏，程科研，赵卫红. 特殊部位子宫肌瘤诊治策略 [J]. 中国实用妇科与产科杂志，2016，32（2）：151-154.

[3] Tinelli A，Favilli A，Lasmar RB，et al. The importance of pseudocapsule preservation during hysteroscopic myomectomy [J]. Eur J Obstet Gynecol Reprod Biol，2019，243：179-184.

[4] Abu Hashim H，Al Khiary M，El Rakhawy M. Laparotomic myomectomy for a huge cervical myoma in a young nulligravida woman：A case report and review of the literature [J]. Int J Reprod Biomed，2020，18（2）：135-144.

[5] 张蕾，孙莉，赵郡，等. 特殊病理类型子宫肌瘤剔除术后复发的相关因素分析 [J]. 河北医药，2020，42（21）：3346-3349.

[6] 刘非菲. 开腹手术与腹腔镜手术治疗特殊部位子宫肌瘤患者的效果比较 [J]. 医疗装备，2022，35（6）：52-54.